本书获四川省科技厅重点研发项目资助
(《基于云平台的肿瘤专科医联体分级协同示范模式研究》)(项目编号：2019YFS0031)

基于"互联网+"
专科联盟／医联体建设实践手册

王怡鑫　程川东　主编

U0295986

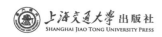

上海交通大学出版社
SHANGHAI JIAO TONG UNIVERSITY PRESS

内容提要

本书主要从国家、各省市政策层面以及国内外各级医院建设专科联盟/医联体的操作层面，系统性详尽介绍近十几年来，我国专科联盟和医联体体系建设及医院制度建设和运作模式等相关内容，聚焦我国专科联盟/医联体建设实践，为本书读者提供理论依据和建设指导建议；对互联网技术在医联体/专科联盟的国内外应用场景进行了整理归纳，有助于互联网技术在医联体/专科联盟建设过程中的普及应用。同时，对于已经建立的医联体/专科联盟，其运营管理模式如人力资源管理、绩效考核管理等，也进行了综述，为全国各类各级医院在建设医联体/专科联盟过程中，提供了管理指导工具。

图书在版编目（ＣＩＰ）数据

基于"互联网＋"专科联盟/医联体建设实践手册 /
王怡鑫,程川东主编. — 上海：上海交通大学出版社，
2022.12
　　ISBN 978－7－313－27935－4

　　Ⅰ.①基…　Ⅱ.①王…　②程…　Ⅲ.①合作医疗-研
究-中国　Ⅳ.①R197.1

　　中国版本图书馆 CIP 数据核字（2022）第 228377 号

基于"互联网＋"专科联盟/医联体建设实践手册
JIYU "HULIANWANG＋" ZHUANKE LIANMENG / YILIANTI JIANSHE SHIJIAN SHOUCE

- -

主　　编：王怡鑫　程川东			
出版发行：上海交通大学出版社	地　　址：上海市番禺路 951 号		
邮政编码：200030	电　　话：021－64071208		
印　　刷：苏州市古得堡数码印刷有限公司	经　　销：全国新华书店		
开　　本：710mm×1000mm　1/16	印　　张：18.25		
字　　数：325 千字			
版　　次：2022 年 12 月第 1 版	印　　次：2022 年 12 月第 1 次印刷		
书　　号：ISBN 978－7－313－27935－4			
定　　价：69.00 元			

基于"互联网＋"专科联盟/医联体建设实践手册
编 委 会

前　言

本书是基于四川省科技厅重点研发项目《基于云平台的肿瘤专科医联体分级协同示范模式研究》（项目编号：2019YFS0031）为主要研究内容进行编撰。最开始，编委大多为课题组成员，随着课题的深入，更多的优秀行业专家加入了我们编写团队。同时，本项目进行中也是一波三折。课题进行的最关键时间，恰遇2020年全球新冠肺炎疫情暴发，无法到医联体现场联络沟通，导致项目推进缓慢；同时，编委们也坚定了本著作一定要纳入互联网技术在远程诊疗以及医联体/专科联盟建设的重要作用内容。编委会成员大多为从事癌症防治的专业技术人员，对各级医疗机构癌症防治和诊疗能力比较了解，特别是副主编张娜子课题组，长期从事医联体政策相关研究，为本著作理论依据板块编著提供了大量资料；同时，电子科技大学李晓瑜教授，也提供了较多关于互联网技术在医疗领域的应用资料，丰富了云平台在远程诊疗中应用的理论依据。王怡鑫、程川东、王志意等致力于医联体/专科建设实践，长期从事医院管理、医联体/专科联盟同质化管理和绩效考核相关领域，主要为本书的实践部分提供优秀案例和管理模式。因此，经过编委们多次讨论，最终确定为编写一本操作手册，作为完整的医联体/专科联盟建设实操工具书，主要从国家、各省市政策层面以及国内外各级医院建设专科联盟/医联体的操作层面，系统性详尽介绍我国专科联盟和医联体体系建设、医院制度建设以及运作模式等相关内容，聚焦我国专科联盟/医联体建设实践，为今后工作提供理论依据和建设指导建议。同时，对于互联网技术在医联体/专科联盟的国内外应用场景进行了整理归纳，有助于互联网技术在医联体/专科联盟建设过程中的普及应用。

　　本书内容在未来将根据国家政策的变化以及国内外医联体/专科联盟建设新政策、新思路和新模式进行完善更新,力争为国内各类各级医疗机构建设医联体单位、专科联盟、专病联盟提供最新的政策资料支持和最新操作实践。

　　最后,本书的编写也离不开各编委的献计献策,集思广益,感谢马健、提文静老师针对书籍内容和结构的修改建议。同时,也感谢李凤、白佳雨等学生们的努力,协助编委进行文字整理、制作配图等工作。本人谨代表编委会再次向以上为本书付出辛勤劳动的专家们表示由衷感谢!

王怡鑫

2022 年 7 月 28 日

目 录

第1章 专科联盟/医联体建设背景

1.1 我国医疗卫生资源分布不均衡

我国幅员辽阔,人口基数大,分布广泛,导致医疗总资源相对短缺,优质医疗资源更是分布不均衡,且存在医疗信息流通不畅的情况,优质的医疗资源过分集中于城市,尤其是大中型公立医院,医疗资源分布呈现"倒三角"结构。薛宇等对城乡医疗卫生资源配置情况进行统计和分析,1996年我国城乡医疗机构之比(HB)为0.309,城乡医技人才之比(DB)为2.187,城乡医疗床位之比(BB)为2.854。到2015年,我国城乡医疗卫生资源各项系数大致呈现稳定增长的趋势,医疗机构之比为0.671,比1996年增加了0.362;城乡医技人才之比是2.597,比1996年增加了0.410;城乡医疗床位之比为4.250,比1996年增加了1.396。综合以上数据分析,随着城镇化建设的不断发展,城乡医疗卫生资源愈发出现不平衡的现象。

随着我国经济社会发展,人民生活水平不断提高,群众越来越关注健康管理与生活质量,对医疗服务供给提出了更高更新的需求。越来越多的居民涌入大城市大医院就医,2017年我国卫生健康事业发展统计公报显示,各级各类医院数量与接诊人数不匹配,约8%的三级医院承担了48%的患者救治工作。但实际的医疗资源服务的需求以多发病、常见病为主,基层医疗机构即可解决,不需要到三级医疗机构就诊,呈现"正三角"的需求,这说明医疗卫生资源的"倒三角"分布与居民健康的"正三角"不匹配,提供的医疗卫生服务无法满足人民群众日益增长的健康需要,看病难、看病贵问题突出。为解决"看病难、看病贵"问题,国家提出了分级诊疗政策,引导居民到基层医疗机构就诊,重塑良好的就医秩序。

医联体作为推进分级诊疗制度落地的重要抓手，能够推动各地建立"基层首诊、双向转诊、急慢分治、上下联动"的科学合理就医新格局，对缓解我国卫生服务供给与居民健康需求之间的矛盾、解决"看病难、看病贵"问题具有积极的现实意义[2]。

1.2 医联体建设是推进分级诊疗政策的重要抓手

分级诊疗制度是中国特色基本医疗卫生制度的重要组成部分，是解决群众看病就医问题的治本之策。医联体建设是推动分级诊疗制度建设的重要抓手，是医疗卫生服务体系的一次自我整合、自我优化、自我提升。《中华人民共和国基本医疗卫生与健康促进法》中明确提出要推进基本医疗服务实行分级诊疗制度，因地制宜建立医疗联合体等协同联动的医疗服务合作机制。

2015 年，国务院办公厅发布《关于推进分级诊疗制度建设的指导意见》(国办发〔2015〕70 号)，提出了推进分级诊疗制度建设的十六字方针，即"基层首诊、双向转诊、急慢分治、上下联动"，同时探索建立医疗联合体等多种分工协作模式。2017 年国务院办公厅发布了《关于推进医疗联合体建设和发展的指导意见》(国办发〔2017〕32 号)，在指导思想部分明确提出"实现发展方式由以治病为中心向以健康为中心转变"，并明确了医联体建设中的四种组织模式，即城市医疗集团、县域医共体、跨区域专科联盟、远程医疗协作网。以上文件作为顶层规划为医联体建设提供了政策框架并指导其发展方向。2018 年，为贯彻落实国务院文件精神，促进医联体更好更快发展，国家卫健委和国家中医药管理局又相继出台了《医疗联合体综合绩效考核工作方案(试行)》(国卫医发〔2018〕26 号)和《关于进一步做好分级诊疗制度建设有关重点工作的通知》(国卫医发〔2018〕28 号)，更加强调了医联体的精细化管理和规范化发展。2020 年，中央全面深化改革委员会第十四次会议中强调了加快健全分级诊疗制度、完善医防协同机制等重点任务，国家卫健委和国家中医药管理局联合出台《关于印发医疗联合体管理办法(试行)的通知》(国卫医发〔2020〕13 号)，明确了医联体"谁来建""如何建""如何联""如何考核"等重点问题，对促进医联体规范发展，特别是针对近期在疫情防控中出现的短板，从体制机制上补漏洞，强弱项，为各地医联体建设进一步明确了方向。

医联体合作是落实国家分级诊疗、医联体相关政策的重要举措，根据《国务院办公厅关于推进分级诊疗制度建设的指导意见》(国办发〔2015〕70 号)、《国务院办公厅关于推进医疗联合体建设和发展的指导意见》(国办发〔2017〕32 号)等政策的指示,应积极推进呼吸、重症医学、传染病等专科联盟建设,着力提升重大疫情防控救治能力。

1.3 提升基层医院医疗服务能力和管理水平的需要

《医疗联合体管理办法(试行)》中指出,针对群众健康危害大、看病就医需求多的重大疾病、重点学科加强建设,重点推进肿瘤、心血管、脑血管等学科,以及儿科、妇产科、麻醉科、病理科、精神科等短缺医疗资源的专科联盟建设。积极推进呼吸、重症医学、传染病等专科联盟建设,着力提升重大疫情防控救治能力。重点发挥委局属(管)医院、高校附属医院、省直属医院和妇幼保健院专科优势,辐射和带动区域内医疗服务能力提升。专科联盟应当制定联盟章程,明确专科联盟组织管理与合作形式。牵头单位与成员单位应当签订合作协议,规定各单位的责任、权利和义务。重点做好几项工作:一是应当以专科协作为纽带,充分发挥牵头医院的技术辐射带动作用,通过专科共建、教育培训协同合作、科研和项目协作等多种方式,提升成员单位的医疗服务能力和管理水平。二是在确保数据安全的前提下加强数据信息资源共享、安全管理。三是加强医疗质量管理,细化医疗质量管理标准与要求,指导成员单位强化医疗质量管理,提升医疗服务同质化水平。

我国基层医疗机构高学历、高职称类专业人才缺乏,医疗服务能力和管理水平相对薄弱,一方面,城市大型医院优质医疗资源无法实现资源共享,大型医院与基层医疗机构的合作机制不够完善,优质医疗卫生资源无法有效下沉,无法切实帮扶基层医疗机构提升医疗服务能力;另一方面,基层医疗机构开展的诊疗项目有限。专科联盟的建设,可通过专科共建、教育培训协同合作、科研和项目协作等多种方式,提升成员单位的医疗服务能力和管理水平。

第2章 专科联盟发展现状

2.1 医联体及专科联盟概念

2.1.1 医联体的概念

学术层面,辛沁玲等认为,医疗联合体是指通过纵向或横向的方式将一定区域内的医疗资源整合起来,组成服务、责任、利益、管理的共同体,医联体内部实现责任利益共同分担,各医疗机构之间实现信息共享,人、财、物等资源由牵头单位进行统一调配,最后达到优化区域内医疗服务资源、推动区域内居民分级分流有序就医、节约控制医疗服务成本、满足人民日益增长健康需求的目的。陈稳认为,医疗联合体顾名思义是指医疗实体之间组成的合作体,旨在整合优质医疗资源,促成优质医疗资源分布的公平性,加强人民群众特别是边远贫困地区人民群众对优质资源的可及性,一般由一家三级医院或者地区医疗机构龙头牵头组建,成员有可以是三级医院、二级医院、社区卫生服务机构、村镇医疗服务机构等。政策层面,2013年全国卫生工作会上正式提出了"医联体"概念,即将大型综合医院、专科医院与各级和社区医疗机构紧密联合、协作,利用大型医院的人才、资源和医疗设备的技术平台优势,帮扶各基层医院,以此构建全新的医疗服务体系。随后出台的《国家卫生计生委关于开展医疗联合体建设试点工作的指导意见》(国卫医发〔2016〕75号)、《关于推进医疗联合体建设和发展的指导意见》(国办发〔2017〕32号)都对医联体的概念进行了界定,"医疗联合体是指由不同级别、类别医疗机构之间,通过纵向或横向医疗资源整合所形成的医疗机构联合组织。"郑大喜等人综合国家政策和相关学者的研究,认为医疗联合体是指不同级别、类别、性质医疗卫生机构,以提升基层服务能力为导向,以分级诊疗、为居民提供全方位健康服务为出发点与归宿,由三级公立医院牵头,以托管、医疗集团、医疗共同体、跨区域专科联盟等形式,与若干所医院、社区卫生服务中心以技术、管理或资产为纽带进行整合,组成跨行政隶属关系、跨资产所属关系的医疗卫生机构联合组织。

2.1.2　专科联盟的概念

《关于推进医疗联合体建设和发展的指导意见》(国办发〔2017〕32 号)中界定了专科联盟的概念,"专科联盟是指根据不同区域医疗机构优势专科资源,以若干所医疗机构特色专科技术力量为支撑,充分发挥国家医学中心、国家临床医学研究中心及其协同网络的作用,以专科协作为纽带,组建区域间若干特色专科联盟,形成补位发展模式,重点提升重大疾病救治能力。"

2.2　医联体及专科联盟相关政策

2.2.1　国家层面相关政策

2.2.1.1　萌芽时期

在 2009 年发布的《中共中央国务院关于深化医药卫生体制改革意见》(国办发〔2009〕11 号)中提出建立分工协作机制,完善新型医疗卫生服务体系。2010年发布的《五部门关于印发公立医院改革试点指导意见的通知》(卫医管发〔2010〕20 号)中提出建立公立医院与基层医疗卫生机构分工协作机制,实行分级医疗、双向转诊。2015 年的《国务院办公厅关于城市公立医院综合改革试点的指导意见》(国办发〔2015〕38 号)中正式提出了构建分级诊疗服务模式,随后国务院办公厅发布《关于推进分级诊疗制度建设的指导意见》(国办发〔2015〕70号),提出了推进分级诊疗制度建设的十六字方针,即"基层首诊、双向转诊、急慢分治、上下联动",同时探索建立医疗联合体等多种分工协作模式。基于这一政策后发布多个分级诊疗政策,落实医药卫生体制改革。

2.2.1.2　形成时期

2016 年国家卫生和计划生育委员会和国家中医药管理局联合发布《关于推进分级诊疗试点工作的通知》(国卫医发〔2016〕45 号)中提出探索组建医疗联合体,"在原有工作基础上,鼓励区域内按照就近、自愿原则组建医联体,避免跨省组建形式,在医联体内部建立责任分担和利益共享机制,充分调动成员单位积极性。在城市,鼓励有条件的地区建立以所有权为基础的资产整合型医联体,也可建立以资源共享、技术协作为重点的医联体。在县域,重点推进以县级医院为龙头,县乡一体化管理的医疗联合体。"2017年国务院办公厅发布了《关于推进医疗联合体建设和发展的指导意见》(国办发〔2017〕32号),在指导思想部分明确提出"实现发展方式由以治病为中心向以健康为中心转变",并明确了医联体建设中的四种组织模式,即城市医疗集团、县域医共体、跨区域专科联盟、远程医疗协作网。

2.2.1.3　成熟发展时期

2018年发布的《卫生健康委 中医药局关于印发医疗联合体综合绩效考核工作方案(试行)的通知》(国卫医发〔2018〕26号)对医联体作出了进一步的规范。2019年提出紧密型县域医疗卫生共同体和城市医疗联合体建设,2020年12号文件正式规范提出紧密型县域医疗卫生共同体建设评判标准和监测指标体系。2020年的《关于印发医疗联合体管理办法(试行)的通知》(国卫医发〔2020〕13号)规范了医联体建设与管理,完善了医联体运行管理机制。其中指出医联体包括但不限于城市医疗集团、县域医疗共同体(或者称县域医疗卫生共同体,简称县域医共体)、专科联盟和远程医疗协作网。文件中指出:"专科联盟应当重点做好以下三个工作。一是应当以专科协作为纽带,充分发挥牵头医院的技术辐射带动作用,通过专科共建、教育培训协同合作、科研和项目协作等多种方式,提升成员单位的医疗服务能力和管理水平。二是在确保数据安全的前提下加强数据信息资源共享、安全管理。三是加强医疗质量管理,细化医疗质量管理标准与要求,指导成员单位强化医疗质量管理,提升医疗服务同质化水平。"2021年发布的《国务院办公厅关于推动公立医院高质量发展的意见》(国办发〔2021〕18号)强调要发挥公立医院在城市医疗集团中的牵头作用,发挥县级医院在县域医共体中的龙头作用。

表2—1　国家层面医联体相关政策文件汇总

序号	政策文件名称	文号	核心内容
1	《中共中央国务院关于深化医药卫生体制改革意见》	国办发〔2009〕11号	建立分工协作机制,完善新型医疗卫生服务体系

（续表）

序号	政策文件名称	文号	核心内容
2	《五部门关于印发公立医院改革试点指导意见的通知》	卫医管发〔2010〕20 号	建立公立医院与基层医疗卫生机构分工协作机制，实行分级医疗、双向转诊
3	《国务院办公厅关于城市公立医院综合改革试点的指导意见》	国办发〔2015〕38 号	提出探索构建包括医疗联合体在内的各种分工协作模式，可探索整合和利用现有资源，设置专门的医学影像、病理学诊断和医学检验医疗机构，促进医疗机构之间大型医用设备共享使用
4	《国务院办公厅关于推进分级诊疗制度建设的指导意见》	国办发〔2015〕70 号	要求以提升基层医疗卫生服务能力为导向，以业务、技术、管理、资产等为纽带，探索建立包括医疗联合体、对口支援在内的多种分工协作模式，完善管理运行机制
5	《国家卫生和计划生育委员会、国家中医药管理局关于推进分级诊疗试点工作的通知》	国卫医发〔2016〕45 号	通过组建医疗联合体、对口支援、医师多点执业等方式，鼓励城市二级以上医院医师到基层医疗卫生机构多点执业，或者定期出诊、巡诊，促进医疗资源向基层和农村流动，提高基层服务能力
6	《国务院关于印发"十三五"深化医药卫生体制改革规划的通知》	国发〔2016〕78 号	大力推进面向基层、偏远和欠发达地区的远程医疗服务体系建设，鼓励二、三级医院向基层医疗卫生机构提供远程服务，提升远程医疗服务能力，利用信息化手段促进医疗资源纵向流动，提高优质医疗资源可及性和医疗服务整体效率
7	《国务院办公厅关于推进医疗联合体建设和发展的指导意见》	国办发〔2017〕32 号	明确了医联体建设中的四种组织模式，即城市医疗集团、县域医共体、跨区域专科联盟、远程医疗协作网。要求到 2020 年，在总结试点经验的基础上，全面推进医联体建设，形成较为完善的医联体政策体系。所有二级公立医院和政府办基层医疗卫生机构全部参与医联体

（续表）

序号	政策文件名称	文号	核心内容
8	《国家卫生健康委员会 国家中医药管理局关于印发医疗联合体综合绩效考核工作方案（试行）的通知》	国卫医发〔2018〕26号	各省级卫生健康行政部门（含中医药主管部门，下同）会同有关部门组织实施医联体综合绩效考核工作。各地市级卫生健康行政部门会同有关部门组织实施本区域医联体综合绩效考核工作
9	《国家卫生健康委员会 国家中医药管理局关于进一步做好分级诊疗制度建设有关重点工作的通知》	国卫医发〔2018〕28号	加强统筹规划，加快推进医联体建设。各级卫生健康行政部门（含中医药主管部门，下同）要统筹区域内医疗资源，根据医疗服务需求科学规划、布局医联体
10	《国家卫生健康委员会关于推进紧密型县域医疗卫生共同体建设的通知》	国卫基层函〔2019〕121号	通过紧密型医共体建设，进一步完善县域医疗卫生服务体系，提高县域医疗卫生资源配置和使用效率，加快提升基层医疗卫生服务能力，推动构建分级诊疗、合理诊治和有序就医新秩序
11	《国家卫生健康委员会关于开展城市医疗联合体建设试点工作的通知》	国卫医函〔2019〕125号	推进分级诊疗制度建设和医疗联合体（以下简称医联体）建设，构建优质高效的医疗卫生服务体系，逐步实现城市医联体网格化布局管理
12	《关于印发紧密型县域医疗卫生共同体建设评判标准和监测指标体系（试行）的通知》	国卫办基层发〔2020〕12号	聚焦县域医共体建设重点领域和关键环节，定期监测各地县域医共体建设的进展和成效
13	《关于印发医疗联合体管理办法（试行）的通知》	国卫医发〔2020〕13号	为加快推进医疗联合体（以下简称医联体）建设，规范医联体建设与管理，完善医联体运行管理机制，助力构建分级诊疗制度，推动医疗卫生机构发展方式由以治病为中心向以健康为中心转变
14	《国务院办公厅关于推动公立医院高质量发展的意见》	国办发〔2021〕18号	发挥公立医院在城市医疗集团中的牵头作用。发挥县级医院在县域医共体中的龙头作用

2.2.2　各省级别层面相关政策

各省相关政策发布时间不一,北京市最早在 2013 年发布《北京市区域医疗联合体系建设试点指导意见》(京卫医〔2013〕182 号),四川省、贵州省也在 2014 年分别发行《省卫生计生委　省委宣传部　省发展改革委等 6 个部门关于建立完善分级诊疗制度的意见》(川卫办发〔2014〕257 号)、《贵州省医疗联合体系建设试点实施意见(试行)》(黔卫计发〔2014〕50 号),二十多个省份为响应国家政策相应发布省级政策。截至 2021 年 10 月共检索出省级相关政策 72 份。

根据当地具体情况,各省积极探索不同的医联体模式(见表 2 - 2),贵州省和黑龙江省实行"3+2+1"纵向模式,吉林省实行多层次医联体,广西壮族自治区实行"1+N"或"1+N+N"模式,新疆维吾尔自治区实行"1+x"医联体模式。《广东省医联体建设指引(试行)》(粤卫〔2018〕112 号)对专科联盟进行详细描述,"省部属医院(含中医医院)利用专科优势,组建跨区域专科联盟。牵头单位主要为各医学院校附属医院或学术优势及专科技术能力较强的医疗机构,辐射全省所有县(市、区)级医院急需短板专科建设,以学科建设、专科技术和优质服务为支撑,形成珠三角优质医疗资源辐射粤东西北的区域协同发展模式,带动粤东西北县级医院医疗技术实力、医疗服务能力双提升,主要开展专科人才培养、技术援助等。重点布局发展县域内心脑血管、肿瘤等疾病及卒中等五大急救中心、儿科、麻醉科和重症医学科等重大疾病和薄弱专科联盟。"安徽省在医联体建设上,特别提出要盘活优质护理资源,重点提出了关于护士的建设,要选择与认证一批高年资护士、明确高年资护士的工作职责、建立和发挥医生团队的技术支撑。陕西省在《陕西省卫生计生委关于进一步推进分级诊疗工作的通知》(陕卫医发〔2016〕127 号)为进一步提升基层医疗服务能力,提出要"为基层定向招聘医学本科生,充实全科医生队伍"。上海市在医联体建设中重点提到了中医医联体建设,发布了《关于进一步推进本市中医医疗联合体建设和发展工作的通知》(沪卫中管〔2020〕016 号)和《关于进一步加强区域中医医联体建设工作的通知》(沪卫中管〔2021〕1 号)。

表 2－2　各省医联体相关政策文件汇总表

序号	地区	类型	政策名称	文号
1	河南	分级诊疗	《河南省人民政府办公厅关于推进分级诊疗制度建设的实施意见》	豫政办〔2016〕53 号
2			《河南省卫生计生委关于印发河南省分级诊疗乡级病种目录的通知》	豫卫基层〔2018〕11 号
3	广东	医联体建设	《广东省医联体建设指引(试行)》	粤卫〔2018〕112 号
4			《广东省城市医疗联合体建设试点工作指南》	粤卫医函〔2019〕28 号
5		医联体绩效考核	《广东省医疗联合体综合绩效考核评价方案(试行)》	粤卫函〔2018〕1821 号
6	海南	医联体建设	《关于推进医疗联合体建设的指导意见》	琼卫医〔2016〕43 号
7			《关于开展医疗联合体建设试点工作意见》	琼卫办医发〔2017〕26 号
8		医联体绩效考核	《海南省医疗联合体综合绩效考核细则(试行)》	琼卫医函〔2018〕281 号
9		医联体建设	《海南省卫生健康委员会关于进一步推进城市医疗联合体建设试点工作的通知》	琼卫医函〔2019〕203 号
10	贵州	医联体建设	《贵州省医疗联合体系建设试点实施意见(试行)》	黔卫计发〔2014〕50 号
11		分级诊疗	《省卫生计生委关于落实进一步做好分级诊疗制度建设有关重点工作的通知》	黔卫计发〔2018〕48 号
12	河北	分级诊疗	《河北省卫生计生委河北省中医药管理局关于推进分级诊疗试点工作的通知》	冀卫医函〔2016〕41 号
13		医联体建设	《关于开展第一批省级医联体建设试点工作的通知》	冀卫发〔2017〕31 号

（续表）

序号	地区	类型	政策名称	文号
14	河北	医联体建设	《河北省卫生计生委河北省中医药管理局关于进一步加强医联体建设工作的通知》	冀卫医函〔2017〕35 号
15			《河北省医联体建设试点工作方案》	冀卫发〔2018〕8 号
16	辽宁	医联体建设	《关于加快推进医疗联合体建设的通知》	辽卫办发〔2016〕333 号
17			《辽宁省人民政府办公厅关于推进医疗联合体建设的实施意见》	辽政办发〔2017〕79 号
18			《关于鼓励医联体试点地区建立新农合总额管理制度的通知》	辽卫办发〔2018〕310 号
19	吉林	分级诊疗	《吉林省进一步推进分级诊疗制度建设的实施意见》	吉卫联发〔2019〕75 号
20		医联体建设	《吉林省人民政府办公厅关于印发吉林省推进多层次医疗联合体建设实施方案》	吉政办发〔2017〕51 号
21	黑龙江	医联体建设	《黑龙江省人民政府办公厅关于推进医疗联合体建设和发展的实施意见》	黑政办规〔2017〕25 号
22			《关于印发推进城市医疗联合体建设和发展实施方案（试行）的通知》	黑卫医规发〔2017〕41 号
23	江苏	医联体建设	《关于推进纵向医疗联合体建设的指导意见》	苏卫医政〔2015〕42 号
24			《关于推进紧密型医疗联合体建设的通知》	苏卫医政〔2018〕22 号
25			《关于加快推进紧密型医联体建设试点工作的通知》	苏卫医政〔2018〕54 号
26		医联体绩效考核	《江苏省医疗联合体综合绩效考核工作实施方案（试行）》	苏卫医政〔2018〕70 号
27		医联体建设	《江苏省医疗联合体建设规划（试行）的通知》	苏卫医政〔2019〕17 号

（续表）

序号	地区	类型	政策名称	文号
28	浙江	医联体建设	《浙江省卫生健康委员会关于印发浙江省城市医疗联合体建设工作方案(试行)的通知》	浙卫发〔2020〕44 号
29	安徽	医联体建设	《盘活优质护理资源,做实城市医联体试点方案(试行)》	皖医改办〔2017〕16 号
30	福建	医联体建设	《福建省推进医疗联合体建设和发展实施方案的通知》	闽政办〔2017〕144 号
31	陕西	分级诊疗	《陕西省卫生计生委关于进一步推进分级诊疗工作的通知》	陕卫医发〔2016〕127 号
32		分级诊疗	《陕西省卫生健康委员会 陕西省中医药管理局关于进一步推进分级诊疗制度有关重点工作的通知》	陕卫医发〔2018〕132 号
33	甘肃	医联体建设	《甘肃省推进医疗联合体建设和发展实施方案》	甘政办发〔2017〕102 号
34		医联体建设和绩效考核	《甘肃省城市医疗联合体建设试点工作方案和绩效考核办法》	甘卫医政函〔2019〕677 号
35	内蒙古	医联体绩效考核	《内蒙古自治区医疗联合体综合绩效考核实施方案(试行)》	内卫计医字〔2018〕637 号
36	广西	医联体建设	《广西加快推进医疗联合体建设和发展的实施方案》	桂政办发〔2017〕123 号
37		医联体绩效考核	《广西医疗联合体建设考核方案》	桂卫发〔2018〕8 号
38		医联体建设	《广西进一步加强医疗联合体建设工作若干措施》	桂政办发〔2019〕84 号
39			《广西壮族自治区医疗联合体管理实施办法》	桂卫医发〔2021〕1 号

（续表）

序号	地区	类型	政策名称	文号
40	新疆	医联体建设	《关于进一步加强医联体建设规划指导工作的通知》	新卫医发〔2017〕68 号
41			《关于印发自治区医疗联合体建设工作方案的通知》	新卫医发〔2017〕156 号
42	北京	医联体建设	《北京市区域医疗联合体系建设试点指导意见》	京卫医〔2013〕182 号
43			《北京市医联体工作综合推进试点方案》	
44		医联体绩效考核	《北京市医联体运行考核指标（2016 年）》	
45		医联体建设	《北京市进一步加强和完善医联体建设工作方案》	
46			《北京市卫生计生委关于建立北京市第一批专科医联体的通知》	京卫医发〔2017〕81 号
47			《北京市卫生计生委关于开展紧密型医疗联合体系建设试点工作的通知》	
48	上海	医联体建设	《关于做好本市医疗联合体建设规划的通知》	沪卫计医〔2018〕105 号
49		医联体绩效考核	《本市医疗联合体综合绩效考核工作方案（试行）》	沪卫计医〔2018〕106 号
50		医联体建设	《关于进一步推进本市中医医疗联合体建设和发展工作的通知》	沪卫中管〔2020〕016 号
51			《关于进一步加强区域中医医联体建设工作的通知》	沪卫中管〔2021〕1 号
52	天津	医联体建设	《天津市人民政府办公厅印发关于推进我市医疗联合体建设和发展实施方案的通知》	津政办函〔2017〕62 号
53	重庆	医联体建设	《重庆市卫生健康委员会关于印发重庆市医疗联合体建设规划（2018—2020 年）的通知》	渝卫发〔2018〕84 号

2.2.3 四川省层面相关政策

2.2.3.1 形成时期

2014 发布的《省卫生计生委省委宣传部省发展改革委等 6 个部门关于建立完善分级诊疗制度的意见》(川卫办发〔2014〕257 号)提出"逐步建立'基层首诊、双向转诊、急慢分治、上下联动'的就医制度,形成'小病在基层,大病到医院,康复回社区'的就医格局"。为进一步推进分级诊疗建设,2014 年分别发布了《四川省卫生和计划生育委员会关于开展分级诊疗考核评价工作的通知》(川卫办发〔2014〕289 号)、《四川省卫生和计划生育委员会关于完善药品配备政策支持分级诊疗制度的通知》(川卫办发〔2014〕292 号)、《四川省卫生计生委四川省财政厅关于调整新农合报销规定推进分级诊疗工作的通知》(川卫办发〔2014〕296 号)三个文件,逐步规范分级诊疗的管理;2015 年分别发布了《四川省卫生和计划生育委员会关于进一步加强分级诊疗监测评估工作的通知》(川卫办发〔2015〕106 号)、《四川省卫生和计划生育委员会分级诊疗专项评价工作方案的通知》(川卫办发〔2015〕155 号)、《四川省卫生计生委关于切实做好大型医院减量提质推动分级诊疗工作的通知》(川卫办发〔2015〕264 号)三个文件,加强分级诊疗政策落实的监管力度。2015 年发布的《四川省卫生和计划生育委员会关于规范医疗联合体建设和管理的指导意见》(川卫办发〔2015〕36 号)正式对医联体建设进行了规范,提出"通过医疗机构管理模式和群众就医模式的综合改革,探索构建以医疗联合体为基础的新型城乡医疗服务体系"。2017 年发布的《四川省人民政府办公厅关于推进医疗联合体建设和发展的实施意见》(川办发〔2017〕75 号)提出按照"政府主导、统筹规划,优势互补、双向选择,坚持公益、创新机制,便民惠民、群众受益"的原则,积极稳妥推进医联体建设发展。

2.2.3.2 成熟发展时期

2018 年发布了《四川省医疗联合体综合绩效考核工作方案(试行)》(川卫办发〔2018〕79 号),加快推进医联体的建设。随后分别在 2019、2020 年发布了《四川省紧密型县域医疗卫生共同体建设试点实施方案》(川卫发〔2019〕32 号)、《四川省医疗保障局等四部门关于推进紧密型县域医疗卫生共同体医疗保障管理改革的意见(试行)》(川医保发〔2020〕11 号)、《四川省紧密型县域医疗卫生共同体信息化建设指南(试行)》(川卫函〔2020〕85 号),推进紧密型县域卫生共同体建设。

表 2-3　四川省层面医联体相关文件汇总表

序号	政策文件	文号	核心内容
1	《省卫生计生委省委宣传部省发展改革委等6个部门关于建立完善分级诊疗制度的意见》	川卫办发〔2014〕257号	逐步建立"基层首诊、双向转诊、急慢分治、上下联动"的就医制度,形成"小病在基层,大病到医院,康复回社区"的就医格局
2	《四川省卫生和计划生育委员会关于开展分级诊疗考核评价工作的通知》	川卫办发〔2014〕289号	推进分级诊疗制度实施,逐步建立我省分级诊疗服务模式
3	《四川省卫生和计划生育委员会关于完善药品配备政策支持分级诊疗制度的通知》	川卫办发〔2014〕292号	巩固基本药物制度实施成果,优化基层药品配备,加强基层药品采购使用监管,推进合理用药和培训宣传
4	《四川省卫生计生委四川省财政厅关于调整新农合报销规定推进分级诊疗工作的通知》	川卫办发〔2014〕296号	建立健全新农合基层首诊和双向转诊制度,实行新农合住院补偿费用总额预付分类管理制度,进一步加大新农合相关政策宣传力度
5	《四川省卫生和计划生育委员会关于规范医疗联合体建设和管理的指导意见》	川卫办发〔2015〕36号	通过医疗机构管理模式和群众就医模式的综合改革,探索构建以医疗联合体为基础的新型城乡医疗服务体系,切实提高医疗资源总体配置效率和利用效率,有效控制医疗费用,为人民群众提供安全、有效、方便、优质、价廉、连续的基本医疗服务
6	《四川省卫生和计划生育委员会关于进一步加强分级诊疗监测评估工作的通知》	川卫办发〔2015〕106号	充分认识分级诊疗监测评估工作的重要性和必要性,做好分级诊疗监测数据收集、直报和分析工作,做好分级诊疗实施情况督查、评估和考核工作
7	《四川省卫生和计划生育委员会分级诊疗专项评价工作方案的通知》	川卫办发〔2015〕155号	建立和完善分级诊疗制度,促进医疗资源合理利用,全面维护群众健康权益,保障医保基金安全运行,发挥政府投入最大效益,解决群众看病乱、看病难、看病贵

（续表）

序号	政策文件	文号	核心内容
8	《四川省卫生计生委关于切实做好大型医院减量提质推动分级诊疗工作的通知》	川卫办发〔2015〕264号	减量提质是大型医院回归其功能定位，解决基层医院"门可罗雀"、大医院"人满为患"现状，有序推动分级诊疗有序发展的核心措施
9	《四川省人民政府办公厅关于推进医疗联合体建设和发展的实施意见》	川办发〔2017〕75号	按照"政府主导、统筹规划，优势互补、双向选择，坚持公益、创新机制，便民惠民、群众受益"的原则，积极稳妥推进医联体建设发展，健全医联体组织管理模式、运行机制、激励机制和监管机制
10	《四川省卫生和计划生育委员会关于印发2018年全省卫生计生工作要点的通知》	川卫发〔2018〕19号	推进分级诊疗制度建设。强化大型医疗机构控量提质，严控三甲综合医院单体规模，推动医院高质量发展。开展急慢分治工作，畅通双向转诊渠道，促进有序转诊。稳步开展日间手术，逐步增加并规范日间手术病种和术式。持续规范紧密型医联体、县域医共体、专科联盟、远程医疗协作网建设，结合各地实际，每种模式各打造1~2个地方亮点
11	《四川省医疗联合体综合绩效考核工作方案（试行)》	川卫办发〔2018〕79号	加快推动医疗联合体建设，建立与医疗联合体建设和发展相适应的绩效考核机制
12	《四川省卫生健康委员会关于印发2019年全省卫生健康工作要点的通知》	川卫发〔2019〕8号	完善分级诊疗制度。加强分级诊疗政策宣传和合理就医引导，推动完善医保差别化报销政策。强化落实大型医院诊治疑难、危急重症功能定位，进一步完善控量提质措施，减少常见病、多发病、慢性病占比

（续表）

序号	政策文件	文号	核心内容
13	《四川省紧密型县域医疗卫生共同体建设试点实施方案》	川卫发〔2019〕32 号	构建优质高效的整合型医疗卫生服务体系为路径开展医共体建设试点，保障群众更好更公平享有基本医疗卫生服务，为实现县域医疗卫生高质量发展和"健康四川"奋斗
14	《关于进一步完善分级诊疗制度的指导意见》	川卫发〔2019〕44 号	提升医疗资源和医保基金利用效率，促进医疗服务供需平衡，缓解群众看病难、看病贵，进一步完善分级诊疗制度
15	《四川省卫生健康委员会关于印发 2020 年全省卫生健康工作要点的通知》	川卫发〔2020〕1 号	推进分级诊疗制度建设。抓好成都等 7 个城市医联体和 37 个紧密型县域医共体建设试点工作，加强跟踪监测，开展绩效评估和典型推广
16	《四川省卫生健康委员会四川省中医药管理局关于印发四川省城市医疗联合体建设试点城市工作推进方案的通知》		持续构建优质高效的医疗卫生服务体系，逐步实现城市医联体建设网格化布局管理，推动跨区域专科联盟建设
17	《四川省医疗保障局等四部门关于推进紧密型县域医疗卫生共同体医疗保障管理改革的意见（试行）》	川医保发〔2020〕11 号	不断推进医共体医保管理改革，逐步建立管用高效的医保治理新机制，发挥医保在资源配置中的杠杆作用，推动优质医疗资源下沉，提升基层医疗服务能力，确保分级诊疗政策得落实，群众就医更方便，医疗负担有减轻，有效防范化解医保基金运行风险
18	《四川省人民政府办公厅关于印发四川省深化医药卫生体制改革 2020 年下半年重点工作任务的通知》	川办发〔2020〕53 号	推进分级诊疗制度落实，优化医疗资源区域布局，推进基层医疗卫生综合改革

（续表）

序号	政策文件	文号	核心内容
19	《四川省紧密型县域医疗卫生共同体信息化建设指南（试行）》	川卫函〔2020〕85号	指导和规范我省各地县域医共体信息化的建设，为省内县域医共体信息化建设提供战略性参考，以保证各地县域医共体信息化建设能准确地把握需求、严格地遵循相关标准、安全有效地共享数据，实现高度的业务协同、精准的资源配置、多元化的便民服务和良好的就医体验

2.2.4　医联体及专科联盟监管体系

2.2.4.1　关于印发紧密型县域医疗卫生共同体建设评判标准和监测指标体系（试行）的通知

关于印发紧密型县域医疗卫生共同体建设评判标准和监测指标体系（试行）的通知
国卫办基层发〔2020〕12号

各省、自治区、直辖市及新疆生产建设兵团卫生健康委、医疗保障局、中医药管理局：

根据《中共中央国务院关于深化医疗保障制度改革的意见》（中发〔2020〕5号）、《国务院办公厅关于推进医疗联合体建设和发展的指导意见》（国办发〔2017〕32号）和《国家卫生健康委国家中医药局关于推进紧密型县域医疗卫生共同体建设的通知》（国卫基层函〔2019〕121号）等文件要求，为进一步提升县域和基层医疗卫生服务能力，引导紧密型县域医疗卫生共同体（以下简称县域医共体）健康发展，现印发县域医共体建设评判标准和监测指标体系（试行）。有关事项通知如下：

一、工作目标

聚焦县域医共体建设重点领域和关键环节，定期监测各地县域医共体建设的进展和成效，进一步提升县域和基层医疗卫生服务能力，提高医保基金使用效率，增强人民群众就医可及性，着力构建目标明确、权责清晰、分工协作的新型县域医疗卫生服务体系。

二、基本原则

（一）坚持政府主导。强化政府办医责任，切实维护和保障公立医疗卫生机构的公益性。坚持政府主导、资源下沉、群众受益，强化医防融合，提升基层医疗卫生机构基本医疗和公共卫生服务能力，逐步形成服务、责任、利益、管理的共同体，为群众提供优质、高效、方便、经济的整合型医疗卫生服务。

（二）加强资源整合。深化综合改革，创新体制机制，持续完善县域医疗卫生服务体系，整合优化资源配置，推动人、财、物、信息等优化重组、集约使用，充分调动和发挥县域医共体内各级各类医疗卫生机构的积极性。

（三）加强部门联动。推进医保支付方式改革，探索对县域医共体实行总额付费，加强监督考核，结余留用，合理超支分担。加强和完善医保经办机构对定点县域医共体的协议管理。发挥医保激励、约束作用，动态调整医疗服务价格，为县域医共体建设创造良好的政策环境。

三、监测对象和方式

（一）监测对象。以县域整体为单位，定期监测政策落实情况和县域医共体建设成效。

（二）监测方式。采取定性和定量相结合的方式进行。通过定性指标评价相关体制机制改革落实情况和县域医疗卫生资源整合情况，衡量县域医共体建设紧密程度；通过定量指标监测县域医共体建设实际成效。

四、工作流程

各试点县（市、区）于每年3月底前将监测资料报送省级卫生健康行政部门，各省级卫生健康行政部门汇总后报送国家卫生健康委基层司。

报送监测资料分为两部分：一是政策设计与进展，包括当年出台的县域医共体改革相关政策文件，以及根据县域医共体建设评判标准开展的自评结果。二是县域医共体建设监测指标体系相关数据和进展情况。

五、指标内容

（一）县域医共体建设评判标准。

县域医共体建设评判标准由责任共同体、管理共同体、服务共同体、利益共同体4个维度构成（详见附件1）。

1.责任共同体。重点从党委政府主导、医共体决策权限、医共体有效考核等方面评判。

2.管理共同体。重点从人员统筹管理、财务统一管理、药品统一管理等方面评判。

3.服务共同体。重点从患者有序转诊、信息互联互通、促进医防融合等方面评判。

4. 利益共同体。重点从收入统一管理、医保管理改革等方面评判。

(二) 县域医共体建设监测指标体系。

县域医共体建设监测指标体系由有序就医格局基本形成、县域医疗卫生服务能力提升、医疗卫生资源有效利用、医保基金使用效能提升 4 个方面构成(详见附件 2)。指标体系中"基层医疗卫生机构"主要指乡镇卫生院和社区卫生服务中心。

1. 有序就医格局基本形成。重点监测县域内住院人次占比、县域就诊率、县域内基层医疗卫生机构门急诊占比、县域内基层医疗卫生机构中医药门急诊占比、牵头医院下转患者数量占比、慢病患者基层医疗卫生机构管理率、基层医疗卫生机构人均收入与牵头医院人均收入的比值等指标。

2. 县域医疗卫生服务能力提升。重点监测牵头医院是否达到县级综合医院或中医医院综合能力推荐标准、牵头医院出院患者三四级手术比例、区域内万人口全科医生数、牵头医院帮助基层开展新技术新项目的数量、"优质服务基层行"活动达到基本标准和推荐标准的机构数量、国家基本公共卫生服务项目实施情况等指标。

3. 医疗卫生资源有效利用。重点监测牵头医院医疗服务收入(剔除药品、耗材、检查和化验收入,下同)占医疗收入的比例、基层医疗卫生机构医疗服务收入占医疗收入的比例、基层医疗卫生机构医师日均担负诊疗人次、基层医疗卫生机构床位使用率、牵头医院人员经费占业务支出比例、基层医疗卫生机构财政补助收入占总收入的比例等指标。

4. 医保基金使用效能提升。重点监测医保基金县域内支出率(不含药店)、县域内基层医疗卫生机构医保基金占比、医保考核结果、县域门诊次均费用、参保人员住院次均费用、住院费用实际报销比、参保人员年住院率等指标。

六、工作要求

(一) 明确数据来源。县域医共体建设评判标准和监测指标数据来自现有卫生健康统计报表、卫生财务报表、医保信息系统等。各地要加强信息互联互通,强化数据质量管理,确保数据真实有效。

(二) 加强监测指导。国家卫生健康委会同国家医保局、国家中医药局对试点县(市、区)工作进展情况进行监测、监督和指导,并适时对监测结果进行通报。

(三) 强化结果运用。各地要合理运用监测结果,与县域医共体医保支付、医院等级评审、评优评先、绩效工资总量核定等挂钩。要及时发现问题,完善试点方案,协调调整财政、医保等政策,确保县域医共体健康发展。

附件:1. 紧密型县域医疗卫生共同体建设评判标准(试行)
　　　2. 紧密型县域医疗卫生共同体建设监测指标体系(试行)

国家卫生健康委办公厅　　国家医保局办公室
国家中医药局办公室
2020 年 8 月 31 日

附件 1

紧密型县域医疗卫生共同体建设评判标准(试行)

评判维度	评判标准	选项(A、B、C)
责任共同体	**党委政府主导**。成立党委政府牵头的县域医共体管理委员会,定期研究县域医共体工作,统筹推进县域医疗和公共卫生服务。	
	医共体决策权限。县域医共体牵头机构能够代表全部成员单位与医保经办机构签订协议,建立县域医共体管理章程及相关制度,成员单位参与决策。	
	医共体有效考核。党委政府对县域医共体建设发展情况进行考核,并将考核结果与县域医共体负责人的聘任和年薪挂钩。	
管理共同体	**人员统筹管理**。推动落实县域医共体内岗位设置、绩效考核、收入分配、职称聘任等自主权。	
	财务统一管理。县域医共体内财务统一管理、分户核算,完善预算管理。	
	药品统一管理。县域医共体内药品耗材统一管理、统一采购配送、统一支付货款、统一用药目录等。	
服务共同体	**患者有序转诊**。县域医共体内建立患者基层首诊、双向转诊、急慢分治、上下联动的分级诊疗范围、流程,确保医疗质量统一管理。县域医共体间形成相互配合、优势互补、错位发展、有序竞争的机制。	
	信息互联互通。县域医共体内建立卫生健康信息共享平台,推进化验、影像等资源共享,推动区域检查检验结果互认。	
	促进医防融合。统筹县域医共体内公共卫生资源与医疗资源,提供全方位、全生命周期的健康服务。	

（续表）

评判 维度	评判标准	选项 (A、B、C)
利益 共同体	**收入统一管理。**运行补助经费依据公立医院和基层医疗卫生机构的补助政策由财政原渠道足额安排。医疗收入实行统一管理、独立核算。基本公共卫生服务项目等补助经费依据县域医共体统一考核结果进行拨付。	
	医保管理改革。制定适合县域医共体医疗服务特点的支付政策,探索医保基金对县域医共体实行总额付费,加强监督考核,结余留用,合理超支分担。	

选项说明：

A. 有明确的制度安排且已经组织实施；

B. 有明确的制度安排但仍在筹备,尚未实施；

C. 没有制度安排。

指标说明：

1. 党委政府主导。一是建立由县级党委政府牵头,机构编制、发展改革、人力资源社会保障、财政、卫生健康、医保等部门及县域医共体成员单位等利益相关方代表参与的县域医共体管理委员会,管理委员会的日常工作机构设在县级卫生健康行政部门。二是县域医共体管理委员会的职能包括：根据区域内医疗卫生资源结构与布局,有序推进县域医共体建设；落实政府办医责任,保障财政投入,切实维护和保障公立医疗卫生机构的公益性；协调各部门权责,落实"三医联动"等。三是县域医共体管理委员会决策医共体的规划建设、投入保障、人事安排和考核监管等重大事项,如制订医共体领导班子成员选拔、任免原则和程序,明确医共体内统筹使用资产的核算、调配、使用规则等。四是明确县域医共体管理委员会决策流程和机制,建立定期会商制度。

2. 医共体决策权限。一是制定清晰合理的县域医共体治理架构,明确县域医共体与其他医联体,以及区域内其他医疗卫生机构的关系。二是建立县域医共体牵头单位与各成员单位共同参与、定期协商的议事决策制度和工作章程,明确权责清单,坚持科学、民主、依法决策。三是明确县域医共体对基层医疗卫生机构的具体管理权限,如对乡镇卫生院院长的绩效考核及任命提名权。

3. 医共体有效考核。一是建立完善绩效考核制度,评估主体应该是代表党委政府的县域医共体管理委员会。二是考核指标以结果为导向,至少包括有序就医格局基本形成、县域医疗卫生服务能力提升、医疗卫生资源有效利用、医保基金使用效能提升 4 个方面。在贫困地区应当将健全农村三级医疗卫生服务体系作为评估重点。三是卫生健康行政部门每年组织对县域医共体承担的基本公共卫生服务开展综合绩效评价，并指导县域医共体完善内部基本公共卫生服务绩效评价机制，在基本公共卫生服务项目经费拨付和绩效分配方面充分体现多劳多得、优绩优酬。四是强化结果应用，评估结果与县域医共体医保支付、医院等级评审、评优评先、绩效工资总量核定等挂钩。

4. 人员统筹管理。一是县域医共体内县级医疗卫生机构和基层医疗卫生机构的编制分别核定，探索由医共体统筹使用。二是县域医共体内人员实行岗位管理，按照"按需设岗、竞聘上岗、以岗定薪"的原则，统一岗位设置，加强聘用管理。三是充分落实县域医共体在人员招聘、内设机构、岗位设置、中层干部聘任、内部绩效考核、收入分配、职称聘任等方面的自主权。四是县域医共体要优先保障基层医疗卫生机构用人需要，适当提高基层医疗卫生机构中高级专业技术岗位比例。

5. 财务统一管理。一是县域医共体内实行财务统一管理，成员单位集中核算。二是县域医共体内明确资产的调剂、调拨和共享共用机制，大型医疗设备的计量、记录和列报，以及收入确认、成本分担和医保结算等由牵头医院统一负责。三是县域医共体成员单位财务应当单独设账，便于管理和财务审计。四是持续完善县域医共体预算管理、内审管理等制度，自觉接受审计监督。五是医保经办机构对县域医共体医保基金使用进行绩效考核。

6. 药品统一管理。一是县域医共体内实行药品耗材统一管理，统一用药目录、统一采购配送、统一支付货款。二是有条件的地区，要打破县域内不同医共体之间的区别，探索县域内药品耗材的统一管理和采购配送等。

7. 患者有序转诊。一是县域医共体成员单位在规章制度、技术规范、人员培训、质量控制、绩效考核等方面执行统一标准。二是制定基层常见病、多发病防治指南，明确县域医共体内县、乡两级疾病诊疗目录，建立完善医共体内部、医共体之间和县域向外转诊管理办法。三是加强医疗质量监管，将传统的对单一医疗卫生机构的监管转变为对县域医共体的监管，牵头医院承担医共体成员单位的医疗质量监管，逐步实现县域医共体内医疗质量的同质化。

8. 信息互联互通。一是按照《全国医院信息化建设标准与规范》《全国基层医疗卫生机构信息化建设标准与规范》开展信息化建设，加快医疗卫生机构之间信息互联互通，实现对医疗服务、公共卫生服务、财政管理、人事管理和绩效管理等技术支撑。二是依托区域全民健康信息平台，推进医疗卫生信息共享，提升医疗卫生机构协同服务水平和政府监管水平。三是发展远程医疗服务,以县级医院为纽带,向下辐射有条件的乡镇卫生院和村卫生室,向上与城市三级医院远程医疗系统对接。

9. 促进医防融合。一是县域医共体明确专门部门或科室,负责公共卫生事务管理及指导,落实医共体内公共卫生任务,做好传染病信息报告管理。二是县域医共体牵头医院发挥服务引领的作用,做实、做优基本公共卫生服务项目和家庭医生签约服务。三是加强临床医生公共卫生知识培训考核,引导临床医生自觉参与公共卫生工作,把预防为主落实到医疗服务中。四是充分发挥县域医共体牵头医院临床专科规范诊疗、疾病诊断等技术优势,为区域内公共卫生服务提供技术支撑。

10. 收入统一管理。一是根据县域医共体建设发展需要,依据公立医院和基层医疗卫生机构补助政策,原渠道足额安排对医共体成员单位财政补助资金。二是县域医共体实行医疗收入统一管理、成员单位单独核算制度。三是探索实行基本公共卫生服务经费按县域医共体常住人口总额预算,由医共体按照《基本公共卫生服务补助资金管理办法》(财社〔2019〕113 号)统筹管理和使用,年初预拨部分工作经费,根据绩效考核结果发放。非县域医共体成员单位的医疗卫生机构提供基本公共卫生服务,可以购买服务形式支出。

11. 医保管理改革。一是加强和完善县域医共体"三医"联动制度设计。二是深化医保支付方式改革,制定适合县域医共体医疗服务特点的支付方式,探索对县域医共体实行总额付费,加强监督考核,结余留用,合理超支分担。县域医共体按照点数法等方式合理使用医保基金。三是鼓励按照总量控制、结构调整、有升有降的原则,动态调整医疗服务价格,逐步理顺医疗服务比价关系。四是加强医保支付、医疗控费和财政投入等政策衔接,确保县域医共体良性运行、医保基金可承受、群众负担不增加。

附件 2

紧密型县域医疗卫生共同体建设
监测指标体系(试行)

试点县名称:＿＿＿＿ 省(区、市)＿＿＿＿ 市(区)＿＿＿＿ 县(市、区)

填表人:＿＿＿＿ 联系电话:＿＿＿＿

填报说明:本附件由试点县医共体管理委员会汇总县域医共体数据后填写,每个县填写一张。

一级指标	二级指标	指标说明
一、有序就医格局基本形成	1.县域内住院人次占比(%)	【计算方法】 县域内住院人次占比(%)＝参保人员县域内住院人次/参保人员住院总人次×100% 【数据来源】卫生健康部门或医保信息系统
	2.县域就诊率(%)	【计算方法】 县域就诊率(%)＝参保人员县域内门急诊人次/参保人员门急诊总人次×100% 【数据来源】卫生健康部门或医保信息系统
	3.县域内基层医疗卫生机构门急诊占比(%)	【计算方法】 县域内基层医疗卫生机构门急诊占比(%)＝基层医疗卫生机构门急诊人次/县域内门急诊总人次×100% 【数据来源】卫生财务年报
	4.县域内基层医疗卫生机构中医药门急诊占比(%)	【计算方法】 县域内基层医疗卫生机构中医药门急诊占比(%)＝基层医疗卫生机构中医类临床科室门急诊人次/县域内门急诊总人次×100% 【数据来源】卫生健康统计年鉴
	5.牵头医院下转患者数量占比(%)	【计算方法】 牵头医院下转患者数量占比(%)＝牵头医院本年度向基层下转住院患者人次/牵头医院总出院患者人次×100% 【数据来源】医联体监测平台
	6.慢病患者基层医疗卫生机构管理率(%)	【计算方法】 慢病患者基层医疗卫生机构管理率(%)＝高血压、糖尿病患者管理人数/高血压、糖尿病患者确诊登记人数×100% 【数据来源】基层公共卫生信息系统、医疗服务年报
	7.基层医疗卫生机构人均收入与牵头医院人均收入的比值	【计算方法】 基层医疗卫生机构人均收入与牵头医院人均收入的比值＝基层医疗卫生机构人均收入/牵头医院人均收入 【数据来源】卫生财务年报

（续表）

一级指标	二级指标	指标说明
二、县域医疗卫生服务能力提升	8.牵头医院是否达到县级综合医院或中医医院综合能力推荐标准	【计算方法】牵头医院是否达到国家卫生健康委、国家中医药管理局印发的县医院、县级中医医院医疗服务能力推荐标准 【数据来源】牵头医院
	9.牵头医院出院患者三四级手术比例（％）	【计算方法】牵头医院出院患者三四级手术比例（％）＝三四级手术台次数/同期出院患者手术台次数×100％ 【数据来源】牵头医院病案信息系统
	10.区域内万人口全科医生数	【计算方法】区域内万人口全科医生数＝年末全科医生数/同年末常住人口数×10000 【数据来源】卫生健康统计年鉴
	11.牵头医院帮助基层开展新技术、新项目的数量	【计算方法】开展新技术、新项目名称、数量、进展情况等佐证支撑材料。 【数据来源】牵头医院
	12."优质服务基层行"活动达到基本标准和推荐标准的机构数量	【计算方法】达到国家卫生健康委、国家中医药局"优质服务基层行"活动《乡镇卫生院服务能力标准》《社区卫生服务中心服务能力标准》中基本标准和推荐标准的机构数量。 【数据来源】县级卫生健康行政部门
	13.国家基本公共卫生服务项目实施情况	【计算方法】国家基本公共卫生服务项目实施情况绩效评价得分。 【数据来源】县级卫生健康行政部门

（续表）

一级指标	二级指标	指标说明
三、医疗卫生资源有效利用	14.牵头医院医疗服务收入占医疗收入的比例（%）	【计算方法】 牵头医院医疗服务收入占医疗收入的比例（%）＝（医疗收入－药品、耗材、检查和化验收入）/总医疗收入×100% 【数据来源】卫生财务年报
	15.基层医疗卫生机构医疗服务收入占医疗收入的比例（%）	【计算方法】 基层医疗卫生机构医疗服务收入占医疗收入的比例（%）＝（医疗收入－药品、耗材、检查和化验收入）/总医疗收入×100% 【数据来源】卫生财务年报
	16.基层医疗卫生机构医师日均担负诊疗人次	【计算方法】 基层医疗卫生机构医师日均担负诊疗人次＝诊疗人次数/同期平均执业（助理）医师数/同期工作日数 【数据来源】卫生健康统计年鉴
	17.基层医疗卫生机构床位使用率（%）	【计算方法】 基层医疗卫生机构床位使用率（%）＝基层医疗卫生机构实际使用总床日数/实际开放总床日数（注：按编制床位测算）×100% 【数据来源】卫生健康统计年鉴
	18.牵头医院人员经费占业务支出比例（%）	【计算方法】 牵头医院人员经费占业务支出比例（%）＝牵头医院人员经费/业务支出×100% 【数据来源】卫生财务年报
	19.基层医疗卫生机构财政补助收入占总收入的比例（%）	【计算方法】 基层医疗卫生机构财政补助收入占总收入的比例（%）＝基层医疗卫生机构本年财政补助收入/总收入×100% 【数据来源】卫生财务年报

（续表）

一级指标	二级指标	指标说明
四、医保基金使用效能提升	20.医保基金县域内支出率（不含药店）（%）	【计算方法】 医保基金县域内支出率（不含药店）（%）＝县域内医疗卫生机构医保基金支出/全县医保基金总支出×100% 【数据来源】医保信息系统
	21.县域内基层医疗卫生机构医保基金占比（%）	【计算方法】 县域内基层医疗卫生机构医保基金占比（%）＝基层医疗卫生机构医保基金支出/全县医保基金总支出×100% 【数据来源】医保信息系统
	22.医保考核结果	【计算方法】 医保经办机构按照协议规定,对县域医共体或定点医疗卫生机构的考核结果。 【数据来源】医保经办机构
	23.县域门诊次均费用	【计算方法】 县域门诊次均费用＝县域医疗卫生机构门诊收入/县域医疗卫生机构门诊人次 【数据来源】卫生财务年报
	24.参保人员住院次均费用	【计算方法】 参保人员住院次均费用＝参保人员住院总费用/参保人员住院次数 【数据来源】医保信息系统
	25.住院费用实际报销比（%）	【计算方法】 住院费用实际报销比（%）＝参保人员住院实际报销总额/参保人员住院费用总额×100% 【数据来源】医保信息系统
	26.参保人员年住院率（%）	【计算方法】 参保人员年住院率（%）＝参保人员年住院人次/参保人数×100% 【数据来源】医保信息系统

2.2.4.2　四川省卫生和计划生育委员会关于进一步加强分级诊疗监测

评估工作的通知

四川省卫生和计划生育委员会关于进一步加强分级诊疗监测评估工作的通知
川卫办发〔2015〕106号

各市（州）卫生计生委（卫生计生局、卫生局），委直属医疗机构，国家卫生计生委驻川医疗机构：

2014年11月，省卫生计生委印发了《四川省分级诊疗重点监测评估方案》，为更好贯彻落实四川省卫生和计划生育委员会等六部门印发的《关于建立完善分级诊疗制度的意见》（川卫办发〔2014〕257号）有关规定，切实推进分级诊疗制度实施，真正建立"基层首诊、双向转诊、急慢分治、上下联动"的就医制度，现就进一步加强分级诊疗监测评估工作相关事宜通知如下：

一、充分认识分级诊疗监测评估工作的重要性和必要性

分级诊疗监测评估工作是掌握全省分级诊疗制度实施进展情况的重要手段，也是有效推进分级诊疗制度的迫切措施。各级卫生计生行政部门和医疗机构要进一步提高思想认识，加强组织领导，采取有效措施，把分级诊疗监测评估工作作为深化医药卫生体制改革的一项大事来抓，确保工作顺利开展。

二、扩大分级诊疗省级重点监测范围

扩大省级监测对象和监测指标范围，将省级医疗中心、九大区域医疗中心牵头三级综合医院和21个市（州）的21个县作为省卫生计生委重点监测的医院和县（附后），各市（州）按属地原则监测辖区内剩余医疗机构和县（市、区）。将反映医院或地区医疗服务量变化、就医流向变化和大型医院收治普通疾病情况等14个指标作为重点监测指标（附后）。

三、做好分级诊疗监测数据收集、直报和分析工作

各级医疗机构要加强分级诊疗监测数据收集和直报工作，要落实专人，按统计工作要求及时通过"四川省卫生计生统计数据综合采集与决策支持系统"直报相关数据。各级卫生计生行政部门要加强医疗机构数据直报工作的督促，对不按要求报送信息的医疗机构，要及时通报，督促整改，要加强分级诊疗监测数据的分析，及时掌握分级诊疗制度实施情况，研究解决分级诊疗推进中存在的问题和困难。

四、做好分级诊疗实施情况督查、评估和考核工作

省卫生计生委负责对市（州）卫生计生行政部门及省属、中央驻川医疗机构分级诊疗制度实施情况进行督查、评估和考核，市级卫生计生行政部门负责对县

级卫生计生行政部门及市属及以下医疗机构分级诊疗制度实施情况进行督查、评估和考核。

（一）自查

各市（州）每个季度开展一次分级诊疗制度实施情况的评估、考核工作。针对发现的问题，制定整改方案，落实整改措施，切实解决分级诊疗制度在推进过程中存在的问题和困难。

（二）暗访

省卫生计生委不定期（一年四次）对省属、中央驻川医疗机构以及各市（州）医疗机构（特别是三级以上的医疗机构）分级诊疗制度实施情况进行暗访。各级卫生执法监督机构要积极配合卫生计生行政部门，按照依法治省、依法治院的要求，将"分级诊疗"工作纳入医疗机构监督范围，开展定期或不定期的监督检查和暗访。对抽查中发现的经验和做法予以推广表扬，对于工作开展严重滞后的市（州）和医疗机构予以全省通报批评。

（三）交叉检查

省卫生计生委根据各地工作进展情况，适时启动交叉检查评估，方案另行制定。

　　附件：1. 四川省分级诊疗省级重点监测医院和县（市）名单
　　　　　2. 四川省分级诊疗重点监测指标

四川省卫生和计划生育委员会

2015 年 4 月 9 日

附件 1

四川省分级诊疗省级重点监测医院和县名单

省级重点监测医疗机构名单：

四川大学华西医院　　四川省人民医院　　成都市第三人民医院

攀枝花市中心医院　　泸州医学院附属医院　　绵阳市中心医院

广元市中心医院　　川北医学院附属医院　　宜宾市第二人民医院

达州市中心医院　　雅安市人民医院

省级重点监测县名单：

成都市(金堂县)	自贡市(富顺县)	攀枝花(米易县)
泸州市(泸　县)	德阳市(中江县)	绵阳市(三台县)
广元市(苍溪县)	遂宁市(射洪县)	内江市(资中县)
乐山市(夹江县)	南充市(南部县)	宜宾市(宜宾县)
广安市(华蓥市)	达州市(大竹县)	巴中市(平昌县)
雅安市(汉源县)	眉山市(仁寿县)	资阳市(安岳县)
阿坝州(马尔康)	甘孜州(康定县)	凉山州(会理县)

附件 2

四川省分级诊疗重点监测指标

一、医疗服务量指标

（一）总诊疗人次、门（急）诊人次、住院人次

注：分别按上述指标分类统计基层医疗机构、二级、三级综合医院等不同级别医疗机构服务总量。

（二）总诊疗人次、门（急）诊人次、住院病人占比（％）

$$公式 = \frac{本级医疗机构病人量（人次）}{本地病人总量（人次）} \times 100\%$$

注：分别按上述指标分类统计基层医疗机构、二级和三级综合医院等不同级别医疗机构服务量占本地本类服务总量的各自占比。

（三）医师日均诊疗量

注：按门诊、住院分类分别统计基层医疗机构、二级和三级综合医院等不同级别医疗机构医师的日均诊疗量。

（四）床位使用率（％）

$$公式 = \frac{期内实际占用总床日数}{期内实际开放总床日数} \times 100\%$$

注：分类统计基层医疗机构、二级和三级综合医院等不同级别医疗机构服务量占本地本类服务总量的各自占比。

（五）加床率（％）

$$公式 = \frac{实际开放床位数 - 编制床位数}{编制床位数} \times 100\%$$

注：分类统计基层医疗机构、二级和三级综合医院等不同级别医疗机构加

床率。

二、病人就医流向指标

（六）病人县域内就诊率（％）

$$公式 = \frac{病人在县域医疗机构内就诊人次（人次）}{县域居民就诊总人次（人次）} \times 100\%$$

注：统计住院。

（七）转往县外就诊病人占比（％）

$$公式 = \frac{转往县外医疗机构就诊人次（人次）}{县域居民就诊总人次（人次）} \times 100\%$$

注：统计住院。

（八）三级综合医院接收基层转诊病人占比（％）

$$公式 = \frac{来自基层医疗机构转诊的病人（人次）}{本期病人总人次（人次）} \times 100\%$$

注：1.基层医疗卫生机构指县级及以下医疗卫生机构；2.转诊是指通过分级诊疗转诊程序转诊的病人；3.门诊和住院分别统计。

（九）三级综合医院下转基层病人占比（％）

$$公式 = \frac{下转基层医疗机构的病人量（人次）}{本期病人总人次（人次）} \times 100\%$$

注：1.基层医疗卫生机构指县级及以下医疗卫生机构；3.下转是指通过分级诊疗转诊程序向下转诊的病人；4.门诊和住院分别统计。

（十）基层医院来自上级医院下转的病人占比（％）

$$公式 = \frac{上级医院下转病人量（人次）}{本期病人总人次（人次）} \times 100\%$$

注：1.基层医疗卫生机构指县级及以下医疗卫生机构；3.下转是指通过分级诊疗转诊程序向下转诊的病人；4.门诊和住院分别统计。

（十一）双向转诊率（％）

$$公式 = \frac{本期基层医疗机构（上级医院向下转诊人次数＋向上级医院转诊人次数）}{本期基层医疗机构诊疗人次数} \times 100\%$$

注：为国家医改进展监测指标，相关概念按国家医改监测要求解释。

三、三级综合医院普通病人诊疗情况指标

（十二）三级综合医院诊治基本医疗病种患者占比（％）

$$公式 = \frac{诊治基本医疗病种病人数（人次）}{本期病人总人次（人次）} \times 100\%$$

注：1.按《四川省基本医疗病种目录（试行）》界定的基本医疗病种进行统计；2.门诊和住院分别统计。

（十三）三级综合医院诊治疑难重症病人占比（%）

$$公式 = \frac{诊治疑难重症病人数（人次）}{本期病人总人次（人次）} \times 100\%$$

注：1.按《四川省疑难重症病种目录（试行）》界定的病种进行统计；2.门诊和住院分别统计。

（十四）三级综合医院三、四级手术占比（%）

$$公式 = \frac{三、四级手术人次（人次）}{本期手术总人次（人次）} \times 100\%$$

注：按《四川省三、四级手术目录（试行）》界定的手术进行统计。

2.2.4.3　四川省卫生和计划生育委员会关于印发 2015 年分级诊疗专项评价工作方案的通知

四川省卫生和计划生育委员会关于印发 2015 年分级诊疗专项评价工作方案的通知
川卫办发〔2015〕155 号

各市（州）卫生计生委（卫生计生局、卫生局），科学城卫生计生委，省卫生信息中心，省医疗卫生技术咨询所，委直属、中央驻川医疗机构：

现将《2015 年分级诊疗专项评价工作方案》印发你们，请认真组织实施。

四川省卫生和计划生育委员会

2015 年 5 月 21 日

2015 年分级诊疗专项评价工作方案

按照《四川省卫生和计划生育委员会关于进一步加强分级诊疗监测评估工作的通知》（川卫办发〔2015〕106 号，以下简称《通知》）精神，为不断完善合理分级诊疗模式，做好分级诊疗监测评估工作，制定本方案。

一、工作目标

建立和完善分级诊疗制度，促进医疗资源合理利用，全面维护群众健康权益，保障医保基金安全运行，发挥政府投入最大效益，解决群众看病乱、看病难、看病贵。

二、评价对象

川大华西医院、省人民医院、成都市第三人民医院、攀枝花市中心医院、泸州医学院附属医院、绵阳市中心医院、广元市中心医院、川北医学院附属医院、宜宾市第二人民医院、达州市中心医院、雅安市人民医院及金堂、富顺、米易、泸县、中江、三台、苍溪、射洪、资中、夹江、南部、宜宾、华蓥、大竹、平昌、汉源、仁寿、安岳、马尔康、康定、会理等县(市)级人民医院,共32家医疗机构。

三、评价内容及方法

重点对分级诊疗推进工作、分级诊疗相关指标、改善医疗服务行动、行风建设持续改进等当前医院管理的目标内容,通过基本信息评价、现场检查评价的方法对目标监测医院进行综合评价两次,了解分级诊疗制度推进情况,分析问题及比较成效。其中,基本信息评价具体内容为《通知》中的14个四川省分级诊疗重点监测指标;现场检查评价按照《四川省分级诊疗专项评价标准(2015年版)》实施(附件)。

四、时间安排

1. 基本信息直报:数据直报第一次截止时间2015年7月15日、统计区间为2015年1月1日至6月30日,第二次截止时间2016年1月15日、统计区间为2015年7月1日至12月31日。

2. 现场检查:第一次2015年5—6月,第二次2015年10—11月。其中,每所医院现场检查时间拟定为半天。

五、其他事项

省卫生计生委负责分级诊疗监测评估的组织领导,省卫生信息中心负责分级诊疗重点监测指标数据的收集整理及统计分析,省评审办负责分级诊疗目标监测专项评价的现场检查、撰写评估报告及其他日常工作。

联系人:省卫生计生委医政处　　李军花(028－86133419)

　　　　　省卫生信息中心　　　　韩　旭(028－86119125)

　　　　　省评审办　　　　　　　罗　宏(028－86132697)

附件

四川省分级诊疗专项评价标准

（2015 年版）

为全面推进医疗卫生体制改革，逐步建立分级诊疗制度，进一步改善医疗服务，促进医德医风建设，认真履行医疗机构的社会职责和义务，满足人民群众多层次的优质医疗服务，在总结医疗机构评审工作的基础上，依据《省卫生计生委、省委宣传部、省发改委等6个部门关于建立完善分级诊疗制度的意见》《四川省卫生计生系统开展行风建设实施方案》《四川省进一步改善医疗服务行动计划》等文件要求，参考国家颁布的二、三级综合医院评审标准及其实施细则，结合我省实际制定本标准。

医院管理专项评价标准按照 PDCA 方式制定，采用 A、B、C、D、E 进行评价。共七章75条100款，其中带"★"为"核心条款"12款。第一章医院管理，第二章分级诊疗与医院服务，第三章患者安全，第四章医疗质量持续改进，第五章护理管理，第六章医德医风管理，第七章信息化建设与远程医疗。

目　录

第一章 医院管理

一、人力资源管理

1.1.1 建立健全以聘用制度和岗位管理制度为主要内容的人事管理制度,人力资源配置符合医院功能任务和管理的需要(标准6.4.1)。

1.1.1.1 设置人力资源管理部门,人事管理制度健全。

【C】

1.设置专职人力资源管理部门,职责明确。

2.有人事管理制度与程序,并能够根据有关部门要求及时更新。

3.人事制度完整健全,通过多种渠道公布,方便职工查询。

【B】符合"C",并

1.相关人员对本部门、本岗位的履职要求知晓率≥80%。

2.建立健全全员聘用制度和岗位管理制度。

【A】符合"B",并

人力资源部门组织健全,制度完善,能够满足临床服务与医院管理需要。

1.1.1.2 医院有人力资源发展规划、人才梯队建设计划和人力资源配置方案。

【C】

1.有人力资源发展规划,符合医院功能任务和整体发展规划要求。

2.有人才梯队建设计划,符合持续发展需要。

3.有人力资源配置原则与工作岗位设置方案,单位核定编制使用率达到90%及以上。

4.有人力资源配置调整方案与调整程序。

【B】符合"C",并

1.有落实人力资源发展规划的具体措施并得到落实。

2.人才梯队合理,满足医院持续发展需要。

3.人力资源配置与岗位设置方案得到落实,单位核定编制使用率达到95%及以上。

4.按照人力资源配置调整标准和程序,根据医疗工作需求适时合理调整配置。

【A】符合"B",并

1.人才梯队建设、人力资源配置满足医院发展与医疗工作需求,符合相关标准要求。

2.加大工作人员公开招聘力度,基本按核定编制和岗位补足配齐人员,单位核定编制使用率达到98%及以上。

3.采用一定形式吸纳上级医院已经退休的学科带头人、业务骨干到医院服务(适用市州级及以下医院)。

1.1.1.3 卫生专业技术人员配置及其结构适应医院规模任务的需要。

【C】

各级各类卫生技术人员配比合理。

(1)卫技人员与开放床位之比不低于1.15∶1。

(2)卫技人员占全院总人数70％以上。

(3)护士占卫技人员总人数50％以上。

(4)病房护士与病房实际开放床位之比不低于0.4∶1。

【B】符合"C",并

病房护士与病房实际开放床位之比不低于0.5∶1。

【A】符合"B",并符合"B",并

1.病房护士与病房实际开放床位之比不低于0.6∶1。

2.人力资源配置满足医疗工作需要,与实际开放床位规模相一致。

1.1.2 有卫生专业技术人员岗前培训、住院医师规范化培训、继续教育和梯队建设制度并组织实施(标准6.4.3)。

1.1.2.1 实行卫生专业技术人员岗前培训制度。

【C】

1.有新员工岗前培训制度。

2.有卫生专业技术人员轮岗、转岗的上岗前培训制度。

3.有指定的职能部门负责相应的岗前培训工作。

【B】符合"C",并

1.有针对不同培训要求制定的岗前培训大纲、教学计划。

2.有培训考核记录并将考核结果列入个人技术档案。

3.有完整的岗前培训资料。

【A】符合"B",并

有岗前培训教学质量评价和岗前培训的效果评价,持续改进岗前培训工作。

1.1.2.2 参加住院医师规范化培训。

【C】

1.有参加住院医师规范化培训管理制度、规范及实施记录。

2.相关住院医师均知晓。

3.自我省规定年限以后,本院所有新进医师接受过住院医师规范化培训。

【B】符合"C",并

1.有参加住院医师规范化培训管理相关机构和人员,负责该项工作。

2.参加规范化培训的住院医师占应培训人员≥50％。

【A】符合"B",并

参加规范化培训的住院医师占应培训人员≥70%。

1.1.3 加强重点专科建设和人才培养,有学科带头人选拔与激励机制(标准6.4.4)。

1.1.3.1 加强重点专科的学科建设和人才培养。

【C】

1.有临床重点专科建设发展规划。

2.有学科带头人选拔与激励机制。

3.有人才培养计划和人才梯队。

4.有临床重点专科培育与支持措施,包括经费投入等。

5.有卫生行政部门批准的临床重点专科。

【B】符合"C",并

有卫生行政部门批准的本地区临床重点专科≥1个。

【A】符合"B",并

有卫生行政部门批准的本地区临床重点专科≥2个。

二、门诊流程管理

1.2.1 优化门诊布局结构,完善门诊管理制度,落实便民措施,减少就医等待,改善患者就医体验(标准2.2.1)。

1.2.1.1 优化门诊布局结构,完善门诊管理制度,落实便民措施,减少就医等待,改善患者就医体验,有急危重症患者优先处置的制度与程序。

【C】

1.门诊布局科学、合理,流程有序、连贯、便捷,门诊楼分层挂号收费,门诊标识要清楚,有导诊指示线路图。

2.有门诊管理制度并落实。

3.门诊要有导诊、分诊、护送服务、轮椅、单架车,显著位置设置电子屏、滚动显示字幕等各种便民措施。

4.有缩短患者等候时间的措施。

5.有急危重症患者优先处置的相关制度与程序。

【B】符合"C",并

1.针对门诊重点区域和高峰时段有措施保障门诊诊疗的秩序和连贯性。

2.有减少就医环节的信息支持系统,实行门诊分层挂号,或科室、诊室直接挂号、缴费,或自助挂号、缴费等服务。

3.切实落实急危重症患者优先处置制度。

【A】符合"B"，并

门诊管理工作有分析评价，持续改进门诊工作。

1.2.2 根据门诊就诊患者流量调配医疗资源，做好门诊和辅助科室之间的协调配合（标准2.2.3）。

1.2.2.1 根据门诊就诊患者流量调配医疗资源，做好门诊和辅助科室之间的协调配合。

【C】

1.有门诊流量实时监测措施。

2.有医疗资源调配方案。

3.有门诊与辅助科室之间的协调机制。

【B】符合"C"，并

1.门诊满足患者就诊需要，无因医院服务等原因出现退号现象。

2.普通医技检查能满足门诊需要，当日完成检查和报告。

【A】符合"B"，并

1.有门诊就诊情况分析评价，持续改进门诊工作。

2.有应急事件分析评价，持续改进应急管理。

1.2.3 根据门诊就诊患者流量调配医疗资源（标准2.2.4）。

1.2.3.1 根据门诊就诊患者流量调配医疗资源。有改善门诊服务、方便患者就医的绩效考评和分配政策。

【C】

1.根据门诊就诊患者流量调配医疗资源的机制。

2.重点是人力资源应急调配的制度与程序。

【B】符合"C"，并

1.有改善门诊服务、方便患者就医的措施。

2.有措施使门诊资源利用率最大化。

【A】符合"B"，并

医院绩效考评和分配方案与门诊服务质量密切挂钩。

三、急诊绿色通道管理

1.3.1 合理配置急诊资源，配备经过专业培训、胜任急诊工作的医务人员，配置急救设备和药品，符合《急诊科建设与管理指南（试行）》的基本要求（标准2.3.1）。

1.3.1.1 急诊科布局、设备设施符合《急诊科建设与管理指南（试行）》的要求。

【C】

1.急诊科布局、设备设施符合《急诊科建设与管理指南(试行)》和《医院感染管理办法》的相关要求。

2.主管职能部门熟悉急诊科建设基本要求。

3.急诊至少设内、外科专业,急门诊有条件的设妇、儿急门诊。

【B】符合"C",并

急诊科有单独的区域,辅助检查、药房等区域距离急诊科的半径较短,提高急诊服务效率。

【A】符合"B",并

医院认真贯彻与执行《急诊科建设与管理指南(试行)》的基本要求过程中,有不断改进的措施,并获落实。

1.3.2 落实首诊负责制,与基层医疗机构建立急诊、急救转接服务制度(标准2.3.2)。

1.3.2.1 落实首诊负责制,与基层医疗机构建立急诊、急救转接服务制度。

【C】

1.有首诊负责制度,医务人员能熟知并执行。

2.急诊患者、留观患者、抢救患者均有完整的符合规范的急诊病历,记录急诊救治的全过程。

3.有急诊病历质量评价的记录,评价结果纳入医师、护士个人的技能评价。

4.有急诊与基层医疗机构建立的急诊转接服务机制。

5.转送急危重症患者均有完善的病情与资料交接,保障患者得到连贯抢救。

【B】符合"C",并

有完整的登记资料,能够对患者的来源、去向以及急救全过程进行追溯,开展质量评价。

【A】符合"B",并

1.有急诊信息网络支持系统,实现急诊与院前急救、急诊与院内各相关科室、急诊与卫生行政部门的信息对接。

2.急诊科能够事先获取转诊患者信息,提高抢救效率。

1.3.3 加强急诊检诊、分诊,急危重症患者与一般急诊患者分区救治,及时救治急危重症患者,有效分流非急危重症患者(标准2.3.3)。

1.3.3.1 加强急诊检诊、分诊,及时救治急危重症患者,有效分流非急危重症患者。

【C】

1.有急诊检诊、分诊制度并落实。

2.根据病人病情评估结果进行分级,共分为四级:

(1)1级/A级:濒危病人。

(2)2级/B级:危重病人。

(3)3级/C级:急症病人。

(4)4级/D级:非急症病人。

3.检诊、分诊人员经过培训,掌握履职要求。

【B】符合"C",并

1.急危重症患者与一般急诊患者实施分区救治。

2.急危重症患者得到及时抢救,非急危重症患者得到妥善处置,有去向登记。

【A】符合"B",并

职能部门对存在问题提出的改进措施,得到落实。

1.3.4 建立急诊住院和手术的"绿色通道",建立创伤、农药中毒、急性心肌梗死、脑卒中、高危妊娠孕产妇等重点病种的急诊服务流程与规范,需紧急抢救的危重患者可先抢救后付费,保障患者获得连贯医疗服务(标准2.3.4)。

1.3.4.1 实施急诊分区救治、有与医院功能任务相适应的急诊服务流程与规范,各科室职责明确。

【C】

1.有与医院功能任务相适应的急诊服务流程(急诊→医技检查→住院→手术→介入)与规范。

2.明确界定急诊科、临床科室、各医技科室与药房等科室职责与配合的流程。

3.从功能结构上至少应分为救治急危重症患者与诊疗非急危重症患者"两区"。

【B】符合"C",并

1.对急诊病人数量大的、危急重抢救病人所占比例大的医院及县医院,可根据急诊资源的情况,将急诊服务区域从功能结构上分为"三区":

(1)红区:抢救监护区,适用于1级和2级病人处置,快速评估和初始化稳定。

（2）黄区：密切观察诊疗区，适用于3级病人，原则上按照时间顺序处置病人，当出现病情变化或分诊护士认为有必要时可考虑提前应诊，病情恶化的病人应被立即送入红区。

（3）绿区，即4级病人诊疗区。

2.主管职能部门履行监管责任，对存在问题与缺陷有改进措施。

3.并在评审申请前一年已执行。

【A】符合"B"，并

医院对需要紧急抢救的急危重症患者，可实行先抢救后付费的制度与程序，并在评审申请前一年已执行。

四、住院、转诊、转科服务流程管理

1.4.1 完善患者入院、出院、转科服务管理工作制度和标准，改进服务流程，方便患者（标准2.4.1）。

1.4.1.1 完善患者入院、出院、转科服务管理工作制度和标准，改进服务流程，方便患者。

【C】

1.执行留观、入院、出院、转科、转院制度，并有相应的服务流程。

2.有部门间协调机制，并有专人负责。

3.能为患者入院、出院、转科、转院提供指导和各种便民措施。

4.有科室没有空床或医疗设施有限时的处理制度与流程，并告知患者原因和处理方案。

5.对转科病人必须有医或护士护送并进行交接，并有记录。

【B】符合"C"，并

1.有对员工进行服务流程培训的相关制度并执行，当服务流程变更时对相关人员进行再培训。

2.职能部门对上述工作进行督导、检查、总结、反馈，有改进措施。

【A】符合"B"，并

持续改进服务流程有成效。

1.4.2 为急诊患者入院制定合理、便捷的收入院制度与程序。危重患者应先抢救并及时办理入院手续（标准2.4.2）。

1.4.2.1 有为急诊患者提供合理、便捷的入院相关制度与流程，危重患者应先抢救并及时办理入院手续。

【C】

1.有为急诊患者提供合理、便捷的入院制度与流程。

2.制度与流程规定危重患者应先行抢救。

3.相关人员均知晓，并能履职。

【B】符合"C"，并

制度与流程规定危重患者及时办理入院手续。

【A】符合"B"，并

职能部门对上述工作进行督导、检查、总结、反馈，有改进措施。

1.4.2.2 为患者提供办理入院、出院手续个性化服务和帮助。

【C】

办理入院、出院、转院手续便捷，可分时段或床边办理出院手续，提供 24 小时服务。

【B】符合"C"并

有为特殊患者(如残疾人、无近亲属陪护行动不便患者等)入院、出院提供多种服务的便民措施。

【A】符合"B"，并

职能部门对上述工作进行督导、检查、总结、反馈，有改进措施。

1.4.3 加强出院患者健康教育和随访预约管理，提高患者健康知识水平和出院后医疗、护理及康复措施的知晓度(标准 2.4.5)。

1.4.3.1 加强出院患者健康教育和随访预约管理，提高患者健康知识水平和出院后医疗、护理及康复措施的知晓度。

【C】

1.有出院患者健康教育相关制度并落实。

2.有出院患者随访、预约管理相关制度并落实。要有不同专业的健康教育处方，对出院病人随访(电话或信函)要有数量要求，并进行详细登记。

【B】符合"C"，并

1.患者或近亲属、授权委托人能知晓和理解出院后医疗、护理和康复措施。

2.开展多种形式的随访，不断提高随访率。

3.职能部门对上述工作进行督导、检查、总结、反馈，有改进措施。

【A】符合"B"，并

持续改进健康教育和随访预约管理有成效。

五、临床路径管理

1.5.1 推进规范诊疗、临床路径管理和病种质量控制，作为推动医疗质量持续改进的重点项目(标准 1.2.3)。

1.5.1.1 推进规范诊疗、临床路径管理和单病种质量控制作为推动医疗质量持续改进的重点项目。【C】

1.根据《临床路径管理指导原则(试行)》,遵循循证医学原则,结合本院实际筛选病种,制定本院临床路径实施方案。

2.结合本院实际,制定实施方案。

3.医院有诊疗指南、操作规范以及相关质量管理方案。

【B】符合"C",并

有专门部门和人员对诊疗规范、临床路径和单病种管理的执行情况定期检查分析,及时反馈,改进。

【A】符合"B",并

1.开展临床路径试点专业和病种数、符合进入临床路径患者入组率、入组后完成率符合要求。

2.心肌梗死、心衰、脑梗死、肺炎、剖宫产、围手术期预防感染六个病种等实行病种规范管理,有完整的管理资料。

3.有信息化支持临床路径管理、单病种管理。

1.5.2 三级医院出院患者按照临床路径管理率逐步提高。

1.5.2.1 大力推行临床路径,至 2017 年底,所有三级医院和 80% 的二级医院实行临床路径管理,三级医院 50% 的出院患者和二级医院 70% 的出院患者按照临床路径管理,提高诊疗行为透明度,实现患者明明白白就诊。

【C】

1.三级医院 30% 的出院患者按照临床路径管理,提高诊疗行为透明度,实现患者明明白白就诊。

2.二级医院(40%)的出院患者按照临床路径管理,提高诊疗行为透明度,实现患者明明白白就诊。

【B】符合"C",并符合"C",并

1.三级医院 40% 的出院患者按照临床路径管理,提高诊疗行为透明度,实现患者明明白白就诊。

2.二级医院 60% 的出院患者按照临床路径管理,提高诊疗行为透明度,实现患者明明白白就诊

【A】符合"B",并符合"B",并

1.三级医院 50% 的出院患者按照临床路径管理,提高诊疗行为透明度,实现

患者明明白白就诊。

2.二级医院70％的出院患者按照临床路径管理,提高诊疗行为透明度,实现患者明明白白就诊

六、投诉管理

1.6.1贯彻落实《医院投诉管理办法(试行)》,实行"首诉负责制",设立或指定专门部门统一接受、处理患者和医务人员投诉,及时处理并答复投诉人(标准2.7.1)。

1.6.1.1(★)贯彻落实《医院投诉管理办法(试行)》,实行"首诉负责制",设立或指定专门部门统一接受、处理患者和医务人员投诉,及时处理并答复投诉人。

【C】

1.设立院领导接待室并执行院长接待日制度、意见箱、投诉电话等。

2.设立专门科室、专职人员接待医疗纠纷投诉,并有登记记录。

3.定期对员工进行医疗纠纷案例分析、医疗安全教育培训及相关法律法规培训和考试,有奖罚措施。

4.有投诉管理相关制度及明确的处理流程。

5.有明确的投诉处理时限并得到严格执行。

【B】符合"C",并

1.实行"首诉负责制",科室、职能部门处置投诉的职责明确,有完善的投诉协调处置机制。

2.有配置完善的录音录像设施的投诉接待室。

3.职能部门对上述工作进行督导、检查、总结、反馈,有改进措施。

【A】符合"B",并

1.每季召开一次专题医疗纠纷投诉事件的讨论会,各科科主任均应参加通报会。

2.职能部门对提出持续改进措施有成效评价的记录。

1.6.1.2妥善处理医疗纠纷。

【C】

1.有医疗纠纷范围界定、处理制度与操作流程,妥善处理医疗纠纷。

2.有法律顾问、律师提供相关法律支持。

3.相关人员熟悉流程并履行相应职责。

【B】符合"C",并

1.以多种形式对相关员工进行医疗纠纷案例教育。

2.职能部门对上述工作进行督导、检查、总结、反馈,有改进措施。

【A】符合"B",并

1.建立发言人制度。

2.持续改进有成效。

1.6.2 公布投诉管理部门、地点、接待时间及其联系方式,同时公布上级部门投诉电话,建立健全投诉档案,规范投诉处理程序(标准 2.7.2)。

1.6.2.1 公布投诉管理部门、地点、接待时间、联系方式以及投诉电话,建立健全投诉档案。

【C】

1.通过各种形式,在显要地点公布投诉管理部门、地点、接待时间、联系方式以及投诉电话,同时公布上级部门投诉电话。

2.有完整的投诉登记,体现投诉处理的全过程。

3.规范投诉处理程序。

【B】符合"C",并

建立健全投诉档案,包括书面、音像档案资料。

【A】符合"B",并

定期对投诉资料进行归类整理、分析,提出改进建议提供给相关管理部门和科室。

七、基本医疗保障服务管理

1.7.1 有各类基本医疗保障管理制度和相应保障措施,严格服务收费管理,方便患者就医(标准 2.5.1)。

1.7.1.1 有基本医疗保障管理制度和相应保障措施,严格收费服务管理,方便患者就医。

【C】

1.有指定相关部门或专人负责基本医疗保障管理工作。

2.有基本医疗保障管理相关制度和相应保障措施。

3.提供快捷的基本医疗保障预付服务。

4.相关人员熟悉并遵循上述制度。

【B】符合"C",并

1.具备条件的医院,实施"先诊疗后结算"等措施,方便患者就医。

2.职能部门对上述工作进行督导、检查、总结、反馈,有改进措施。

【A】符合"B",并

持续改进基本医疗保障管理有成效。

1.7.2 公开医疗价格收费标准,公示基本医疗保障支付项目(标准2.5.2)。

1.7.2.1 公开医疗价格收费标准和公示基本医疗保障支付项目。

【C】

1.公示基本医疗保障服务收费标准。

2.公开医疗保险支付项目和标准。

3.在门诊大厅、住院部大厅等醒目位置公示诊疗项目、药品及价格,

4.为患者提供就诊项目、药品、单价、总费用等查询服务,实现明白、合理收费。

5.公开医疗保险支付项目和标准。

【B】符合"C",并

1.向患者提供基本医疗保障相关制度的咨询服务。

2.向患者介绍基本医疗保障支付项目供患者选择,优先推荐基本医疗、基本药物和适宜技术。

3.职能部门对上述工作进行督导、检查、总结、反馈,有改进措施。

【A】符合"B",并

持续改进基本医疗收费管理有成效。

1.7.3 保障各类基本医疗保障制度参加人员的权益,强化参保患者知情同意(标准2.5.3)。

1.7.3.1 保障各类参加基本医疗保障人员的权益,强化参保患者知情同意。

【C】

1.维护参保人员的权益,提供基本医疗保障相关信息。

2.对于基本医疗保障服务范围外的诊疗项目应事先征得参保患者的知情同意。

【B】符合"C",并

1.告知制度一定要落实到位,并知情同意。

2.职能部门对上述工作进行督导、检查、总结、反馈,有改进措施。

【A】符合"B",并

持续改进保障人员权益服务有成效。

1.7.3.2 保护患者的隐私权,尊重民族习惯和宗教信仰。

【C】

1.有保护患者隐私权的相关制度和具体措施。

2.有尊重民族习惯和宗教信仰的相关制度和具体措施。

3.医务人员熟悉相关制度,了解不同民族、种族、国籍以及不同宗教患者的不同习惯。

4.医护人员自觉保守患者隐私,除法律规定外未经本人同意不得向他人泄露患者情况。

【B】符合"C",并

1.能尽量满足患者特殊合理的需求。

2.有完善的保护患者合法权益的协调处置机制。

3.有主管职能部门监督检查。

【A】符合"B"并

有监管情况分析评价,有整改措施与持续改进。

八、就诊环境管理

1.8.1 为患者提供就诊接待、引导、咨询服务(标准2.8.1)。

1.8.1.1 为患者提供就诊接待、引导、咨询服务。

【C】

1.有咨询服务台,专人服务,相关人员应熟知各服务流程。

2.有医院就诊指南或医院建筑平面图,并有清晰、易懂的医院服务标识。

3.有说明患者权利的图文介绍资料。

4.有便民设施(如残疾人无障碍设施及辅助用轮椅、推车、饮水、电话、健康教育宣传以及为老年人、有困难的患者提供导医和帮助的服务)。

5.有通畅无障碍的救护车通道,适宜的供患者停放车辆的区域。

6.如有电梯应有服务管理人员。

7.医院工作人员佩戴标识规范,易于患者识别。

【B】符合"C",并

1.有卫生、清洁、无味、防滑的卫生间,包括专供残疾人使用的卫生设施。

2.实行"首问负责制"。

3.有预防意外事件的措施与警示标识。

【A】符合"B",并

1.职能部门对上述工作进行督导、检查、总结、反馈,有改进措施。

2.持续改进有成效,病人满意度提高。

1.8.2 急诊与门诊候诊区、医技部门、住院病区等均有明显、易懂的标识(标准2.8.2)。

1.8.2.1 急诊与门诊候诊区、医技部门、住院病区等均有明显、易懂的标识。

【C】

1.有明显的识别与路径标识,尤其与急救相关的科室与路径。

2.标识用字规范、清楚、醒目,导向易懂。

3.有指定部门监管。

【B】符合"C",并

根据服务区域功能或路径变化,及时变更标识。

【A】符合"B",并

标识与服务区域功能或路径完全相符。

1.8.3 就诊、住院的环境清洁、舒适、安全(标准2.8.3)。

1.8.3.1 就诊、住院的环境清洁、舒适、安全。

【C】

1.医院建筑布局符合患者就诊流程要求和医院感染管理需要。

2.门诊工作区满足患者就诊需要,有配备适宜座椅的等候休息区。

3.有候诊排队提示系统。

4.有整洁宁静的住院病房,实际占地面积满足住院诊疗要求。

5.有卫生洗浴设施,并配备应急呼叫及防滑扶手装置。

6.有安全、舒适的病房床单元设施和适宜危重患者使用的可移动病床。

7.有安全管理、保洁管理措施。

【B】符合"C",并符合"C",并

对医院环境状况有巡查、维护措施,保障就诊住院环境处于良好状态。

【A】符合"B",并

医疗用房达到国家综合医院建设标准。

九、保障患者合法权益

1.9.1 医院有相关制度保障患者及其家属、授权委托人充分了解其权利(标准2.6.1)。

1.9.1.1(★)患者及其近亲属、授权委托人对病情、诊断、医疗措施和医疗风险等具有知情选择的权利。医院有相关制度保证医务人员履行告知义务。

【C】

1.有保障患者合法权益的相关制度并得到落实。

2.医务人员尊重患者的知情选择权利,对患者进行病情、诊断、医疗措施和医疗风险告知的同时,能提供不同的诊疗方案。

3.医务人员熟知并尊重患者的合法权益。

【B】符合"C",并

1.患者或近亲属、授权委托人对医务人员的告知情况能充分理解并在病历中体现。

2.职能部门对上述工作进行督导、检查、总结、反馈,有改进措施。

【A】符合"B",并

持续改进有成效。

1.9.2 主管医师应采取恰当方式、使用易懂语言,向患者、家属或授权委托人说明病情及治疗方式、特殊治疗及处置,并获得其同意,说明内容应有记录,并履行书面知情同意手续(标准2.6.2)。

1.9.2.1 向患者、家属或授权委托人说明病情及治疗方式、特殊治疗及处置,并获得其同意,说明内容应有记录。

【C】

1.医务人员在诊疗活动中应当向患者说明病情和医疗措施。需要实施手术、特殊检查、特殊治疗的,医务人员应当及时向患者说明医疗风险、替代医疗方案等情况,并取得其书面同意;不宜向患者说明的,应当向患者的家属或授权委托人说明,说明内容应有记录,并取得其书面同意。

2.相关人员熟悉并遵循上述要求。

【B】符合"C",并

职能部门对上述工作进行督导、检查、总结、反馈,有改进措施。

【A】符合"B",并

持续改进有成效。

1.9.3 深化城乡对口支援

1.9.3.1 将对口支援基层医疗机构(以下简称基层医院)工作纳入院长目标责任制与医院年度工作计划,有实施方案,专人负责。

【C】

1.支援基层医院工作纳入院长目标责任制管理,有工作规划和具体实施方案。

2.有专门部门和人员负责对口支援的组织协调工作。

3.针对受援医院的需求,制订重点扶持计划并组织实施,选择2～3个重点学科实施系统的技术指导、人才培养及管理帮扶。

4.参与支援基层医院服务纳入各级人员晋升考评内容。

【B】符合"C",并

1.职能部门加强对口支援工作的监督管理,定期对受援情况进行实地检查总结,提高帮扶效果。

2.除专业技术帮扶外,选派优秀管理人员到受援单位较长期任职,帮助提高受援单位管理水平。【A】符合"B",并

通过三年对口帮扶,受援基层医院重点科室能力建设与管理提升取得显著成效(如新获评省医学重点专科、医院晋升更高等级)。

第二章 分级诊疗与医院服务

一、分级诊疗

2.1.1 建立分级诊疗工作领导小组,组长由主要负责人担任。

2.1.1.1(★)建立分级诊疗工作领导小组并将此项工作纳入年度工作计划

【C】

1.建立分级诊疗工作领导小组,组长由主要负责人担任。

2.推进实施分级诊疗工作有年度工作目标、计划和具体实施方案。

3.安排专门部门及人员负责此项工作。

【B】符合"C"并

1.分管领导与职能部门加强对分级诊疗工作的指导、监督。

2.定期对分级诊疗工作实施情况进行考核评价、汇总分析,不断推进该项工作。

【A】符合"B"并

分级诊疗工作按照计划有序推进,并在工作中持续优化调整实施方案。

2.1.1.2 有分级诊疗的宣传措施。

【C】

1.及时组织员工学习贯彻分级诊疗相关文件,员工对分级诊疗相关政策要求知晓率达到90％

2.就诊患者及家属了解分级诊疗制度基本流程,知晓有关医保基本政策以及分级诊疗的主要益处,知晓率要求大于50％。

【B】符合"C",并

1.员工对有关分级诊疗相关政策、要求知晓度95％。

2.就诊患者及家属了解分级诊疗制度基本流程,知晓有关基本政策及分级诊疗的主要益处知晓率大于60％。

3.医院醒目位置有分级诊疗相关宣传栏。

【A】符合"B",并

1.员工对有关分级诊疗政策要求知晓度100%。

2.门诊各科室均有醒目的分级诊疗宣传栏,或有宣传册。

3.就诊患者及家属了解分级诊疗制度基本流程,知晓有关以标基本政策及分级诊疗的主要益处知晓率大于60%。

二、双向转诊

2.2.1 医院应建立与实施双向转诊制度(标准2.4.3)。

2.2.1.1(★)医院应建立与实施双向转诊制度。

【C】

1.医院应建立与实施双向转诊制度与流程。

2.结合医疗机构实际,建立转诊绿色通道,在门急诊、取药处、入院手续办理处、出院结算处等区域设立专门的双向转诊服务窗口,提供转诊服务、政策宣传和信息咨询,相关人员知晓相关制度与流程。

【B】符合"C",并

实施双向转诊服务监管评价,有改善实施双向转诊的措施。

【A】符合"B",并

1.获得双向转诊的患者例数,近三年呈上升势态。

2.转入、转出的患者例数,在本区域名列前茅。

2.2.2 加强转诊、转科患者的交接管理,及时传递患者病历与相关信息,为患者提供连续医疗服务(标准2.4.4)。

2.2.2.1 加强转诊、转科患者的交接,及时传递患者病历与相关信息,为患者提供连续医疗服务。

【C】

1.转诊或转科流程明确,实施患者评估,履行知情同意,做好相关准备,选择适宜时机。

2.经治医师应向患者或近亲属、授权委托人告知转诊、转科理由以及不适宜的转诊、转科可能导致的后果,获取患者或近亲属、授权委托人的知情同意。

3.有病情和病历等资料交接制度并落实,保障诊疗的连续性。

4.相关医务人员熟悉并遵循上述制度与流程。

【B】符合"C",并

职能部门对上述工作进行督导、检查、总结、反馈,有改进措施。

【A】符合"B",并

持续改进转诊转科服务有成效。

2.2.3 签订有关双向转诊协议

2.2.3.1 与有关医疗卫生机构签订双向转诊协议。

【C】

1.与有关医疗卫生机构签订双向转诊协议。每所县级及以上医院至少与辖区内 5 所以上基层医疗卫生机构签订双向转诊协议。

【B】符合"C",并

1.双向转诊协议科学合理,具可操作性,充分尊重患者知情权和自主选择权。

2.切实执行双向转诊,工作记录详细完整,职能部门定期(至少每季度一次)对该项工作进行汇总分析,并提出改进措施。

【A】符合"B",并

1.在机构内部以及向患者和社会主动宣传推广该项工作,签订双向转诊协议超过省卫生计生委制定的有关目标并得到有效实施。

2.在签订双向转诊协议基础上,有关转诊单位以一定形式组建纵向医疗联合体来加强协作。

2.2.4 执行有关双向转诊标准

2.2.4.1 将省卫生计生委发布的相关常见疾病双向转诊指南作为医务人员教育培训的主要内容,及时在机构内开展培训和推广。

【C】

1.将省卫生计生委发布的相关常见疾病双向转诊指南作为医务人员教育培训的主要内容,及时在机构内开展培训和推广。

2.依据已经发布的疾病双向转诊指南,指导开展双向转诊工作。

【B】符合"C",并

双向转诊工作严格遵循省卫生计生委发布的双向转诊指南有关标准。

【A】符合"B",并

在省卫生计生委发布的双向转诊指南未涵盖专业领域内,结合实际情况与相关单位研究制定其他专科疾病的双向转诊试行标准。

2.2.5 分级诊疗工作方案中有关于双向转诊程序的明确规定

2.2.5.1 分级诊疗工作方案中有关于双向转诊程序的明确规定

【C】

1.分级诊疗工作方案中有关于双向转诊程序的明确规定,具有可操作性。

2.按照首诊负责制的有关要求,首诊医疗卫生机构及其医务人员切实履行职责,严禁变相推诿病人。

3.双向转诊工作中保障患者病情证明和其他病历资料的有效交接,从而为患者提供连续性的医疗服务。

【B】符合"C",并

1.在双向转诊程序相关规定中,充分体现出尊重患者知情权和自主选择权。

2.相关医务人员熟悉并遵循有关制度与流程,双向转诊工作规范有序,运转平顺。

【A】符合"B",并

1.在纵向医疗联合体中实现转诊信息互连互通,采用信息化手段传递患者的主要病历资料。

2.双向转诊中为患者提供人性化和个性化的服务(如针对特殊患者群),持续优化改进有关流程。

3.二级以上医院为基层医疗机构预留足够的号源用于转诊

4.有通过网络、电话、窗口、诊间、社区等多种方式、多种途径,提供预约诊疗服务,方便患者预约。实行"预约优先",对预约患者和预约转诊患者优先安排就诊制度。

2.2.6 分级诊疗的成效评估与持续改进

2.2.6.1(★)县级及以上医院指导签约基层医疗卫生机构(乡镇卫生院、社区卫生服务中心)建立完善有关制度和流程,有效实现双向转诊。

【C】

1.县级及以上医院指导签约基层医疗卫生机构(乡镇卫生院、社区卫生服务中心)建立完善有关制度和流程,实现向上的实际转诊(评价前三个月内)。

2.县级及以上医院应该建立完善有关制度和流程,保障住院患者向下转诊对基层医疗卫生机构(指签订转诊协议的)实现了全覆盖(评价前三个月内)。

【B】符合"C",并

1.评价前 6 个月内首次就诊选择市(州)级及以下医疗卫生机构,转而至上级医院住院的患者 90% 以上通过既定的双向转诊渠道。【此条考核市(州)级及县级医院】

2.评价前 6 个月内县级医院门诊中参加新农合保险患者 90% 以上通过其属地乡镇卫生院向上转诊;跨县(市、区)域至上级医院就诊的参加城镇医保患者

90％以上通过属地县级医院向上转诊。【此条考核县级医院】

3.县级及以上医院应该主动宣传分级诊疗制度及其益处，引导患者向基层医疗卫生机构回流。省级医疗中心各综合医院（包括中央、省属相关单位）和9个区域医疗中心门诊病人来自下级医疗机构预约转诊的比例达10％以上，住院病人在本次诊疗终止前向下级医疗卫生机构转诊的比例达2％以上；其他三级甲等综合医院分别达到5％和1％。（以评价前六个月汇总计算）

4.实施双向转诊过程中，确保医疗质量和医疗安全，避免医疗安全（不良）事件。

【A】符合"B"，并

1.转诊单位间建立定期联席会制度，通过强化协作不断改进双向转诊工作。

2.参加医保患者（含新农合保险与城镇医保）县域内就诊率达到90％（应该分别以门急诊就诊例次和住院例次作为基数分类统计，但此指标反映县域内整体水平而不能反映某一个县级医院的工作水平，如用于考核县级医院建议以住院病人上转率不高于10％来代替）；民族地区三州的州域内就诊率达到90％（同样，如用于考核州一级医院建议以住院病人上转率不高于10％来代替）。

3.以评价前六个月汇总计算，省级医疗中心各综合医院（包括中央、省属相关单位）和9个区域医疗中心门诊病人来自下级医疗机构预约转诊的比例达20％以上，住院病人在本次诊疗终止前向下级医疗卫生机构转诊的比例达5％以上；其他三级甲等综合医院分别达到10％和2％（不含民族地区的州级综合医院）。

4.通过第三方社会调查与评价，就诊患者与社会群众对医疗卫生机构双向转诊工作的总体满意度达到80％及以上。

2.2.6.2 保障患者基层就医。

着重提升县级医疗机构的服务能力，从而引导和保障患者在基层就医，增加基层诊疗服务量，对三甲综合医院实行限量提质。

【C】

1.与上一年同期比较，市州及以上医院门诊诊疗总量增幅不超过5％，出院人次增幅不超过5％。（以评价前六个月汇总计算）

2.与上一年同期比较，县级医院门诊诊疗总量增幅达5％以上，出院人次增幅达5％以上，病床使用率达90％以上（三州地区达80％以上）。（以评价前六个月汇总计算）

【B】符合"C"，并

1. 与上一年同期比较,市州及以上医院门诊诊疗总量与出院人次基本持平,即增幅不超过 1%。(以评价前六个月汇总计算)

2. 与上一年同期比较,县级医院门诊诊疗总量增幅达 10% 以上,出院人次增幅达 10% 以上,病床使用率达 96% 以上(三州地区达 83% 以上)。(以评价前六个月汇总计算)

【A】符合"B",并

1. 与上一年同期比较,市州及以上医院,门诊诊疗总量与出院人次出现负增长(以评价前六个月汇总计算);其中属三级甲等综合医院的,住院病区杜绝加床现象,门诊诊疗总量与出院人次分别下降超过 5%。

2. 与上一年同期比较,县级医院门诊诊疗总量增幅达 15% 以上,出院人次增幅达 15% 以上,(三州地区县级医院病床使用率达 90% 以上)。(以评价前六个月汇总计算)

三、预约诊疗服务

2.3.1 三级医院逐步增加用于预约的门诊号源。至 2017 年底,三级医院预约诊疗率≥50%,复诊预约率≥80%,口腔、产前检查复诊预约率≥90%(适用监测的三级医院)

2.3.1.1 三级医院逐步增加用于预约的门诊号源,至 2017 年底,三级医院预约诊疗率≥50%,复诊预约率≥80%,口腔、产前检查复诊预约率≥90%

【C】

三级医院现阶段(评价前三个月汇总统计)预约诊疗率≥30%,复诊预约率≥60%,口腔、产前检查复诊预约率≥60%

【B】符合"C",并

三级医院现阶段(评价前三个月汇总统计)预约诊疗率≥40%,复诊预约率≥70%,口腔、产前检查复诊预约率≥80%

【A】符合"B",并

三级医院现阶段(评价前三个月汇总统计)预约诊疗率≥50%,复诊预约率≥80%,口腔、产前检查复诊预约率≥90%

2.3.2 实现分时预约。

2.3.2.1 全面推行分时段预约,合理安排患者就诊、检查时间,尽量缩短在医院候诊时间。至 2017 年底,住院患者分时段预约检查比例达到 100%,门诊患者分时段预约就诊率不低于预约就诊患者的 50%。

【C】

1.医院至少开展两种以上形式的预约诊疗服务,如电话、网络、现场等预约形式

2.住院患者分时段预约检查比例达到60％,

3.门诊患者分时段预约就诊率不低于预约就诊患者的30％。

4.出院复诊患者实行中长期预约

【B】符合"C",并符合"C",并·

1.住院患者分时段预约检查比例达到80％,

2.门诊患者分时段预约就诊率不低于预约就诊患者的40％。

3.专家门诊、专科门诊、普通门诊、出院复诊均开展预约诊疗服务。

【A】符合"B",并

1.有完善的出院复诊患者、慢性病患者预约服务管理,登记资料完整。

2.住院患者分时段预约检查比例达到100％,

3.门诊患者分时段预约就诊率不低于预约就诊患者的50％。

2.3.3 与基层联动的预约诊疗服务

2.3.3.1 县级及以上医院与基层医疗卫生机构签订的双向转诊协议中,要结合深入推进预约诊疗服务设计相关流程。

【C】

县级及以上医院与基层医疗卫生机构签订的双向转诊协议中,要结合深入推进预约诊疗服务设计相关流程。

【B】符合"C",并

1.全省的三级医院要将门诊号源的30％预留给签订了双向转诊协议的基层医疗卫生机构,为通过基层预约转诊的患者建立绿色通道,实现优先门诊、优先住院。

2.非三级医院的县级医院也要对通过基层预约转诊的患者开通绿色通道,优先安排就诊、检查和住院。

【A】符合"B",并

定期分析评价与基层联动的预约诊疗服务,持续改进相关工作。

2.3.4 有预约诊疗工作制度和规范,有操作流程,逐步提高患者预约就诊比例(标准2.1.2)。

2.3.4.1 有预约诊疗工作制度和规范,有可操作流程,提高患者预约就诊比例。

【C】

1.有职能部门负责统一预约管理和协调工作。

2.有预约诊疗工作制度和规范流程。

3.有方便患者获取的门诊和预约服务公开的医疗信息。

4.有出诊医师管理措施,变动出诊时间提前公告。

5.医务人员熟知预约诊疗制度与流程。

【B】符合"C",并

1.有信息化预约管理平台。

2.有专人负责预约具体工作。

3.对中长期预约号源有统一管理和协调。

【A】符合"B",并

1.预约就诊比例呈逐步提高势态。

2.对预约诊疗情况进行分析评价,持续改进预约工作。

3.检验科、CT 室、核磁室、动态心电等预约检查可分时间段预约,要有工作制度并实施考核。

2.3.5 有改善门诊服务、方便患者就医的绩效考评和分配政策,支持医务人员从事晚间门诊和节假日门诊(标准 2.1.3)。

2.3.5.1 有改善门诊服务、方便患者就医的绩效考评和分配政策,支持医务人员从事晚间门诊和节假日门诊。

【C】

1.有改善门诊服务、方便患者就医的具体措施。

2.有绩效考评和分配政策明示,相关医务人员知晓。

【B】符合"C"并

1.患者、医务人员对改善门诊服务、方便患者就医的满意程度的评价。

2.社区对开设晚间门诊和节假日门诊需求的调研,合理配设医疗资源。

【A】符合"B"并

1.职能部门对晚间门诊和节假日门诊的执行情况,进行定期分析评价,有持续改进措施成效评价的记录。

2.患者评价晚间门诊和节假日门诊的满意程度。

2.3.6 建立与上级对口支援医院以及挂钩合作的基层医疗机构的预约转诊服务(标准 2.1.4)。

2.3.6.1 建立与挂钩合作的基层医疗机构的预约转诊服务。

【C】

1.有与上级对口支援医院开展预约转诊服务协议,有规范,有流程。

2.有与基层医疗机构合作开展预约转诊服务协议,有规范,有流程。

【B】符合"C",并

1.有提高转诊质量的相关培训和指导。

2.预约转诊患者可携带转诊全部病历资料。

3.预约转诊服务已经实施一年。

4.职能部门对预约转诊情况进行分析评价。

【A】符合"B"并

1.信息系统支持病历资料协同传输。

2.预约转诊服务已经实施一年以上,有持续改进转诊工作的措施。

第三章 患者安全

一、确立查对制度,识别患者身份

3.1.1 对就诊患者施行唯一标识(如医保卡、新型农村合作医疗卡编号、身份证号码、病历号等)管理(标准 3.1.1)。

3.1.1.1 对就诊患者施行唯一标识(如医保卡、新型农村合作医疗卡编号、身份证号码、病历号等)管理。

【C】

对门诊就诊和住院患者的身份标识有制度规定,且在全院范围内统一实施。

【B】符合"C"并

对就诊患者住院病历施行唯一标识管理,如使用医保卡、新型农村合作医疗卡编号或身份证号码等。

【A】符合"B"并

1.对提高患者身份识别的正确性有改进方法。

2.若是具备条件的医院,在重点部门(急诊、新生儿、lCU、产房、手术室)可使用条码管理。

3.1.2 在诊疗活动中,严格执行"查对制度",至少同时使用姓名、年龄、床号等两项核对患者身份,确保对正确的患者实施正确的操作(标准 3.1.2)。

3.1.2.1(★)在诊疗活动中,严格执行"查对制度",至少同时使用姓名、年龄两项等项目核对患者身份,确保对正确的患者实施正确的操作。

【C】

1.有标本采集、给药、输血或血制品、采集供临床检验及病理标本、发放特殊饮食、诊疗活动及操作前患者身份确认的制度、方法和核对程序。核对时应让患者或其近亲属、授权委托人陈述患者姓名。

2.至少同时使用两种患者身份识别方式,如姓名、年龄、出生年月、年龄、病历号、床号等(禁止仅以房间或床号作为识别的唯一依据)。

3.相关人员熟悉上述制度和流程并履行相应职责。

【B】符合"C"并

有规章制度和或程序规范各科室在任何环境和任何地点下都必须持续地履行查对制度,识别"患者身份"。

【A】符合"B"并

1.各科室对本科执行查对制度有监管。

2.职能部门对上述工作进行督导、检查、总结、反馈,有改进措施。

3.1.3 完善关键流程(急诊、病房、手术室、ICU、产房、新生儿室之间流程)的患者识别措施,健全转科交接登记制度(标准3.1.3)。

3.1.3.1 完善关键流程(急诊、病房、手术室、ICU、产房、新生儿室之间流程)的患者识别措施,健全转科交接登记制度。

【C】

1.患者转科交接时执行身份识别制度和流程,尤其急诊、病房、手术室、ICU、产房、新生儿室之间的转接。

2.对重点患者,如产妇、新生儿、手术、ICU、急诊、无名、儿童、意识不清、语言交流障碍、镇静期间患者的身份识别和交接流程有明确的制度规定。

3.对无法进行患者身份确认的无名患者,有身份标识的方法和核对流程。

4.对新生儿、意识不清、语言交流障碍等原因无法向医务人员陈述自己姓名的患者,由患者陪同人员陈述患者姓名。

【B】符合"C"并

1.有规章制度和或程序规范各科室在任何环境和任何地点都必须持续地履行"患者转接时的身份识别与交接登记制度"。

2.各科室对本科制度的执行力有监管。

【A】符合"B"并

职能部门对上述工作进行督导、检查、总结、反馈,有改进措施。

3.1.4 使用"腕带"作为识别患者身份的标识,主要针对 ICU、新生儿科(室)、手术室、急诊室等重点科室,以及意识不清、抢救、输血、不同语种语言交流障碍、传染病、药物过敏的患者等(标准3.1.4)。

3.1.4.1 使用"腕带"作为识别患者身份的标识,重点是重症监护病房、新生儿科(室),手术室、急诊室、产房等部门,以及意识不清、语言交流障碍的患者等。

【C】

1.对需使用"腕带"作为识别身份标识的患者和科室有明确制度规定。

2.至少在重症医学病房(ICU、CCU、SICU、RICU 等)、新生儿科(室)、手术室使用"腕带"识别患者身份。

【B】符合"C"并

1.对急诊抢救室和留观的患者、住院、有创诊疗、输液以及意识不清、语言交流障碍等患者推广使用"腕带"识别患者身份。

2.职能部门对上述工作进行督导、检查、总结、反馈,有改进措施。

【A】符合"B"并

1.正确使用"腕带"识别患者身份标识,持续改进有成效。

2.若是具备条件的医院,在重点(重症监护病房、新生儿科(室),手术室、急诊室、产房等部门)部门、重点(意识不清、语言交流障碍等)患者可使用条码管理。

二、确立手术安全核查制度,防止手术患者、手术部位及术式发生错误

3.2.1 择期手术的各项术前检查与评估工作全部完成后方可下达手术医嘱(标准 3.2.1)。

3.2.1.1 有手术患者术前准备的相关管理制度。

【C】

1.有手术患者术前准备的相关管理制度。

2.择期手术患者在完成各项术前检查、病情和风险评估以及履行知情同意手续后方可下达手术医嘱。

【B】符合"C"并

1.各科室对本科制度的执行力有监管与评价。

2.术前准备制度落实,执行率≥95％。

3、医院在具备微创外科和麻醉支持的条件下,选择既往需要住院治疗的诊断明确单一、临床路径清晰、风险可控的中、小型择期手术,逐步推行日间手术,提高床位周转率,缩短住院患者等候时间。

【A】符合"B",并符合"B",并

职能部门对上述工作进行督导、检查、总结、反馈,有改进措施。

3.2.2 有手术部位识别标示制度与工作流程(标准 3.2.2)。

3.2.2.1 有手术部位识别标示相关制度与流程。

【C】

1.有手术部位识别标示相关制度与流程。对标记方法、标记颜色、标记实施者及患者参与有统一明确的规定。

2.对涉及有双侧、多重结构(手指、脚趾、病灶部位)、多平面部位(脊柱)的手术时,对手术侧或部位有规范统一的标记。

3.患者送达术前准备室或手术室前,已标记手术部位。

【B】符合"C",并符合"C",并

涉及双侧、多重结构、多平面手术者手术标记执行率≥95%。

【A】符合"B",并符合"B",并

职能部门对上述工作进行督导、检查、总结、反馈,有改进措施。

三、防范与减少患者跌倒、坠床等意外事件发生

3.3.1 评估有跌倒、坠床风险的高危患者,要主动告知跌倒、坠床危险,采取措施防止意外事件的发生(标准 3.7.1)。

3.3.1.1 对患者进行风险评估,主动向高危患者告知跌倒、坠床风险,采取有效措施防止意外事件的发生。

【C】

1.有防范患者跌倒、坠床的相关制度,并体现多部门协作。

2.对住院患者跌倒、坠床风险评估及根据病情、用药变化再评估,并在病历中记录。

3.主动告知患者跌倒、坠床风险及防范措施并有记录。

4.医院环境有防止跌倒安全措施,如走廊扶手、卫生间及地面防滑。

5.对特殊患者,如儿童、老年人、孕妇、行动不便和残疾等患者,主动告知跌倒、坠床危险,采取适当措施防止跌倒、坠床等意外,如警示标识、语言提醒、搀扶或请人帮助、床挡等。

6.相关人员知晓患者发生坠床或跌倒的处置及报告程序。

【B】符合"C",并符合"C",并

1.有坠床、跌倒的质量监控指标数据收集和分析。

2.高危患者入院时跌倒、坠床的风险评估率≥90%。

【A】符合"B",并符合"B",并

高危患者入院时跌倒、坠床的风险评估率≥95%。

3.3.2 有患者跌倒、坠床等意外事件报告制度、处理预案与可执行的工作流

程(标准 3.7.2)。

3.3.2.1 有患者跌倒、坠床等意外事件报告制度、处置预案与可执行的工作流程

【C】

有患者跌倒、坠床等意外事件报告相关制度、处置预案与工作流程。

【B】符合"C",并符合"C",并

1.患者跌倒、坠床等意外事件报告、处置流程知晓率≥90%。

2.采取措施的监测结果,包括成功地减少跌倒损伤和任何非有意的后果,有可能发生"跌倒、坠床等"意外事件的高风险患者入院时评估率≥80%。

【A】符合"B",并符合"B",并

1.规章制度和(或)程序支持在院内持续性减少患者跌倒所导致伤害的风险。

2.有可能发生"跌倒、坠床等"意外事件的高风险患者入院时评估率≥95%。

四、防范与减少患者压疮发生

3.4.1 有压疮风险评估与报告制度,有压疮诊疗及护理规范(标准 3.8.1)。

3.4.1.1 有压疮风险评估与报告制度,有压疮诊疗及护理规范。

【C】

1.有压疮风险评估与报告制度、工作流程。

2.有压疮诊疗与护理规范。

3.高危患者入院时压疮的风险评估率≥90%。

【B】符合"C"并

1.职能部门有督促、检查、总结、反馈,有改进措施。

2.对发生压疮案例有分析及改进措施。

【A】符合"B"并

1.持续改进有成效。

2.高危患者入院时压疮的风险评估率≥95%。

五、妥善处理医疗安全(不良)事件

3.5.1 有主动报告医疗安全(不良)事件与隐患缺陷的制度与可执行的工作流程,并让医务人员充分知晓(标准 3.9.1)。

3.5.1.1(★)有主动报告医疗安全(不良)事件的制度与工作流程。

【C】

1.有医疗安全(不良)事件的报告制度与流程,多种途径便于医务人员报告。

2.有对员工进行不良事件报告制度的教育和培训。

3.每百张开放床位年报告≥10 件。

【B】符合"C"并

1.有指定部门统一收集、核查、分析医疗安全(不良)事件,采取防范措施。

2.有指定部门向相关机构上报医疗安全(不良)事件。

3.每百张开放床位年报告≥15 件。

4.医护人员对不良事件报告制度的知晓率≥95%。

【A】符合"B",并

1.建立院内网络医疗安全(不良)事件直报系统及数据库。

2.每百张开放床位年报告≥20 件。

3.改进安全(不良)事件报告系统的敏感性,有效降低漏报率。

3.5.2 有激励措施,鼓励医务人员通过"医疗安全(不良)事件报告系统"开展网上报告工作(标准 3.9.2)。

3.5.2.1 有激励措施鼓励医务人员参加"医疗安全(不良)事件报告系统"网上自愿报告活动。【C】

1.建立有医务人员主动报告的激励机制。对不良事件呈报实行非惩罚制度。

2.严格执行卫生部《医疗质量安全事件报告暂行规定》的规定。

【B】符合"C"并

激励措施有效使用医院内医疗安全(不良)事件直报系统。

【A】符合"B"并

医院内医疗安全(不良)事件直报系统与卫生部"医疗安全(不良)事件报告系统"建立网络对接。

第四章　医疗质量安全管理与持续改进

一、医疗质量管理组织

4.1.1 有医院科室的医疗质量管理责任体系,院长为医疗质量管理第一责任人,负责制定医疗质量与医疗安全管理和持续改进方案,定期专题研究医疗质量和医疗安全工作,科主任全面负责科室医疗质量管理工作,执行医疗质量与医疗安全管理和持续改进相关任务(标准 4.1.1)。

4.1.1.1(★)有健全的质量管理体系,院长是第一责任人。

【C】

1.医院质量管理组织主要包括：医院质量与安全管理委员会、各质量管理相关小组、质量管理部门、各职能部门、科室质量与安全管理小组等。

2.有医院质量管理组织架构图，能清楚反映医院质量管理组织结构，体现院长是第一责任人。

3.院长负责制定医院《医疗质量与医疗安全管理和持续改进方案》，确定全院与各科室/部门的质量与安全指标。

4.院长负责确定各职能部门的质量与安全管理目标与职责。

5.院领导、各部门负责人应知晓履职的要求。

【B】符合"C"，并

院领导分工负责督、监管导各职能部门、医护技各科室实施医院《医疗质量与医疗安全管理和持续改进方案》的目标与要求，并能从制度与程序提供必要的保障，有改进的意见。

【A】符合"B"并

1.院领导按分工对落实改进的意见的成效给予评价。

2.院长从人力资源、财力、管理技能培训方面对各相关委员会开展质量与安全管理活动提供支持。

4.1.1.2 科主任是科室质量与安全管理第一责任人，负责组织落实质量与安全管理及持续改进相关任务。

【C】

1.有科室质量与安全管理小组，科主任为第一责任人。

2.有科室质量与安全管理工作计划并实施。

3.有科室质量与安全管理制度并落实。

4.有科室质量与安全管理的各项工作记录。

【B】符合"C"并

1.对科室质量与安全进行定期检查，并召开会议，提出改进措施。

2.对本科室质量与安全指标进行资料收集和分析。

【A】符合"B"并

1.能够运用质量管理方法与工具进行持续质量改进。

2.科室对落实改进的意见的成效进行自我评价，提出再改进意见。

4.1.2 医院有适当的质量管理组织，包括医疗质量管理、药事管理与药物治疗委员会、护理管理、医院感染管理、病案管理、输血管理等，定期研究医疗质量管理等相关问题，记录质量管理活动过程，为院长决策提供支持(标准4.1.2)。

4.1.2.1 有医院质量与安全管理委员会及各质量相关组织,人员构成合理,职责明确。

【C】

1.院长作为医院质量与安全管理第一责任人,统一领导医院质量与安全管理委员会和协调各相关组织工作。

2.各相关组织包括:医疗质量管理、药事管理、医院感染管理、病案管理、输血管理、护理管理等。

3.各相关组织有明确的职责与人员组成要求。

【B】符合"C"并

各相关组织人员构成合理,能履行职责,确保发挥管理组织功能,成员兼任不超过三项。

【A】符合"B"并

用案例表明医院质量与安全管理委员会挥发统领作用。

4.1.2.2 医院质量与安全管理各组织能在质量与安全管理中发挥各自作用。

【C】

1.定期召开相关质量与安全组织会议,每年不少于1次,有记录。

2.各相关组织定期向院长做工作汇报,为医院制定年度质量与安全管理目标及计划,能提供决策的支持。

【B】符合"C"并

依据医院总体质量与安全管理目标,研讨本领域内质量相关问题,提出改进方案,推动与督导全院或相关领域的质量与安全工作。

【A】符合"B"并

1.各相关质量与安全组织会议,每年不少于2次,有记录。

2.各相关质量与安全组织分工协作,共同推进医院质量与安全管理及持续改进,效果明显。

4.1.3 医疗、护理等管理职能部门组织实施全面医疗质量管理与医疗安全管理工作,并落实持续改进方案,承担指导、检查、考核和评价医疗质量管理工作,严格记录,定期分析,及时反馈,落实整改,并建立多部门质量管理协调机制(标准4.1.3)。

4.1.3.1 医疗、护理等管理职能部门组织实施全面医疗质量管理与医疗安全管理和持续改进方案,承担指导、检查、考核和评价医疗质量管理工作,严格记录,定期分析,及时反馈,落实整改,并建立多部门质量管理协调机制。

【C】

1.医疗、护理等管理职能部门根据医院总体目标,制定并实施相应的质量与安全管理工作计划与考核方案。

2.承担履行指导、检查、考核和评价医疗质量管理职能,工作有记录。

3.对重点部门、关键环节和薄弱环节进行定期(至少每季一次)检查与评估,工作有记录。

4.定期分析医疗质量评价工作的结果。

【B】符合"C"并

1.有专门的质量管理部门,配置充足人力,对全院质量与安全管理工作履行审核、评价、监督职能。

2.各职能部门履行本领域质量与安全管理职责。

3.有多部门质量管理协调机制。

4.运用质量与安全指标、风险数据、重大质量缺陷等资料对质量与安全工作实施监控,有相应措施。

【A】符合"B"并

医院质量与安全管理工作有持续改进,成效明显,逐步形成全院共同参与质量与安全管理的医院文化。

二、医疗质量管理与持续改进

4.2.1 有医疗质量管理和持续改进方案,并组织实施(标准4.2.1)。

4.2.1.1 有医疗质量管理和持续改进实施方案及相配套制度、考核标准、考核办法、质量指标、持续改进措施。

【C】

1.有医疗质量管理和持续改进实施方案及相配套制度、考核标准、考核办法、质量指标。

2.有医疗质量管理考核体系和管理流程。

【B】符合"C"并

1.落实医疗质量考核,有记录。

2.对方案执行、制度落实、考核结果等内容有分析、总结、反馈及改进措施。

【A】符合"B"并

用监管结果或数据来表达改进的成效。

4.2.1.2 有医疗质量关键环节、重点部门管理标准与措施。

【C】

1.有医疗质量关键环节(如危急重患者管理、围手术期管理、输血与药物管理、有创诊疗操作等)管理标准与措施。

2.有重点部门(急诊室、手术室、血液透析室、内窥镜室、重症病房、产房、新生儿病房等)的管理标准与措施。

3.有主管职能部门监管。

【B】符合"C"并

1.相关人员知晓本岗位相关质量管理标准及措施,并落实。

2.职能部门履行监管职责,对各项管理标准与措施的落实情况有定期检查、分析、反馈,有改进措施。

【A】符合"B"并

用监管结果或数据来表达改进的成效。

4.2.1.3 执行医疗质量管理制度,重点是核心制度。

【C】

1.落实各项医疗质量管理制度,重点是核心制度。

2.有医院及科室的培训,医务人员掌握并遵循本岗位相关制度。

3.有主管职能部门监管。

【B】符合"C"并

院科两级对制度的执行情况有督导检查与整改措施。

【A】符合"B"并

用监管结果或数据来表达改进的成效。

4.2.1.4 有医疗风险管理方案。

【C】

1.有医疗风险管理方案,包括医疗风险识别、评估、分析、处理和监控等内容。

2.针对主要风险制定相应的制度、流程、预案或规范,严格落实,防范不良事件的发生。

3.建立不以处罚为原则的主动报告医疗安全(不良)事件与隐患缺陷的制度和工作流程。(详见 3.9.2.1 标准条款要求)

4.根据情况医院对员工做医疗风险事件的预警通告。

【B】符合"C",并

对医疗风险的防范流程执行情况有检查、反馈、改进措施。

【A】符合"B"并

1.建立跨部门的协调与讨论机制。

2.有信息化的医疗风险监控与预警系统。

3.有将风险管理与质量管理有机整合的工作制度与程序。

三、手术治疗管理与持续改进

4.3.1 实行手术医师资格准入制度和手术分级授权管理制度,有定期手术医师资格和能力评价与再授权的机制(标准4.6.1)。

4.3.1.1 有手术医师资格分级授权管理制度与规范性文件。

【C】

1.医院有手术医师资格分级授权管理制度与程序。

(1)手术分级授权管理落实到每一位手术医师。

(2)手术医师的手术权限与其资格、能力相符。

(3)手术医师知晓率100%。

2.本医院重点开展的二、三级手术有明确目录。

【B】符合"C"并

职能部门履行监管职责,根据监管情况,对授权情况实施动态管理。

【A】符合"B",并

手术医师资格分级授权管理执行良好,无越级手术或未经授权擅自开展手术的案例。

4.3.1.2 有定期手术医师能力评价与再授权的机制。

【C】

1.医院有手术医师能力评价与再授权的制度与程序,并落实。

2.手术医师知晓率100%。

【B】符合"C"并

有手术医师定期每两年一次的业务能力评价与再授权的档案资料。

【A】符合"B"并

公开手术医师权限,及时更新相关信息。

4.3.2 实行患者病情评估与术前讨论制度,遵循诊疗规范制定诊疗和手术方案,依据患者病情变化和再评估结果调整诊疗方案,均应记录在病历中(标准4.6.2)。

4.3.2.1 有患者病情评估与术前讨论制度。

【C】

1.有患者病情评估制度,在术前完成病史、体格检查、影像与实验室资料等综合评估。

2.有术前讨论制度,根据手术分级和患者病情,确定参加讨论人员及内容,内容包括:

(1)患者术前病情评估的重点范围。

(2)手术风险评估。

(3)术前准备。

(4)临床诊断、拟施行的手术方式、手术风险与利弊。

(5)明确是否需要分次完成手术等。

3.对术前讨论有明确的时限要求并记录在病历中。

4.对相关岗位人员进行培训。

【B】符合"C"并

职能部门对制度落实情况定期检查,并有分析、反馈和整改措施。

【A】符合"B 并

术前讨论规范,记录完整,有术前讨论质量持续改进成效。

4.3.2.2(★)根据临床诊断、病情评估的结果与术前讨论,制订手术治疗计划或方案。

【C】

1.为每位手术患者制订手术治疗计划或方案。

2.手术治疗计划记录于病历中,包括术前诊断、拟施行的手术名称、可能出现的问题与对策等。

3.根据手术治疗计划或方案进行手术前的各项准备。

【B】符合"C",并符合"C",并

职能部门履行监管职责,并有分析、反馈和整改措施。

【A】符合"B",并符合"B",并

手术方案完善,术前准备充分,有质量持续改进成效。

四、合理用药管理

4.4.1 按照《国家基本药物临床应用指南》和《国家基本药物处方集》及医疗机构药品使用管理有关规定,规范医师处方行为,确保基本药物得到优先合理使用。

4.4.1.1 按照《国家基本药物临床应用指南》和《国家基本药物处方集》及医疗机构药品使用管理有关规定,规范医师处方行为,确保基本药物的优先合理使用。

【C】

1.有贯彻落实《国家基本药物临床应用指南》和《国家基本药物处方集》,优先使用国家基本药物的相关规定及监督体系。

2.有专门人员定期对医师处方是否优先合理使用基本药物进行督查、分析及反馈。

【B】符合"C"并

1.国家基本药品目录列入医院用药目录,有相应的采购、库存量。

2.主管职能部门定期对优先使用国家基本药物情况进行总结分析、调整反馈,满足基本医疗服务需要。

【A】符合"B"并

对享有基本医疗服务对象使用国家基本药物(门诊、住院)的比例符合省卫生行政部门的规定。

4.4.2 医师、药师、护士按照《抗菌药物临床应用指导原则》等要求,合理使用药品,并有监督机制(标准4.14.5)。

4.4.2.1(★)实行抗菌药物临床应用管理责任制。

【C】

1.院长是抗菌药物临床应用管理第一责任人:

(1)将抗菌药物临床应用管理作为医疗质量和医院管理的重要内容纳入工作安排。

(2)明确抗菌药物临床应用管理组织机构,以及各相关部门在抗菌药物临床应用管理中的职责分工,层层落实责任制。

(3)根据各临床科室不同专业特点,设定抗菌药物应用控制指标。

2.临床科室负责人是本科抗菌药物临床应用管理第一责任人:

(1)将抗菌药物临床应用管理作为本科质量管理的重要内容,并纳入医师能力评价。

(2)设定本科抗菌药物应用控制执行指标,落实到人。

【B】符合"C"并

1.建立、健全抗菌药物临床应用管理工作制度和监督管理机制。

2.与临床科室负责人签订抗菌药物合理应用责任状。

【A】符合"B"并

1.按卫生行政部门规定向本辖区监测网报送抗菌药物临床应用和细菌耐药监测的信息。

2.上报信息准确与可追踪溯源。

4.4.2.2 严格落实抗菌药物分级管理制度。

【C】

1.明确抗菌药物分级管理目录。

2.对不同管理级别的抗菌药物处方权进行严格限定。

3.制定特殊使用级抗菌药物临床应用管理流程,并严格执行。

【B】符合"C"并

1.明确各级医师使用抗菌药物的处方权限。

2.有措施保证分级管理制度的落实。

【A】符合"B"并

1.随机抽查医师处方及医嘱无违规越级处方的现象。

2.随机抽查门诊处方无特殊使用级抗菌药物的处方。

4.4.2.3(★)严格医师抗菌药物处方权限和药师抗菌药物调剂资格管理。

【C】

1.医师抗菌药物处方权限制度与程序。

2.药师抗菌药物调剂资格管理制度与程序。

3.医师、药师、职能部门员工均知晓履职的要求。

【B】符合"C"并

1.医院对医师和药师开展抗菌药物临床应用知识和规范化管理培训、考核工作有记录。

2.医师经培训并考核合格后,授予相应级别的抗菌药物处方权落实到每名医师。

3.药师经培训并考核合格后,授予抗菌药物调剂资格落实到每名药师。

【A】符合"B",并

随机抽查处方与医嘱结果签发医师与授权管理名单保持一致≥95%。

第五章 护理管理

一、确立护理管理组织体系

5.1.1 院领导履行对护理工作领导责任,对护理工作实施目标管理,协调与落实全院各部门对护理工作的支持,具体措施落实到位。

5.1.1.1 医院将优质护理服务工作作为"一把手"工程,成立专门组织机构,制定切实可行的方案,明确各部门职责分工,实施目标管理

【C】

1.有在院长(或副院长)领导下的优质护理服务领导小组,制定切实可行方案。定期专题研究优质护理服务存在问题,制定可行措施,实施目标管理

2.有护理工作中长期规划和年度计划,与医院总体规划和护理发展方向一致;规划中体现优质护理服务特别是落实责任制整体护理和实施护理岗位管理的目标、规划;有年度计划、具体实施方案

3.相关人员知晓规划、计划、方案的主要内容

【B】符合"C"并

1.有措施保障落实优质护理、实施责任制整体护理和护理岗位管理、实现护理工作中长期规划,有效执行年度计划并有总结

2.医院各有关部门分工明确,支持措施有力

【A】符合"B"并

1.有对规划、计划、方案落实情况的追踪分析,持续改进护理工作

2.优质护理覆盖100%的病房,并在门(急)诊、手术室等部门开展优质护理服务

5.1.2 护理人力资源

5.1.2.1.护士人力资源配备与医院的功能、任务及规模一致

【C】

1.临床护理岗位的护士数量占护士总数≥90%

2.医院病房护士总数与实际开放床位比不低于0.4:1

3.ICU护士与实际床位之比不低于2.5～3:1

4.手术室护士与开放手术间之比不低于3:1

【B】符合"C"并

1.基于护理工作量配置护士,满足护理工作需求

2.病房护士总数与实际开放床位比不低于0.5:1(指床位使用率≥93%的医院)

3.病房护士总数与实际开放床位比不低于0.6:1(指床位使用率≥96%,平均住院日小于10天的医院)

4.合理配置护理员,护理员持证上岗,数量、培训、管理符合有关规定

【A】符合"B"并

能够依据专业特点和岗位需求,合理配置护理人力资源,效果良好

二、实施科学护理管理

5.2.1 组织体系

5.2.1.1 建立扁平化的护理管理组织体系,明确并落实护理管理职责

【C】

1.根据《护士条例》和医院功能任务,实行扁平化的护理管理组织体系

2.各级护理管理岗位有岗位说明,职责明确

【B】符合"C",并

1.护理管理组织体系完善,有效运行

2.各层级护理管理者认真落实岗位职责,有考核

3.护理部主任具有高级专业技术职称,组织协调能力强,熟悉相关标准、规章制度,有较强的临床工作和教学、科研能力

4.各护士长具有中级专业技术职称

【A】符合"B",并

优质护理服务管理体系有效运行

5.2.2 相关制度

5.2.2.1 根据责任制整体护理要求,健全并定期更新护理管理制度、护理常规、服务规范和标准,并有效落实

【C】

1.健全并定期更新护理管理制度、护理常规、服务规范和标准等

2.有培训计划,定期开展培训

【B】符合"C",并

公示相关制度、护理常规、服务规范和标准等,并能有效落实

【A】符合"B",并:

对培训后的制度等的执行效果,有追踪与评价,有持续改进

三、改善临床护理服务

5.3.1 落实责任制整体护理

5.3.1.1 实施"以患者为中心"的责任制整体护理,护士分管患者,在正确评估患者的前提下,知晓并掌握患者病情变化及护理重点,为患者提供专业、规范的护理服务

【C】

1.根据"以患者为中心"的责任制整体护理模式,制定实施方案

2.每位护士平均负责患者人数≤8人

【B】符合"C",并

1.护士掌握相关知识,并结合患者个性化实际情况实施"以患者为中心"的护理,并能帮助患者及其家属了解患者病情及护理的重点内容

2.科室对落实情况进行定期检查,对存在问题有改进措施

3.主管部门对落实情况进行定期检查,评价、分析,对存在的问题,及时反馈,并提整改建议

【A】符合"B",并

1.熟练评估患者需求,采取针对性的护理措施

2.对各科室落实情况有追踪和成效评价,有持续改进

5.3.1.3 深化优质护理服务模式

【C】

1.在病房开展优质护理服务的基础上,在门(急)诊、手术室等部门开展优质护理服务,提升患者满意度

2.注重对患者的健康教育和指导,体现人文关怀

【B】符合"C",并

出院患者通过电话随访等形式能够获得健康教育、慢病管理及用药指导等服务

【A】符合"B",并

积极开展延伸护理服务,对提升医院运行效率,降低医疗费用发挥作用

四、持续改进护理质量

5.4.1 管理组织

5.4.1.1 有健全的护理质控体系,人员职责明确,实行目标管理

【C】

1.有全院护理质量控制目标及各项护理质量标准并实施

2.相关人员知晓上述内容并履行职责

【B】符合"C",并

1.护士长负责落实本科室护理管理目标及并按标准实施护理管理

2.主管部门对科室护理管理目标、护理质量有定期的检查、评价、分析、反馈,有整改措施

【A】符合"B",并

对护理管理目标及各项护理标准落实情况有追踪和成效评价,有持续改进

5.4.1.2 有护理质量与安全管理组织,职责明确,有监管措施

【C】

1.在医院质量与安全管理委员会下设护理质量与安全管理组织,人员构成合理、职责明确

2.有年度护理质量与安全工作计划

【B】符合"C",并

1.护理质量与安全管理委员会定期召开会议

2.护理质量与安全工作计划落实到位

3.设专职人员负责护理质量与安全管理,有考核记录

【A】符合"B",并

对各科室质量与安全措施落实的成效有评价与再改进的具体措施

5.4.1.3 定期监测护理质量相关指标,对数据有分析并整改

【C】

定期监测医院内跌倒、坠床、压疮、择期手术并发症(肺栓塞、深静脉血栓、肺部感染、人工气道意外拔出)的质量监控指标

【B】符合"C",并

对监控指标数据有分析,制订改进措施并落实

【A】符合"B",并

对改进后的监控指标数据有评价,改进有成效

5.4.2 有效落实

5.4.2.1 有危重患者护理常规及技术规范、工作流程及应急预案,对危重患者有风险评估和安全防范措施

【C】

1.有危重患者护理常规及技术规范,工作流程及应急预案

2.有危重患者风险评估、安全护理制度和措施

3.护士知晓并掌握相关常规、流程、预案的内容

【B】符合"C",并

1.有危重患者病情变化风险评估和安全防范措施并有效实施,记录规范

2.根据专科特点,使用恰当的质量监测指标并实施监测

3.主管部门对落实情况进行定期检查、评价、分析,对存在问题及时反馈,并提整改建议

【A】符合"B",并

质量监测指标有监测、评价,并持续改进危重患者护理质量

5.4.2.2 执行查对制度,能准确执行治疗、给药等护理服务

【C】

1.有医嘱核对与处理流程

2.有查对制度并提供符合相关操作规范的护理服务,有记录

3.有观察、了解和处理患者用药与治疗反应的制度与流程

4.护士知晓并掌握上述制度与流程的内容

【B】符合"C",并

1.执行查对制度、医嘱核对制度与处理流程

2.遵医嘱正确提供治疗、给药等护理服务,观察、了解和处置患者用药与治疗反应

3.主管部门对落实情况进行定期检查,评价、分析,对存在问题及时反馈,并提出整改建议

【A】符合"B",并有监督与评价机制,有分析、改进措施,相关记录完整

第六章　医德医风管理

一、医德医风组织体系建设

6.1.1 执行《关于建立医务人员医德考评制度的指导意见(试行)》,尊重、关爱患者,主动、热情、周到、文明为患者服务,严禁推诿、拒诊患者(标准 6.7.1)。

6.1.1.1 医院有负责医德医风管理的组织体系,有明确的职能部门负责医德医风管理与考核。

【C】

1.有医德医风管理组织体系,有职能部门负责管理与考评。

2.有职能部门与其他职能部门的协调机制。

3.有医德医风考评方案和量化标准。

4.定期对医务人员进行考评。

【B】符合"C"并

有完整规范的医德考评档案。

【A】符合"B"并

通过考评推动医德医风建设,改善服务质量。

6.1.1.2 将医德医风的要求纳入各级各类医务人员和窗口服务人员的岗位职责。

【C】

1.各级各类医务人员和窗口服务人员的岗位职责中,有医德医风要求。

2.有岗位职责与行为规范的教育培训。

3.相关人员知晓本部门、本岗位的履职要求。

【B】符合"C"并

有各级各类人员履职督查和考核。

【A】符合"B"并

根据监督检查结果,提出改进措施并落实。

6.1.1.3 文明行医,严禁推诿、拒诊患者。

【C】

1.严格执行首诊负责制、危重病人抢救制度和转诊转院等核心制度,文明行医,严禁推诿、拒诊病人。

2.医务人员熟悉相关核心制度与规范要求。

【B】符合"C"并

对上述工作督导检查,其结果纳入医务人员医德考评。

【A】符合"B"并

根据监督检查结果,提出改进措施并落实。

6.1.2 有医德医风建设的制度、奖惩措施并认真落实(标准 6.7.2)。

6.1.2.1 建立医德医风建设规章制度、奖惩措施并认真落实。

【C】

1.有医德医风建设、考评和奖惩等制度。

2.医德考评结果在本院内公示,征求意见。

3.医德考评结果与医务人员的晋职晋级、岗位聘用、评先评优、绩效工资、定期考核等直接挂钩。

【B】符合"C"并

有多部门共同参与的医德医风考评及结果共享机制。

【A】符合"B"并

落实奖惩,医德医风建设有成效,有优秀科室及个人的宣传、表彰、奖励措施并落实。

二、廉洁自律的工作规范和相关制度建设

6.2.1 有制度与相关措施对医院及其工作人员不得通过职务便利谋取不正当利益的情况进行监控与约束(标准 6.7.3)。

6.2.1.1(★)有制度与相关措施对医院及其工作人员不得通过职务便利谋取不正当利益的情况进行监控与约束。

【C】

1.对国家卫计委提出的"九不准"有明确的要求,有廉洁自律的工作规范和相关制度。

2.对全体员工,尤其重点部门、重点人员进行廉洁自律及警示教育。

3.有廉洁自律工作的自查和督查。

4.有职能部门负责监管。

【B】符合"C"并

1.有重点岗位、重点人员轮岗机制。

2.对存在问题和隐患有分析及反馈,有改进措施。

【A】符合"B"并

监督管理有成效,无违法违规违纪案例。

6.2.1.2 进一步加强医疗卫生行风建设,严肃行业纪律,促进依法执业、廉洁行医,制定贯彻"九不准"的措施。

【C】

1.医疗卫生人员个人收入与药品和医学检查收入未挂钩。

2.有医务人员不准开单提成、禁止商业目的统方的具体措施。

3.未在国家规定的收费项目和标准之外自立项目、分解项目收费或擅自提高标准加收费用,及重复收费。

4.如接受社会捐赠资助,有接受社会捐赠资助的制度。

5.有采供和使用医药产品的相关制度。

6.有不准医务人员收受"红包"及回扣的制度和措施。

【B】符合"C"并

职能部门定期检查相关制度执行情况,并有总结报告。

【A】符合"B"并

监督管理有成效,未发生违纪、违法事件。

6.2.1.3 完善医院反腐倡廉建设

【C】

1.建立党委书记挂帅、纪委、党办、宣传、工会、团委等职能部门负责人参加的政治思想工作联席会制度,指导各党支部开展党风廉政建设和反腐纠风工作。

2.贯彻执行"三重一大"制度。

3.把党风廉政建设宣传教育纳入党的宣传教育总体部署。

4.全面加强纪检监察举报工作,设立纪检监察信访、举报、投诉,设立举报箱。

5.收受回扣、开单提成、滥检查、乱收费问题有监管机制。

【B】符合"C"并

围绕反腐工作的重点难点、热点,健全管理制度,严格履行监管,惩处违纪违法问题。

【A】符合"B"并

监督管理有效,未发生违法、违纪事件。

第七章　信息化建设与远程医疗

一、信息化建设领导体系

7.1.1 有以院长为组长的医院信息化建设领导体系,有负责信息管理的专职机构,建立各部门间的组织协调机制,制订信息化发展规划,有与信息化建设配套的相关管理制度。

7.1.1.1 建立以院长为核心的信息化管理组织及负责信息管理的专职机构。

【C】

1.有院级信息化领导机构,有明确的职责并定期召开专题会议。

2.依据医院规模,设置信息管理专职机构和人员。

【B】符合"C"并

1.院信息化领导机构定期召开多部门的信息化建设专题会议,每年至少1次,有记录。

2.建立信息使用与信息管理部门沟通协调机制。

【A】符合"B"并

不断完善信息使用和管理工作,运行良好,各部门对信息工作满意。

7.1.1.2 制定信息化建设中长期规划和年度工作计划。

【C】

1.有医院信息化建设中长期规划和年度工作计划。

2.信息化建设规划与医院中长期规划一致。

【B】符合"C"并

规划内容应包括实施方法、实施步骤、工作分工、经费预算等。

【A】符合"B"并

年度目标明确,量化可行,有追踪机制。

二、信息化建设管理制度

7.2.1 信息化建设管理制度

7.2.1.1 有保障信息系统建设、管理的规章制度。

【C】

1.多部门共同参与制定保障医院信息系统建设、管理和信息资源共享的相关制度。

2.医院相关规章制度与信息化工作要求相适应。

【B】符合"C"并

根据医院管理需要和信息化建设发展要求及时修订相应的规章制度。

【A】符合"B"并

有效执行,效果良好。

7.2.2 医院信息系统能够连续、系统、准确地采集、存储、传递、处理相关的信息,为医院管理、临床医疗和服务提供包括决策支持在内的技术支撑。

7.2.2.1 管理信息系统应用满足医院管理需求。

【C】

有医院管理信息系统(HMIS)和医院资源管理信息系统(HRP)以及相关子系统(如办公信息管理、患者咨询服务、自助服务等)为医院管理提供全面支撑,满足医院管理需求。

【B】符合"C"并

有决策支持系统(DSS)。

【A】符合"B"并

信息系统能准确收集、整理医院管理数据和医疗质量控制资料,及时自动生成各项相关的统计报表。

三、信息系统满足医疗工作需求

7.3.1 信息系统满足医疗工作需求

7.3.1.1 临床信息系统应用满足医疗工作需求。

【C】

1.有临床信息系统(CIS),建立基于电子病历(EMR)的医院信息平台。

2.平台支持医院医护人员的临床活动,丰富和积累临床医学知识,并提供临床咨询、辅助诊疗、辅助临床决策,以提高医疗质量和工作效率。

3.平台主要包括医嘱处理系统、病人床边系统、医生工作站系统、实验室系统、药物咨询等系统。

【B】符合"C",并符合"C",并

1.规范临床文档内容表达,支持临床文档架构(CDA)。

2.有门诊预约挂号和临床路径管理系统。

【A】符合"B"并

信息系统符合《基于电子病历的医院信息平台建设技术解决方案》有关要求,符合国家医疗管理相关管理规范和技术规范。

7.3.2 医院信息系统各子系统之间通过集成实现信息的交互与共享;符合国家及卫生部相关的卫生信息标准和规范;按照政府的要求,支持卫生信息的区域共享和交换。

7.3.2.1 根据国家相关规定,实现信息互联互通、交互共享。

【C】

1.医院信息系统符合国家相关标准规范,具备信息集成与交互共享功能。

2.具备院内各部门、各科室的信息共享。

3.具备与基本医疗保障系统、卫生行政部门等系统的信息交换。

【B】符合"C"并

持续改进信息共享与交互质量。

【A】符合"B"并

实现区域医疗信息共享和交换(电子数据上报、医院间的临床数据共享)。

7.3.3 实施国家信息安全等级保护制度,实行信息系统操作权限分级管理,保障网络信息安全,保护患者隐私。推动系统运行维护的规范化管理,落实突发事件响应机制,保证业务的连续性。

7.3.3.1 加强信息系统的安全保障和患者隐私保护。

【C】

1.实施国家信息安全等级保护制度,有落实的具体措施。

2.有信息系统安全措施和应急处理预案。

3.信息系统运行稳定、安全,具有防灾备份系统,实行网络运行监控,有防病毒、防入侵措施。

4.实行信息系统操作权限分级管理,信息安全采用身份认证、权限控制(包括数据库和运用系统)、病人数据使用控制、保障网络信息安全和保护病人隐私。

【B】符合"C"并

1.有安全监管记录,定期分析,及时处理安全预警,改进安全保障系统。

2.有信息安全应急演练。

【A】符合"B"并

信息系统安全保护等级不低于第二级。

2.3　医联体及专科联盟研究现状

医联体作为现代化医疗改革的重要手段，自2013年国家首次明确指出将医联体作为医疗改革重点以来，对于医联体的研究在全国范围内发展开来。从文献数据来看，自2013年起相关研究文献数量逐年增加，并在2016年突破1 000，近年来对医联体的研究越发火热，研究热度与深度逐年上升。

本书所选用的数据来源于中国知网（CNKI）数据库及万方数据库。以"医联体"和"医疗联合体"为主题检索字段，使用高级检索方法检索"医联体"或含"医疗联合体"，时间限定为2009年至今，并且去除非学术文献。结果显示，CNKI数据库一共检索出6 085条结果，其中核心期刊共891篇；万方数据库一共检索出4 983条结果，其中核心期刊共1 688条结果。

从文献来看，国内相关文献中提到医联体的研究从逻辑上可以分为3个热点研究领域，一是医联体内分级诊疗体系研究，其中包括对各级医疗服务机构以及医疗资源整合的研究；二是针对医联体内医务人员及患者的研究；三是医联体内政策体系的研究，其中包括对政府主管部门与医联体之间关系以及相关政策研究。对CNKI数据库结果进行关键词统计分析显示：其排名前五位的主题词为医联体、分级诊疗、医疗联合体、双向转诊，社区卫生服务中心。对万方数据库进行关键词频次统计显示：其排名前五位的分别为医联体、分级诊疗、医疗联合体、双向转诊和公立医院。两次数据库分析结果基本一致，分级诊疗与双向转诊是目前国内学者对医联体研究关注最多之处。从有关文献时间线分析，大部分关键词所代表的研究强度开始时间为2013年，说明从2013年开始医联体的相关研究已如火如荼地开展。另外从2015年开始，"中医医院"和"三甲医院"成为医联体建设探索的重点和热点。2018以来，"紧密型医联体"成为热词。

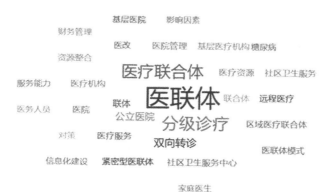

图 2-1 CNKI 数据库结果关键词统计分析

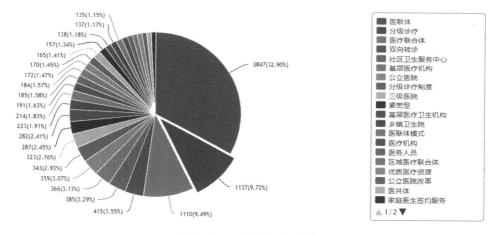

图 2-2 CNKI 关键词分布

医疗联合体作为分级诊疗制度重要抓手之一,是落实分级诊疗制度的关键节点以及分级诊疗制度落地的载体和突破口。专科联盟作为医联体的一种重要模式,对于落实分级诊疗工作,提升基层医疗服务能力和诊疗水平具有重要意义。本书以"专科联盟"为检索主题词,单独检索"专科联盟"结果显示,CNKI 数据库共 221 条结果,其中核心期刊共 34 篇;万方数据库共 597 条结果,其中核心期刊 192 篇。使用高级检索方法检索"医联体"并含"专科联盟",时间为 2009 年以后。结果 CNKI 数据库一共检索出文献 91 篇,其中核心期刊共 17 篇;万方数据库一共检索出文献 113 篇,其中核心期刊共 43 篇。

在"专科联盟"显示结果中,医联体、专科联盟、分级诊疗等主题词依旧占据最显眼的位置,在具体医疗体系中,对肿瘤、糖尿病、内镜技术等的研究相对突出,整体上对于专科联盟的研究日益火热,研究层次也逐年上升,自 2016 年以来发文数量逐年上升,相信今后也会不断突破。

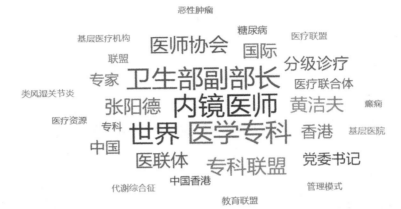

图 2－3　CNKI 高级检索方法检索"医联体"并含"专科联盟"结果关键词分析

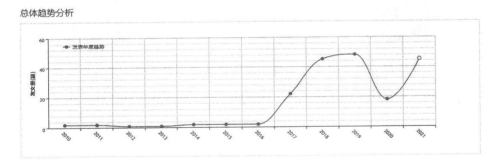

图 2－4　CNKI"医联体"并含"专科联盟"相关文献发表量趋势

目前,专科联盟研究内容主要为发展现状与实施效果、模式探索、就诊体验、卫生服务需求等。在发展现状研究上,调查长三角标准化代谢性疾病管理中心联盟、长三角心血管联盟、长三角脑血管病专科联盟、长三角消化专科联盟和长三角卒中专科联盟 5 家联盟关于科研和教学资源共享公用现状,发现专科联盟存在准入标准不高,专科联盟功能定位不清晰,缺乏标准化的联盟管理机制,政府、社会、医院对其认可度不够,联盟内融合度、交流频率较低且不能形成合力 5 个方面的问题。对此提出强化政府责任,明确专科联盟的目标计划,进行定期评价考核,给予相应的保障支撑等建议。此外,长三角应探索构建以人才流动、优势互补、协同发展为特征的跨区域、横纵结合、松散型的神经系统疾病专科联盟。

以重庆市肿瘤医院作为重点专科联盟为例，其分别从专科联盟模式、建设实践与成效、医师培训体系、护士培训、检查智能预约等各方面进行研究分析，构建"一网一链"肿瘤防治体系，形成了以市癌症中心为龙头，二级医院为枢纽，基层医疗机构为重点的肿瘤防治格局。

在妇产专科联盟方面，其主要研究专科联盟的建设，如贵阳市妇幼保健院通过在区域内建立贵州妇幼保健专科联盟，采取业务指导、人才培养、技术支持、质量监控、资源共享等一系列帮扶措施，打通预约挂号、分级诊疗、双向转诊等绿色通道。镇江市建立了"高危孕产妇救治专科联盟"，建成了上下联动、应对有序、运转高效的危急重症孕产妇急救、会诊、转诊网络，有效降低了孕产妇和新生儿的死亡率，共同保障了母婴安全。

在慢性伤口管理联盟中，为构建高效的慢性伤口管理模式，了解专科联盟内慢性伤口患者基层医院就诊体验及其对基层医院的卫生服务需求，提出联盟工作的开展应以患者需求为导向，提高联盟内基层医院专业化水平，以满足慢性伤口患者对基层医院多样化的卫生服务需求。皮肤病专科联盟、新疆重症医学专科联盟、手外科专科联盟等都对其发展现状进行了调查分析，总结存在的问题，提出改善建议。某些联盟通过加强网络数据平台的运用，加强联盟自身建设。如在某中毒专科联盟中，通过中毒数据网络平台，实现了全市中毒患者的信息系统化管理，建立全市中毒数据库；通过中毒专科联盟建设，实现了中毒病人的分级诊疗，并促进了全市中毒专业队伍的培养，提升了全市中毒救治水平。输血医学联盟探索通过学术活动、技术合作、资源共享等方式，培养输血人才，实现优质医疗资源"下沉"，提升联盟单位输血科在医疗、教学、科研、临床用血管理以及输血治疗、输血新技术等各方面整体水平，保证临床用血安全、及时、有效，更好地实施分级诊疗。又以某儿科联盟建设为例，为不断深化专科联盟建设，研究区域专科联盟内儿科医师培养的模式，寻求同一区域内儿科医师学历层次和临床诊疗技术提高的方法，保证儿科队伍的稳定，实现儿科疾病诊疗的规范化与同质化，为儿科医师继续教育、临床水平提高和科室管理提供依据。提出要完善建立培养儿科人才的基础支撑，完善建立培养儿科人才的基础支撑。笔者在此简要罗列了几处常见研究方向，如表 2-4 所示。

表 2 - 4　医联体常见研究方向

联盟建设主体	联盟研究内容或方向	联盟建设主体	联盟研究内容或方向
儿科	医师培养模式	慢性伤口	就诊体验及卫生服务需求
肺病	专科联盟模式	皮肤病	服务能力综合评价
妇产科	专科联盟建设	皮肤病	麻风症状监控
妇产科	专科联盟模式	神经系统疾病	专科联盟模式
骨科	专科联盟建设	手外科	专科联盟建设
结肠造口	专科联盟模式	输血医学	专科联盟建设
精神卫生	专科联盟建设	血液科	专科联盟建设
口腔	专科联盟建设	眼科	专科联盟建设
慢性伤口	基层医院卫生服务需求	眼科	信息化转诊平台

2.4　现有医联体及专科联盟建设形式与特点

按照党中央、国务院有关决策部署,医疗联合体自 2013 年以来作为构建分级诊疗制度的重要抓手加快推进,已进行多方位多层次的探索与发展,已形成多种合作模式。医联体有城市医疗集团、县域医疗共同体、专科联盟、远程医疗协作网络等模式。从其紧密程度又可将其分为紧密型医联体、半紧密型医联体、和松散型医联体。据国家卫健委发布的数据显示,截至 2019 年年底,全国组建城市医疗集团 1 408 个,县域医疗共同体 3 346 个,跨区域专科联盟 3 924 个,面向边远贫困地区的远程医疗协作网 3 542 个,另有 7 840 家社会办医疗机构加入医联体。

专科联盟作为医联体发展模式中极具特色与优势的一种,近年来得到了广泛的认可与飞速的发展。从国家层面上,近年来更是不断提出加强专科联盟的相关建设,如在 2017 年 4 月的国务院办公厅《关于推进医疗联合体建设和发展的指导意见》中指出要充分发挥国家医学中心、国家临床医学研究中心及其协同网络的作用,以专科协作为纽带,组建区域间若干特色专科联盟。在 2020 年 7 月的《医疗联合体管理办法》中也明确提出了关于专科联盟的具体指导意见。

专科联盟作为医疗联合体重要模式之一,早已成为促进国家分级诊疗制度实施落地的重要抓手。在医联体发展的整体框架下,专科联盟经过多年探索现如今有跨区域松散型、区域内松散型、紧密型、托管、领办等多种发展模式。

2.4.1 跨区域松散型专科联盟

专科联盟是医疗机构之间以专科协作为纽带形成的医联体。而跨区域专科联盟要根据不同区域医疗机构优势专科资源,以若干所医疗机构特色专科技术力量为支撑,充分发挥国家医学中心,国家临床研究中心及其协同网络的作用,以专科协作为纽带,组建区域间若干特色专科联盟形成补位发展模式,重点提升重大疾病救治能力。

跨区域松散型专科联盟是在此基础上形成的以特色专科为纽带的松散型医联体合作模式,其不受行政区域的约束,联盟内部并不强调人、财、物的统筹管理,人员身份、经济来源、行政隶属等医院体制机制均不变动,以管理和技术为连接纽带,紧紧抓住学科建设这一重点核心。

北京市儿童医院是跨区域、松散型医联体的代表模式,首都医科大学附属北京儿童医院于 2013 年牵头成立跨区域专科联盟即北京儿童医院集团。其成员单位涵盖全国 20 余个省、自治区、直辖市的 2 000 余家医疗机构,现今已是全国最大的专科联盟。其整合全国多省市的儿童医院医疗资源、技术、专家人才、科研创新等优质资源,促进成员之间优势互补、同步发展,探索"患者不动、医生动"的医联服务新模式,以缓解患者"看病远,看病难"的就医现状。

其联盟集团内部管理主要以理事会为组织形式,设立理事会、学术委员会和秘书处。理事会决定集团的章程、宗旨等顶层制度设计及集团科研、教学、医疗等事关集团发展的重大问题。各成员医院安排专人兼职理事成员单位秘书,协调服务工作。秘书处负责具体执行理事会或理事长的决定,负责管理集团内部具体医疗事务及日常运营工作。学术委员会主要制定集团内每年的学术工作计划,并进行检查和评估,负责学术引领。同时将成员单位的专业人才整合成"集团专家"。通过派驻管理团队,完善地方医疗、质控、门诊等管理制度,开展学术讲座、临床带教、指导查房、疑难病会诊等,实现了专家、管理"双下沉",以及专家、临床、科研、教学、预防、管理的"六个共享",直接造血成员医院,填补地方儿科特色专业空白。

联盟利用北京儿童医院自身资源技术优势,带动联盟成员单位科研课题的突破,联盟集团还将内部临床实验室、临床数据库和样本库等医疗数据成员单位免费共享;建立了内部相互进修的学习体系、实习基地、远程教育系统。促成了集团内部成员质量管理体系的同质化。通过大规模的质量管理培训、专家讲课、病历抽查等形式推广诊疗规范；建立适用于儿童医院的科学、客观、准确评价医疗质量的指标体系；组织并鼓励成员医院参加不同层次的质量体系比赛；推广一些质量体系做得好的医院为集团内部标杆。同时逐步建立远程医疗会诊中心，拓宽分级诊疗渠道。包括视频会诊、异地会诊、异地手术等形式，集团正在逐步开展床旁会诊、病理会诊、影像会诊、远程教育、国际远程会诊等工作。

跨区域专科联盟建设具有范围广、涵盖多的特点，所涉及范围小则几个地市州，多则横跨全国多个省、市、区。北京儿童医院在全国初步构建起"首诊在基层、复杂病例远程会诊、疑难急重患者转诊无障碍"的儿科四级医疗服务体系联动模式。根据联盟建设有关数据显示：2018年，北京儿童医院门（急）诊量比2017年下降约14%，外地患儿占比下降到50%以下，总量下降近三成。与此同时，医联体成员单位门诊量呈现明显增长。北京儿童医院以"北京儿科是一家"的理念带动"全国儿科是一家"共同发展。跨区域专科联盟内的成员相互交流、相互学习、共同发展。

2.4.2　区域内松散型专科联盟

区域内松散型专科联盟是在一定的行政规划区域内的松散型专科联盟，其更加有利于区域内统一协调、统一规划、统一发展，便于针对区域内的实际需求发展重点专科，加速培养高质量的、同质化的基层优质人才。

区域内松散型专科联盟以重庆市肿瘤专科联盟为代表。重庆肿瘤专科医联体是由重庆市肿瘤医院牵头，于2015年起基于"一网一链"的肿瘤防治体系构建的肿瘤专科联盟。其成员单位为11家综合医院、2家肿瘤专科医院，基地医院与龙头医院双方的体制、隶属关系、资产与法人资产保持不变，即为区域内的松散型医联体。

重庆市肿瘤专科联盟旨在适应区域医疗均质化的要求，建立健全重庆市肿瘤防治体系，提高肿瘤诊治能力，规范肿瘤诊疗行为。其提出的"一网一链"防治体系具体是指：市级—区域级—区县级三级肿瘤防治网络和区域协作覆盖科普宣传—早期筛查—规范诊疗—康复管理的完整肿瘤诊疗服务链。拆开来说"一网"指1家龙头医院牵头，在5大功能区积极探索二级医院转型为肿瘤专科医院，同时在15个以上区县推进建立肿瘤规范化诊疗基地，着力提升区域、区县肿瘤防止能力。"一链"是指基于防治网络构建的覆盖科普宣传、早期筛查、规范诊疗、康复管理的肿瘤诊疗全过程完整服务链。通过"一网一链"形成了相互协作、上下联动的防治格局和"横到边、纵到底"的防控体系。

联盟内主要建设由领导小组与工作小组开展管理,遴选优质基地医院建立专科技术联盟,主要开展诸如技术、人才、科研等各方面合作。同时联盟发挥现代科技优势,通过建立统一的诊疗规范和质量标准实现联盟成员单位检查检验结果互认,运用互联网+技术,构建网络医疗平台,实现远程阅片、实时会诊、病理会诊、双向转诊、预约挂号等服务;同时通过实验室技术的互助、交换、协作,根据各级医院的自身功能定位与实际医疗水平,逐步构建肿瘤精准检测网络。

随着专科联盟防治体系的不断建设,联盟派驻高级职称专家在基地医院开展规范化诊疗指导工作,并开展学术讲座,培养基层医务人员;同时上级医院接收基地医院医务人员的进修学习。在各基地推广肿瘤相关适宜技术,开展云会诊,联合各基地开展科研课题申报与临床研究。整体来说,随着建设的不断深入,三级肿瘤防治网络已初具规模,重庆市已在开州人民医院、铜梁区人民医院等建立了十余个"重庆市肿瘤医院肿瘤规范化诊疗基地"。在相关制度的推进下,基层医院肿瘤诊疗能力得到了较大提升且肿瘤诊疗手段日趋完善,根据各级医院的实际情况,针对基地医院采取突破一个薄弱环节,解决一项医疗急需,带出一支技术团队,新增一个服务项目,并取得了良好的建设成效。专科联盟是分级诊疗制度建设的重要抓手,同样的,重庆市肿瘤专科联盟的建设使得重庆肿瘤分级诊疗模式初步形成,实现了区域内各级医院的优势互补,协同发展,减轻了区县肿瘤患者的疾病负担。

北京儿童医院与重庆市肿瘤专科联盟分别是跨区域和区域内松散型专科联盟的典型实例,松散型医联体合作模式是医联体探索发展初期的大多数选择,所谓松散即是指合作成员间仅仅通过协议明确成员单位之间的权力和义务,能够各取所需,各自获利,并不实现对人、财、物的完全统一调配。松散专科联盟建设亦是基于此基础上的专科联盟建设。松散型的医联体本就面临整合程度较低,导致成员对联合体内资源调配的效率低下等问题。松散专科联盟建设在过程中除了解决现代医疗环境普遍存在的诸如医疗人才、资源、技术储备等问题,主要凸现出来的是由于现阶段的松散型合作,导致政府主导地位不突出,相对缺乏政府政策的支撑以及政府部门的多方协作与支持,使得专科联盟区域布局推进可能较为困难。同时由于其自身松散的性质,合作仅停留在诸如派驻专家指导、医疗技术支持等方面,并未涉及对人财物、运营模式的统一调配与管理,因此可能存在联盟内部对某些政策的实施效果和执行力度有所欠缺的现象。

2.4.3　紧密型专科联盟

紧密型医联体是医联体模式中优势突出的一类,将其运用于专科联盟管理,即是紧密型专科联盟,紧密型强调对所有医疗机构的人、财、物实行统筹管理,形成一个利益共同体和责任共同体,其对医疗机构体制机制改革程度较大,需要投入更大的管理成本。形成紧密型专科联盟后,成员间以专科建设为沟通纽带,在"紧密型"这一快车道上能够更加有利于医疗同质化的建设。

以南方医科大学珠江医院为例。南方医科大学珠江医院通过前期试点探索后率先在广东省建立起"珠江专科医疗联盟",其是由南方医科大学珠江医院于2017年3月发起,联合省级三甲医院优势专科,与其他医疗机构之间,以专科协作为纽带,而形成的专科医疗联合体群。珠江专科医疗联盟成功组建专科联盟23个,吸收近200家医院共500余个专科加盟。在珠江专科医疗联盟包含有:珠江消化内科医疗联盟、珠江呼吸与危重症医学科医疗联盟、珠江血液内科医疗联盟、珠江肾病科医疗联盟、珠江肿瘤科医疗联盟、珠江内分泌代谢医疗联盟、珠江普通外科医疗联盟、珠江骨科医疗联盟、珠江泌尿外科医疗联盟、珠江神经外科医疗联盟、珠江脑血管病联盟、珠江麻醉科医疗联盟、珠江烧伤整形科医疗联盟、珠江妇产科医疗联盟、珠江儿科医疗联盟、珠江小儿外科医疗联盟、珠江神经内科医疗联盟、珠江重症医学科医疗联盟、珠江皮肤科医疗联盟、珠江耳鼻喉科医疗联盟、珠江眼科医疗联盟、珠江康复医学科医疗联盟、珠江中医科医疗联盟、珠江检验医学联盟、珠江影像诊断科医疗联盟、珠江甲状腺核素诊疗专科联盟、珠江急诊科医疗联盟、珠江药剂科医疗联盟、珠江临床护理医疗联盟和珠江模拟医学教育联盟。

这个庞大的专科联盟集体提出要"打造专科医疗发展的健康生态圈"。故在专科联盟的基础上,还吸纳转运企业、远程技术企业等技术支撑单位,协助联盟发展。其提出"成就高质量优势专科群,让群众享有同质化的专科诊疗服务"。且相应地提出"1年打基础、2年上水平、3年成品牌"的建设目标。通过对各级医院定位与职能的准确划分,形成补位发展模式,通过对诊疗规范和质量控制体系的完善与统一,确保各联盟专科的诊疗质量在短时间内趋于同质化。珠江专科联盟以协同发展、分工合作、质量趋同为建设宗旨,搭建省级三甲医院和地市、县级医院专科间的协同平台。明确分清各层级医院的功能定位,形成联盟专科医、教、研补位发展模式。促进医疗同质化发展,提升基层医院专科诊疗能力,使其对同类疾病的诊疗质量达到省级三甲医院专科的同等水平。多方共赢满足政府和群众对高质量医疗的需求,以及医院对专科特色建设与医生对个人发展的需求。

　　珠江专科联盟具有三大创新:一是创新管理体制;二是创新运营机制;三是创新远程平台。其创新性组建联盟理事会、运营办公室和专科理事会构成三级组织架构体系共同负责联盟大小事务以及运营管理。改革创新是“珠江专科医疗联盟”的发展动力,创新管理体制即组建联盟总理事会、运营办公室和专科理事会等三级组织结构体系;创新运营机制即为联盟建立运营发展、沟通交流、质量保证、评价改善、资源保障的五大管理机制。其创新远程平台是现代科学技术与联盟管理理念的一大融合,将远程协作平台建到每一个科室,搭建“专科到专科”的远程 MDT 协作平台,并联通广东省远程医疗平台,院内与院外专科间可以直接发起远程会诊、双向转诊、远程培训、视频会议等远程协作。

　　“珠江专科医疗联盟”以提升专科诊疗能力和质量水平“双提升”为目标,建立日常与专项相结合、医教研管“四位一体”的协作模式。建设 30 多个专科远程协作中心,搭建医学模拟教育、立体转运等专科支持平台;规范开展远程培训、远程会诊、病例讨论、双向转诊等线上互动,并同步实施教学查房、外派专家、接收进修等线下交流。其强调医疗同质化是专科联盟建设的核心。“专科到专科”协作是专科联盟建设的关键。用好远程协作平台是专科联盟建设的主线。完善内部运行管理机制是专科联盟建设的保障。

　　前文已提到,紧密型医联体下的专科联盟简称为紧密型专科联盟,所谓紧密型的医联体发展模式是相对松散而言的,是合作单位间对人财物的统一调配,在运营管理体制与利益责任上更加一体化。紧密型专科联盟具有多元性、统筹性和联合性等特点,未来可以发展成为医联体内多学科协作 立体合作模式,实现交叉帮扶,提升基层医院整体学科实力。

　　专科联盟建设与其他医联体模式相比,在人才培养、技术同质化方面更具有针对性,紧密型更能克服由于分工不明导致的各自为政而制约专科联盟健康有序发展的现象。

　　在某种层面上因其对于医疗资源的整合具有更大的改革和创新空间,其会更加切实有效,当然相应的其运营难度也会随之增加。紧密型专科联盟能更快地搭上“紧密”的快车道,通过同步的管理促进联盟成员之间医疗质量的同质化发展,提升一定范围内的医疗服务同质化水平。

2.4.4　托管模式

托管是指在机构性质不变、功能定位不变、行政隶属关系不变、资产权属关系不变、职工身份不变、各级政府财政拨款渠道和相关政策不变的前提下，主管部门将县级医院的行政、人事调配权、经营管理权，以签订合作协议形式，委托给具有较强经营管理能力，可承担相应经营风险的城市大医院进行管理，促进医疗资源合理配置。医院托管是企业托管模式在医疗服务领域的延续和使用[12]。托管形式的医疗联合体以技术为整合纽带，可以放大城市优质医疗资源、人才资源的辐射能力，合作各方没有隶属关系，所有制性质、财务核算形式、现有资产所属关系、人员归属管理权限不变，授予托管医院经营管理权。以公立三甲医院托管县级医院形式组建医疗联合体，可发挥大型医院龙头作用，由其输出品牌资源、托管医院以派驻管理和专家团队等形式，指导被托管医院的专科建设和人才培养，提升县级医院医、教、研和医院管理水平，优化医疗资源配置，推进双向转诊和病人合理分流。

以成都中医药大学附属医院（四川省中医院）与成都市双流区中医院医联体合作实践为例。为让双流群众出门就能享受到省级三级医院优质、高效、便捷的医疗服务，全面促进两院综合服务能力的提高，实现资源共享、优势互补，互惠互利，推进四川省中医药事业整体发展。2019 年 7 月 31 日至今，双方医院进行了积极的探索。

四川省中医院对双流区中医院进行托管管理，双方进行了一系列的探索与实践。一是完善相关信息化配套建设：建立学科远程医疗协作网用于远程会诊、查房等，运营"成中医附院医联体中心"微信公众号进行宣传、科普、健康促进；开设转诊"一卡通"信息平台等多举措，实现信息共享。将互联网＋技术巧妙地运用于专科建设与医院管理当中，互联网技术在医疗领域中能为临床医生和基层百姓建立更好、更便捷的临床医疗工作方式，将"互联网＋医疗"融合在医、教、研、防一体化的学科建设与发展中，发挥对基层卫生能力建设的推动作用[27]。二是建章立制：制定各项规章制度，促进两院之间的合作；下派人员签订目标任务书，将提升基层医院医疗业务能力纳入考核；面向医联体单位开展短期培训，促进医联体单位职员能力提升，为合作保驾护航。三是管理人员和业务骨干下派、专家下沉：管理人员制定或修订了医院规章制度、设立院内科研基金、孵育科研项目、开展学术授课和院内学术交流、启动医院学术经验继承工作。业务骨干积极拓展科室业务发展，完善科室各项制度，强化服务理念、创新服务模式、提高服务质量和技术水平,提高科室运营效率。在双流区中医院成立名老中医工作室,提升医院品牌。下派专家定期在双流区中医医院出诊、教学查房、讲座培训,同时与医院对接,邀请医院其他科室主任或专家赴双流开展手术指导、教学查房、讲座培训等活动。四是实施管理同质化:制定统一的质量控制标准,两院间科室实现同质化管理。五是人才培训、科研支持:邀请医联体单位各科室医生、护士、医技、行政人员来院短期培训,两院间积极推进科室资源贡献,开展专题讲座、继教培训等,同时共享医院学习资源,邀请医联体单位线上或者线下参加本院开展的科主任管理能力提升班、抗菌药物培训等各类培训项目,实现资源共享,上下联动,互通有无。定期下派专家进行管理指导、科研指导、学术指导。

合作办医以来,双方医院不断探索专科之间的合作,在成都中医药大学附属医院的大力支持下,合作办医取得明显成效,双流区中医医院得到长足发展。服务能力不断增强,服务效率不断提升;收支结构不断优化,医疗服务收入不断提升;综合实力不断增强。在专科层面,诸如骨科、心血管、妇科、脾胃等学科建设成效显著,科研教学方面,硕果累累。心血管科下派执行主任通过优化科室人才梯队、完善各项规章制度,助力双流区心血管内科独立开科,开科当日即成功完成两台临时起搏器、一台永久起搏器植入,实现医院心血管介入手术零的突破,填补了托管医院技术领域的空白。2021 年 1—5 月医疗服务收入就已超过 2020年全年,门诊和住院患者人次大幅提升。妇产科医疗服务能力不断增强,2020年住院患者人次较上一年增加 34.32%,三、四级手术台次增加 87.59%,医疗服务收入增加 102.14%。脾胃病科 2020 年在疫情影响的情况下,门诊、住院患者仍稳步增加,医疗服务收入增加 10.68%,药占比、耗占比逐年下降,收支结构不断优化。

又以双流区中医院骨科在托管模式下的合作成效具体为例。2019 年 10 月成都中医药大学附属医院派驻骨科主任黄勇、骨科执行主任王鑫灵正式到双流区中医医院开展工作,骨科下派执行主任到任后,积极拓展科室业务发展,完善科室各项制度,强化服务理念、创新服务模式、提高服务质量和技术水平,定期召开科务会、经管会,运用精细化、数据化管理理念进行科室建设,提高科室运营效率。主要成效有:一是积极拓展科室业务发展,2020 年住院人次较同期增长4.76%,手术台次较同期增长 35.92%,三、四级(高难度)手术较同期增长40.49%。二是医疗服务收入大幅度提升,药占比、耗占比逐年下降,收支结构进一步优化。三是通过调整绩效分配方式,极大调动医护人员主观能动性,医护收入提高明显,从原来人均 3 千左右提高至人均 1 万左右,科室医护满意度达 100%。

根据相关文献显示,托管型医联体合作早期多见于半紧密型医联体合作模式,其总的来说由于其并不涉及双方医院的产权、资产属性等的变化,实施相对容易。牵头单位实施成本低,以派驻管理团队为主,辅以技术帮扶、专家下沉,有效品牌影响力和服务范围扩大。但其派驻管理团队面临问题多。托管目标难以达成一致,且发展目标分歧造成前期谈判、沟通耗时久。由于基层医疗机构发展较为薄弱,合作初期成效显著。但由于当地政府以及合作双方责权利难界定,合作中容易滋生矛盾,后期发展乏力。

成都中医药大学附属医院与双流区中医院采用的则是全面托管模式的紧密型医联体建设。紧密型托管模式在推进过程中仍然需要政府顶层设计和出台配套政策,在行政区划、财政投入、医保支付、人事管理等方面需要实质性突破。牵头医院应转变观念,不要盲目"跑马圈地",应以解决问题为导向,提升托管医院综合服务能力为目标,扎实落实分级诊疗制度,推动"基层首诊、双向转诊、急慢分治、上下联动"的分级诊疗模式有效运行。

2.4.5　领办模式

领办型医联体模式是四川大学华西医院为切实践行国家以医联体为抓手促进分级诊疗有序发展的医疗改革方针,充分发挥国家布局在西部地区的大型三级综合医院的资源优势与责任担当,结合多年来探索区域协同医疗服务体系的经验,因地制宜,积极推进优质医疗资源下沉,改善患者就医体验,创新探索华西医院领办型紧密医联体组织模式。而领办型医联体具体是指:华西医院在国家新医药卫生体制改革政策背景下,通过深化政府与医院的合作,"以点带面"地推动华西医院优质医疗资源下沉某地,由华西医院领办某地区域龙头医院,将其打造为区域医疗中心,并以此为依托,辐射带动、持续提升区域内各级医疗机构的技术水平和服务能力;以华西医院为引领,区域龙头医院为依托,区域各级医疗机构为基础,建立由某地政府主导、辐射全域的"1＋1＋X"分级协同医联体,构建分工协作、资源共享共赢的分级协同医疗服务机制与模式。该模式以府院合作为基石、以分级协同为核心、以医疗与大健康为纲领,通过对外医院与地方政府深度合作,坚持政事分开、管办分开,实行医院所有权、经营权分离的管办分离,明确政府、医院权责清单,统一思想认识,理顺管理体制和运行机制,对内实施"三个不变、三个统一与共享"的一体化管理模式即医院公益性质与基本功能定位不变、行政隶属与资产权属关系不变、职工身份和财政拨款渠道不变;和管理统一与共享、业务统一与共享、信息统一与共享的管理模式共同促进业务发展。

以华西医院领办四川省第五人民医院(四川省老年病医院)为例,省五医院院长贾卫国介绍自己 2017 年到任时医院的情况,虽然名为老年病医院,但"现代老年医学理念没有建立,老年特色的医疗服务缺乏,设备陈旧,人才梯队不合理,运营陷入困境,与区域内同级别医院差距明显。"故其抓住华西医院"领办"带来的发展契机,通过从品牌输出、管理输出、技术输出、人力资源统筹、信息化建设一体、双向转诊协同服务等多方面深度帮扶把省五医院老年医学的特色做强。其通过华西派驻专家管理团队与专业医疗团队下沉,实现医疗与管理的同质化。通过老年医学相关的资深医学专家或中青年骨干在院开展门诊服务,以及构建资源、人才、信息共享和实现信息的互联互通,构建畅通的分级诊疗路径和双向转诊通道等一系列措施,打造以老年诊疗为核心的老年专科品牌和医生专病品牌。

领办模式是全新探索的紧密型医联体的"华西模式",相较于紧密型托管模式或是其他医联体合作模式,其突出华西医院领办型紧密医联体建设的重点是调整优化区域内医疗资源布局,在地方政府的主导下,领办型紧密医联体以并联的方式和华西医院形成稳定的合作关系。华西医院通过与地方政府深化合作办医,实行管办分离,即地方政府履行办医主体责任,加强对医疗卫生领域的政策支持与财政投入;华西医院通过管理输出与技术输出,为领办型紧密医联体建设提供顶层战略支撑与运营管理。

2.4.6 科科联盟

科室与科室之间的联盟常见的有科科帮扶或科科托管等联盟方式。此处主要介绍医院托管案例。医院托管,是指产权所有者将医院的经营管理权交由具有较强经营管理能力并能够承担相应经营风险的法人或自然人去有偿经营。通过契约形式,受托管方有条件地管理和经营委托方的资产,并实现资产的保值增值。

以广州市的某大型公立医院与市内某企业医院为例。在不改变被托管医院的产权、行政隶属、人员身份、管理体制和经费管理渠道的原则下,受托医院对被托管医院的新医疗区进行全面托管,托管的科室包括被托管医院 8 个科室中的 6 个。首次托管时间为 5 年。具体托管方案如下:医院层面双方共同成立"托管医院领导小组"及"托管办公室",均由受托医院派人担任负责人。托管办公室对领导小组负责,主持托管医院业务管理,组织实施领导小组决议。科室层面托管的目的在于引进三甲医院先进的管理方式和先进的医疗服务技术,利用三甲医院的品牌和专业技术精湛的高级卫生专业人才,促进医院薄弱学科的发展,更好地为人民群众服务。托管办公室在分析了两所医院的学科现状后,认为受托医院成建制的专家直接进驻托管医院,可以较快提升托管医院技术水平,并充分利用受托医院和专家的品牌快速打开医疗市场。为充分调动受托医院科室积极性,托管办公室运用"科室托管科室"的方式,把托管医院科室当做受托医院相应科室的病区的延伸,交由受托医院相应科室进行管理,托管办公室对这个病区单独设定效益和质量目标,定期实行考核,配以相应的激励政策(如初期不计、后期少计成本,医院每天派班车接送医务人员等),具体的管理方式由科室主任自主决定。通过学科垂直管理、病区主任负责、医疗组轮换方式、综合病区管理等方式进行探索。

托管成果:相关资料数据分析显示,托管医院的门急诊量、手术量、出院病人数量都明显提升。以2011年与2009年数据作对比,托管医院的门急诊量增长了52%,住院量增长了282%。同时,医疗技术水平得到显著提升,手术量增长了61倍,业务收入增长42.8倍。托管医院开展了大量仅在三级医院才有能力开展的医疗技术,包括腹腔镜下胃癌及肠癌根治术、腹腔镜下全子宫切除术、无痛胃肠镜诊疗术、全髋关节置换术等。在患者层面,患者满意度大幅上升,托管医院在2011年开展的广东省省直单位民主评议行风工作中被评为"行业医院的典范"。

2.4.7　院科联盟

院科联盟常见于依托专科医院优质医疗资源与技术手段,通过专科医院与下级医院相关专科之间的联合,达到使区域内相关专科诊疗水平提升的目的。此处主要介绍以重庆医科大学附属儿童医院为核心医院的儿科联盟。

该联盟旨在通过构建儿童医院与综合医院儿科之间的"院科"协同联盟模式实现区域内儿科资源的整合与优化。联盟通过前期成员医院的需求调查以及客观分析核心医院的实际对接能力,将具体的合作需求按其内容划分为延续服务、服务能力培养、特色专科建设、管理能力提升、临床科研能力以及信息化合作平台建设6个模块,成员医院可以根据自身发展需求进行模块式的选择,也可以综合考虑进行多个或者单个项目选择,并根据所选模块或单个项目进行成本付费。这样模块化的指导合作能够针对成员医院的某一方面进行较为全面的指导或合作,更具针对性和实效性。

2.4.7.1 延续服务介绍

分级诊疗建设:儿科的分级医疗模式尚在探索中,有必要在区域内形成儿科分级诊疗秩序,即儿童多发病、常见病的诊疗划归到二级及以下医疗机构,三级医院主要接收疑难危重症,三级教学医院还需要进行人才培养与科学研究,提升医学水平。二、三级之间的转诊、会诊机制和对患者的延续性服务机制是分级诊疗得以实施的关键;因此,需要建立辐射全联盟的路径网,按儿科常见病和多发病、中等难度疾病、难治疾病分类。在临床路径网形成之后,联盟内需要制定统一的分级诊疗指南,针对性建立双向转诊快速通道。下级医院遇到无法处理的危急重症患者,就可以依照此路径及标准向上级医院进行转诊,而经抢救缓解或需要康复治疗的疾病和常见病、多发病则依据指南引导患者下移至基层医院接受治疗。

联盟内会诊:联盟内会诊活动分为远程会诊和实地会诊,由于目前核心医院和成员医院人员普遍紧缺,工作任务繁重,因此远程会诊是最好的方式。通过信息网络平台,与下级医院的医护人员进行病例讨论,指导下级医院医护人员进行诊疗,必要时依据病情判断是否需要转诊至上级医院接受治疗。甚至组织联盟内大会诊,让更多的成员医院参与,共同提高诊断治疗水平。

2.4.7.2 服务能力培养体系

三级综合医院主要是提供高水平的临床专科医疗服务,解决疑难复杂急危重症的诊疗,接受下级医院转诊,进行业务指导和人才培训,培养各种高级医疗专业人才,承担省级以上临床科研项目。依据该医疗服务标准,卫计委提出第一阶段提升县医院医疗服务能力要求,制定了儿科、新生儿科和小儿外科能够诊治的常见病种和疑难病种以及开展关键诊疗技术或手术的标准,因此提高儿科专业各级医疗护理技术人员的诊疗技术水平是提高儿科服务能力的重要手段。一方面核心医院可以组织专题讲座、专项技术培训、教学查房、联办继续医学教育项目,另一方面成员医院可以组织专业技术人员到教学医院临床进修以及学历学位教育,多种渠道、多种形式、多种方法开展服务能力培养与提升。

2.4.7.3 临床科研能力设

临床科研能力是医院获取特色技术、提高医师层次和提升医院声誉的重要因素,也是促进医院可持续发展的动力。但是目前区县医院的临床科研能力普遍较弱,需要通过核心医院的专项工作指导,营造良好的学术交流氛围,引导联盟内成员医院逐步开展科研合作,鼓励参与或发起临床研究工作,使联盟内各级医院的临床科研能力及水平得到提升。

由联盟内三级儿科专科医院牵头，二级成员医院参与研究并为研究提供所需的病人流和信息、科研样本等资源；有条件的二级成员医院可以根据所在地的特点申请科研课题，核心医院参与指导研究活动，通过联盟内的合作研究活动所得成果以及发表的论文由双方共享，理论上是按贡献大小分配，但从扶持基层医务人员出发，核心医院应鼓励本院专业技术人员承担更多的指导责任而不计较个人得失，以建立良好合作关系。

2.4.7.4　特色专科建设

成员医院间资源的差异性是建立医院联盟的基础，能够在联盟内实现资源的互补和共享。通过调查，成员医院对新生儿、呼吸等专业的帮扶需求占大多数，核心医院相关专业人力资源与技术资源相对丰富，但仍然不能同时满足所有成员要求，而且成员医院间为了自身发展还有扩大诊疗辐射范围的愿望。因此，核心医院，一方面要与每家成员医院建立良好的合作关系，提升其服务能力与竞争实力；另一方面需要促进联盟健康发展，还要避免联盟内的无序竞争。应建立本联盟内同级医院间"互助—竞争"的合作关系，除了核心医院技术资源的互补共享外，各成员医院还需要依据自身条件和优势进行特色发展，核心医院在此基础上进行帮扶和特色专科建设，形成成员医院自己的核心竞争力。联盟内各成员医院的差异化发展是减少内部无序竞争的策略，也是解决核心医院相关专业压力过大的有效方法。核心医院可以制定有侧重点的分步实施的帮扶计划，重点帮助解决其行政区域内的儿科常见病、多发病诊疗问题。

2.4.7.5　管理能力提升

提升联盟内各成员医院的管理能力有利于促进各成员医院管理水平和效率的提升；有利于建立各成员医院一致的价值观；有利于联盟协调运行和提高效率，促进联盟建立良性循环。成员医院的管理者通过挂职、进修等方式向核心医院学习更加科学、高效的管理理念与方法来提升自身的管理效率和效益。通过核心医院的管理专家开展专题讲座进行专题指导等方式对成员医院管理者进行培训指导，能够将联盟目标管理"建设目标科学化，发展需求模块化，帮扶指导个性化，平行合作同质化"的思路贯穿始终，确保联盟目标的实现。通过学习培训，能够使联盟内各成员医院的价值观念趋于统一，减少因医院文化冲突导致的低效率；管理思维的趋同也能够有效提升联盟内的运营管理效率效益，从而提升整个联盟的竞争力。

2.4.7.6　信息化合作平台建设

理想的战略联盟应建立完善的信息网络平台,以便成员能够在第一时间获得完整、全面的医疗技术信息、患者流信息以及成员间的互动信息。因此,是否拥有一个有效的联盟信息传递方式已成为联盟成败的关键。

通过联盟内 OA 平台可以实现联盟合作的运行管理,如合作项目申报、审批、计划、任务分配和项目事后的总结与反馈等,实现联盟内办公一体化,保证联盟信息传递的快速高效。通过信息网络平台远程会诊系统,可以在完成申报审批流程后直接在线实施。还可以通过信息网络中心开展远程教育活动,直播或在线点播核心医院各层级教学活动与教学资料。最终可以实现区域内居民健康信息的共享,实现延续性医疗服务的无缝对接。

本联盟是基于政府主导,以区域内三甲儿童专科医院为核心,联动区域内二级医院儿科科室,采用纵向与横向混合互联的合作模式,以提升区域儿科专科水平,提高儿科服务能力和服务效率、效益为目标的院科联盟。由于联盟内以单个核心医院为中心向区域内的二级医疗机构辐射,因此优质的儿科资源有限,难以实现对每个成员医院同时进行全面指导。为此,本联盟将核心医院的优质资源进行拆分和模块化,有针对性地对各个成员医院制定了最符合其发展需求的个性化指导计划,这样既缓解了核心医院的人力资源压力,又使核心医院内部人力资源利用更有效、调配更趋合理。

2.5　国外主要的医联体/专科联盟合作模式

2.5.1　国外医联体/专科联盟主要模式

医疗服务体系整合一直是全球发展的主流趋势,不同国家、地区由于卫生体制环境和背景不同,整合形式也多种多样(见表 2-5)。如日本建立三级医疗圈;英国建立从社区医疗服务到地区医院再到教学医院的三级网络;美国建立普通疾病由初级保健医生治疗,重大疑难疾病根据疾病诊断治疗分类标准转诊给专科医生的医疗模式。

表2-5　国外主要医联体合作模式

国家	主要模式	信息化建设	特点	运行机制	启示
美国	医保核心的打包付费制	电子病历系统 掌上App(My Heath Manager)	整合医院、医生、保险三方资源,实现筹资及支付功能与服务及资源提供方一体,形成利益共同体	1.整合式医疗机构:如凯撒医疗集团,整合了医院、医生、保险三方面资源,自身充当医疗供给方和资金支付方的角色,形成产业闭环 2.重视全科医生团队建设及家庭医生制度 3.建立以服务满意度为导向的激励机制 4.信息共享:建立了世界上最大的民用电子健康系统	完善医保付费制度 发展"信息化+公立医院体系"
英国	初级医疗保健和严格的三级诊疗结构	整合医疗网络(Integrated Care Network, ICN)	将医院管理和医疗服务体系分离,全科医生在医疗体系中占据主导地位	1.分工明晰的国家医疗服务体系:由初级卫生保健网络、地区综合医院和三级医院共同组成 2.整合医疗网络:建立从社区卫生服务中心到郡医院再到城市医院的三级网络 3.医院托拉斯:通过联合兼并将个医院的所有权进行融合,形成医院集团,采取董事会领导下的院长负责制 4.强制性转诊约束:明确规定患者需通过全科医生才能到二级医疗机构就诊 5.家庭医生:全科诊所由单个或几个全科医生私人开业,为社区居民提供医疗服务	家庭医生制,"高精尖"的全科医生培养是英国分级诊疗成功的关键,要提升基层医疗机构的服务能力

（续表）

国家	主要模式	信息化建设	特点	运行机制	启示
德国	机构分级与强制首诊模式		各级医疗机构分工明确，门诊由社区医院医生和社区医院负责	1. 区域性医院服务体系：按医疗区域划分，医疗服务体系为开业医生、医院、康复机构和护理机构 2. 强制家庭医生首诊制：通过法定医保购买权强制要求患者在社区首诊 3. 重视预防保健：实施疾病管理计划（DPNs）	通过法定医保的购买权强制患者在社区首诊可以降低大医院成本，避免医疗资源浪费
日本	病床分类转诊模式		设三级医疗机构是"健康守门人"，县域内就诊率高，双向转诊制度完善	1. 病床分类：加强了双向转诊制度的建设，转诊分为所间转诊、诊所与医院间转诊医疗机构与养老机构间转诊 2. 在对地域医院考核中设置双向转诊率	三级医院取消门诊、规范转诊流程都是分级诊疗值得探索的模式与做法
澳大利亚	严格的全科医生转诊制度和公立医院诊治模式	研究出了六大卫生信息决策支持系统（电子处方系统、医疗照顾系统、初级卫生保健工具栏、全科医生伙伴系统、商业智能系统、Health Insite）	完善的三级转诊服务体系	1. 构建完善的全科医生薪酬绩效制度和激励约束机制，允许全科医生私人开业 2. 实行严格的社区首诊和转诊制度，重视基层社区卫生服务机构建设 3. 建立完善的医疗保障制度（医疗照顾制度和药品照顾制度） 4. 健全卫生信息化系统 5. 建立公立医院联盟形式	发挥互联网的优势，加快建立一个益全民、人人受益的医疗服务体系、推进分级诊疗重视全科医生的培养

（续表）

国家	主要模式	信息化建设	特点	运行机制	启示
新加坡	多级董事会医疗集团模式	集团内部共用患者的健康档案、检查结果与病历资料	东西两大医院集团间良性竞争，集团内部合作共享	1.法人治理结构，集团所有权归政府，管理权归集团所有 2.资金补偿形式，总额付费制费制规范医疗服务行为 3.集团内部全面推进医院信息化建设 4.所有医疗机构统一规范的服务标准	公立医院多方监管有利于控制成本，但可能造成医院的效率低下

2.5.2　典型案例

医疗服务体系整合一直是全球发展的主流趋势,世界银行也积极倡导建立以人为本的整合型医疗卫生服务体系,以迎接慢性病和人口老龄化的双重挑战,满足人群健康需求。不同国家、地区由于卫生体制环境和背景不同,整合形式也多种多样。国外整合医疗发展较早,比较典型的是英美两国的整合医疗系统。

凯撒医疗(Kaiser Permanente,KP)集团是美国最大的整合型医疗卫生服务系统,诞生于 1945 年,有 960 万成员,以健康维护组织形式运营,采取医保和医疗服务统一管理的模式,同时兼具支付方(保险)和服务方(医院)的双向功能。

1) 建立垂直的服务体系,整合医疗服务

美国整合型医疗卫生服务分为四级,一级为基础医疗,由社区诊所负责预防、诊断、咨询和健康管理;二级为专科医院,由社区医院负责专科诊疗和一般类别医院治疗;三级为复杂治疗,由地区医学中心负责复杂和高难度的治疗项目;四级为实验性治疗,主要从事特殊危重疾病的高难度和实验性疗法。服务系统内的各医疗卫生机构的功能定位明确,疾病诊疗体系属于自下而上的分布结构,如图 2-5 所示。此外,凯撒医疗可以保证患者在不同阶段接受到医疗卫生服务的连续性和及时性,实现了预防保健、门诊、住院、家庭康复之间的横向整合。

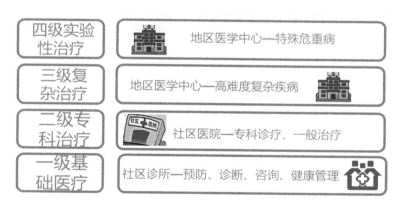

图 2-5　美国整合型医疗体系

2) 用医保连接关键利益方

凯撒医疗的闭环运营模式下,保险公司承担支付方的角色,与医疗卫生服务提供方结成利益共同体,通过向会员收取固定的医保费用,允许服务提供方对扣除服务成本的结余资金进行内部再分配,因而保险制度成为控费原动力,解决了按项目付费方式下医疗卫生机构缺乏控费动力的问题。筹资方与服务提供方在财务上实行统一管理,将两者捆绑为利益共同体,这种共享结余与共担财务风险的机制使得凯撒医疗内部形成了规范的合作制度。从基础医疗到复杂治疗的整个服务流程均以控制医疗成本为核心理念。此外,为了使医保基金的配置与医疗质量、医疗卫生服务流程、医务人员考核挂钩,凯撒医疗内部进行了精细化管理,医保成为医疗卫生机构、保险公司与患者的关键利益连接点。

3)医疗信息联动

凯撒医疗的连续性、一体化服务由其完善的医疗健康信息管理系统——KP Health Connect 支撑。高度的电子化实现了无纸化办医。KP Health Connect 详细记录了患者资料,具体包括:跟踪记录患者的身体状况,便于就诊、转诊时医务人员掌握相关信息;发现护理路径的变化及其效果,以利于选择最佳就医方案,并在此基础上形成健康信息大数据库,有针对性地对慢性病患者进行干预。同时,凯撒医疗会利用数据管理患者流量,并平衡不同区域间的医护人员配置。患者病历信息在凯撒医疗体系内共享,医疗中心根据患者数据分析研究,发现医疗护理差距并进行预警,主动促进医防融合,形成规模医疗网络,并进行资源调整。健康大数据信息也是进行医疗质量管理和费用监控的重要依据。

美国的医药卫生体制将市场作为卫生资源配置的主要手段,过度的市场化、多元化和分散化导致卫生资源配置效率较低,服务体系运行成本过高,医保覆盖面不足。凯撒医疗通过构建"保险+医疗"的模式,打造了管理式医疗卫生服务,整合患者、医师、诊所、医院、保险机构等,建立了一个拥有共同价值体系的医疗卫生服务闭环,以确保体系内提供高质量服务。

区别于美国,英国则是由国民医疗服务局(National Health Services,NHS)为全民提供公费医疗,根据区域医疗需求等级划分,建成"社区医疗服务—地区医院—教学医院"三级医疗网络,如图2-6所示。为英国全体国民提供免费医疗服务,至今已得到逐步的发展与完善。严格的分级诊疗及转诊制度,是英国医疗联合体系的核心。社区医院提供日常医疗保健及门诊,二级医院承担救治急诊及重大意外事故患者,三级医院解决疑难杂症及紧急事故的处理。患者首先需在提供门诊服务的私人诊所或初级医疗机构就诊,在全科医生确定无法继续诊疗的情况下开具转诊单,才能进一步前往综合医院诊疗。

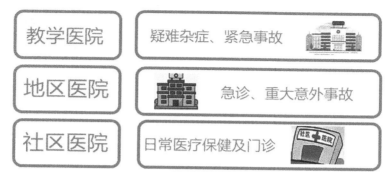

图 2-6　英国三级医疗网络

英国整合医疗体系的发展完善得益于以下措施：

1）签约家庭医生，充分落实社区首诊制

英国居民必须通过注册签约一个诊所，并选择一名全科医生作为自己的家庭医生，通过社区首诊制，获得国家提供的免费医疗服务。90％左右的患者健康问题都能在全科医生那里得到解决，仅 10％左右的病人需要凭借全科医生的转诊单转诊到上一级医院就诊。二级地区医院一般以 NHS 下属的公立医院为主，主要负责接诊由全科医生转诊过来的患者。三级国家大型医院以紧急救治和重大疑难病为主。

2）双向转诊通道畅通，为患者提供便利的医疗服务

英国的医联体实现了区域内的资源共享，给居民提供就诊便利。全科医生与医联体内的专科医师共同承担了患者的全程健康管理。医联体内各类专科的资源配备比较丰富，保证了患者的可选择性。当居民需要转诊时，全科医生可以根据患者的情况，选择相应的专科医生，但也可以由患者自己选择，全科医生充分尊重患者的建议。虽然患者转诊后要等待一段时间，但大多数的居民都愿意接受这样的安排，保证医疗资源的有序共享。医生之间互通信息，实现全程、连续、可及的医疗服务。

3）私人医疗保险为补充，提供个性化的快捷服务

针对经济条件较好的患者在遇到转诊等待时，可通过购买私人医疗保险而自负私人转诊医疗费用的方式，获得快捷的医疗服务，解决就诊时间成本高的问题。

4）建有完善的信息化系统，提供全程的医疗服务

英国医疗服务体系包含了英国居民详细的健康档案，每位居民拥有自己的

编号,其所有的预防、保健、治疗等经历均储存在全科医生的计算机系统中,方便查阅,对于防病治病和健康管理起到不可忽视的作用。

2.6　医联体/专科联盟信息化建设现状

2018 年 4 月,国务院办公厅印发了《关于促进"互联网＋医疗健康"发展的意见》,提出加快推广和应用医疗健康大数据,促进互联网与医疗健康深度融合。同年 8 月,国家卫健委医政医管局发布了《关于进一步推进以电子病历为核心的医疗机构信息化建设工作的通知》,要求高度重视电子病历信息化建设,建立健全电子病历信息化建设工作机制,从而改善医疗服务体验,促进智慧医院发展。

由此可见,医疗信息化建设已然得到国家层面的政策支持。医联体信息化作为辅助医联体建设、促进数据共享和贯通医联体内部资源的重要渠道,在解决区域医疗卫生机构间的业务联动,构建分级诊疗、急慢分诊、双向转诊诊疗模式的过程中有极其重要的意义。跨区域专科联盟是医联体建设的一种重要模式,此模式以某学科为切入点,整合学科专家资源,集结优质医生资源形成线上线下互通的医生集团,构建以学科为纽带、互联网为通道的医疗大网络,弥补了传统医疗资源配置不均的缺点。

2.6.1　我国医联体/专科联盟信息化概况

医联体信息化建设主要是利用信息化手段实现信息系统对医联体内各功能业务的支撑,同时实现医联体内诊疗信息的互联互通,主要体现在双向转诊、远程会诊、远程查房、远程直播课堂、建立数据库、系统管理、收费、检查检验等方面,具体情况见表 2-6。

表 2-6　各地区专科联盟信息化现状

医院名称	专科联盟名称	使用的信息化技术
复旦大学附属儿科医院	国家儿童医学中心互联网＋肾脏专科联盟	数据库建设、远程会诊、互联网各大平台
华中科技大学同济医学院附属同济医院	同济儿童专病联盟	云课堂直播课

（续表）

医院名称	专科联盟名称	使用的信息化技术
河南省人民医院	重症医学专科联盟建设与思考	远程会诊、线上查房
河南省肿瘤医院	共生视域下肿瘤专科联盟模式建设	MDT 诊疗模式
华中科技大学同济医学院附属同济医院	同济儿童专病联盟	云课堂直播课
南方医科大学珠江医院	紧密型专科联盟模式的探索与实践	远程 MDT 协作、远程会诊、医学模拟教育、立体转运
宁波市第一医院	以专科联盟为抓手推进糖尿病全周期管理	建设专家资源库、远程会诊、开发信息化平台
上海交通大学医学院附属仁济医院	基于医联体的创新仁济模式实践	人工智能、区块链技术、远程查房、远程会诊
深圳市人民医院	深圳市人民医院－5G 赋能医防融合	5G 技术、影像云服务平台
四川大学华西医院	四川大学华西医院重症医学学科联盟	远程医疗与教学、在线在位工作、远程直播课、构建大数据平台
复旦大学附属华山医院	长三角跨区域神经系统疾病专科联盟模式	远程会诊、智慧医疗平台
成都中医药大学附属医院	基于"互联网＋医疗"建立中医重症医联体"共生模式"	大数据、远程会诊
成都医学院第一附属医院	跨区域专科联盟典型案例	MDT 会诊、远程会诊
浙江省人民医院	浙江省康复专科联盟	远程培训
北京儿科医院	福棠儿童医学发展研究中心	儿患智能医学专家系统、远程会诊、电子病历系统、治疗指南知识库系统、智能培训
北京协和医院	中国罕见病联盟	MDT 诊疗、人工智能
中南大学湘雅医院	肥胖防治专科联盟	MDT 诊疗、微信服务号、线上学习班

（续表）

医院名称	专科联盟名称	使用的信息化技术
山东大学齐鲁医院	山东省感染发热疾病诊疗专科联盟	建立大数据库
新疆维吾尔自治区第六人民医院	传染病专科联盟	会诊中心专家库、远程会诊
西藏第三人民医院	结核病专科联盟	
内蒙古自治区人民医院	儿科疾病诊治专科联盟	
哈尔滨医科大学附属医院	运动医疗专科联盟	远程会诊
西电集团医院	陕西医院管理联盟检验专科联盟	大数据

　　信息化建设是医联体建设的"催化剂"，目前我国各地专科联盟信息化建设仍处于摸索阶段，虽然存在区域和各层级医院间发展不平衡的问题，但总体上能够结合当地实情和医联体内自身优势进行平台设计和搭建。东部经济发展水平较高地区的专科联盟信息化建设成效较为显著，应用的信息化手段更为丰富多元，如远程会诊、建立数据库、人工智能、远程直播等等。而内陆欠发达地区虽已建立起了专科联盟，但根据自身发展情况设计和搭建的信息化平台仍很稀缺。从表单中可以看出远程会诊是专科联盟信息化建设应用普及最广泛的内容，通过远程会诊系统的搭建，实现各级医疗系统之间的深度连接，帮助医院之间的信息共享和无缝对接，使得医院信息管理和数据共享更加便利。另外，通过跨区域专科联盟信息化平台实现远程会诊体系，能够更好地促进传统的移动终端和传统的诊疗体系融入云计算、大数据平台之中，这样不仅能够转变传统的层级会诊的核心思想，而且也能够有效地简化诊疗会诊流程，让患者的就医体验更加简约，也节省了患者的宝贵时间。其次就是大数据、云计算技术的推广和应用，它们能够保证区域医联体信息化平台储存大量的影像数据，并且为医生提供多设备之间的查阅、处理功能，也能够完善医疗档案的存储与管理，更好地实现医疗资源整合，保证了各级诊疗体系之间相互促进、共同完善，不断地提高医院的诊疗水平和服务水平，帮助患者建立个性化的医疗档案，从而针对性地提出诊疗计划，有助于患者就医成本的降低。

2.6.2　典型案例

下文以信息化建设成效显著的四川大学华西医院重症医学学科联盟和复旦大学附属儿科医院国家儿童医学中心互联网＋肾脏专科联盟为例进行介绍。

案例一：

2018 年 12 月 28 日四川大学华西医院重症医学学科联盟正式成立。截止2019 年 10 月,四川大学华西医院重症医学学科联盟分中心 19 个,会员单位 76家,覆盖四川全省及云南、贵州、重庆、广西、山西、新疆等。

该专科联盟信息化建设的主要做法及其成效有以下几点:第一,医疗、教学、科研、管理资源共享。双方签署合作协议,以远程医疗与教学为基础,整合优势医疗教学研究资源,为重症患者提供更加优质的医疗服务。通过远程查房、远程会诊、远程监测及现场指导查房等多模式在线在位服务;通过远程疑难病例讨论、晨课、影像读片、住院医师课、华西重症大讲堂等多种教学形式培养联盟单位医护技人员的专业理论水平;为联盟成员单位提供进修、培训的绿色通道;通过重症医学学科联盟城市行、联盟分中心学术沙龙等形式,为各分中心地区重症医学发展提供学术支持。第二,基于信息化的在线在位工作运作。日常的教学、查房、会诊等工作在线指导,能够即时、有效,不受时间空间限制服务患者。复杂、疑难的问题由学科主任定期赴成员单位科室现场讨论处理。第三,专职人员管理,减少沟通障碍。自联盟成立以来,设立联盟管理员一名,负责平时微信群的管理、直播课程表的安排及发布、远程医疗教学服务质控、联盟日常诊疗、学术问题的收集解答以及远程会诊、查房的预约等。第四,展开科研合作,建立示范推广平台。2019 年 10 月 30 日来自四川省各地共 43 家医院的 80 余名急危重症同行共聚蓉城,共同见证四川省急危重症临床研究中心和华西急危重症诊疗中心(基于信息网络)的启动。随着两个项目的推进,能逐步提升四川地区各级医疗机构的急危重症救治水平和服务能力,建立基于信息网络的示范推广平台,进而将经验成果依托华西远程医学网络平台推广到全国 20 个省、自治区和直辖市633 家医疗机构的医务人员。

案例二：

自 2018 年成立以来,国家儿童医学中心互联网＋肾脏专科联盟充分发挥示范引领作用,创新“互联网＋”形式积极推进工作开展。截至 2020 年底,已有 30个省(区、市)124 家医疗机构加入联盟(2020 年新增 5 家),覆盖超过 91％的中华医学会和中国医师协会儿肾学组委员单位。

联盟通过互联网平台并依托国内首个上线的儿童遗传性肾脏病网站即"中国儿童遗传性肾脏病数据库 www.ccgkdd.com.cn"开展日常工作,包括疑难病例讨论、临床—病理—基因讨论、儿童肾脏病远程会诊、医护培训和患儿双向转诊等,并积极开展遗传性肾脏疾病精准诊治等临床研究项目,同时力争打破信息壁垒,实现专科联盟儿童肾脏专病大数据互联互通。

2018年以来,"国家儿童医学中心互联网＋肾脏专科联盟"以全新的互联网＋形式开展联盟各项工作,成效斐然。一是加强"中国儿童遗传性肾脏病数据库"建设。二是充分利用互联网平台优势,推广儿童肾脏病诊治成熟适宜技术和新技术。三是积极开展基于多中心的临床研究项目。四是推进儿童肾脏专病大数据互联互通。2021年,国家儿童医学中心互联网＋肾脏专科联盟将稳步推进病例讨论、远程会诊、双向转诊、数据库优化管理、多中心临床实验等工作,搭建覆盖全国的儿童肾脏病专科疾病诊疗、人员培训、成果转化的互联网平台,深入推动我国儿童肾病诊治高质量发展。一是打破信息壁垒,建立中国儿童遗传性肾脏病数据库。二是专注法布雷病,积极推动多学科联合诊治[43]。

"人民健康是民族昌盛和国家富强的重要标志",医联体建设是实现这一目标的有效助力。各联盟成员单位之间实现优势资源共享、信息互通、上下联动,在最短时间内能使危重症患者得到及时救治,同时也培养了基层医疗单位的救治能力。专科联盟是医联体建设的重要组成部分,是引导优质医疗资源下沉,实现分级诊疗、疏导就诊压力、高效配置专科资源的有效手段。而信息化成为新时代医疗赋能的原动力,未来医院信息化建设,将更加全面地改善医疗卫生机构服务能力,提高服务质量,节约医疗成本,简化患者看病流程,缩短患者看病时间。

2.7 专科联盟发展中面临的挑战与机遇

2.7.1 挑战

2.7.1.1 医联体构建模式的不成熟

自"医联体"概念提出以来,国家政策和各学者对这一概念都提出了不同观点,医联体在实践过程中也形成了各种不同特色的模式,出现了城市医疗集团、县域医疗共同体、专科联盟、远程医疗协作网络等多种模式,专科联盟也有跨区域松散型、区域内松散型、紧密型、托管、领办等多种发展模式,各省也不断探索出"3＋2＋1""1＋N＋N""1＋x"等医联体模式。如天津市的呼吸专科联盟建设时三级医院占比少,未设置二级医院,一家三级医院承担了多家基层单位的帮扶和对接任务,结构体系断层削弱了医联体的运行能力,导致其双向转导能力大大降低。因此医联体建设时,没有固定和成熟的医联体模式所遵循,且各级医疗机构都有自己的利益诉求,如果不能较好地协调相互间的关系,医联体必难以建成,就是勉强建成也难以发挥理想的效果。

2.7.1.2 社会对医联体的认知和认同不足

由于医联体建设工作仍然处于探索阶段,对于广大病人和医疗卫生工作者来说仍然比较陌生,这成为阻碍医联体实施的一个重要因素。对某医院医务人员对医联体认知和认可情况进行调查,发现不了解占比 28.9%,有 57.9% 的医务人员认为整体工作量是增加的,48.9% 的医务人员认为工作压力增加,64.3% 的医务人员认为自己收入没有任何变化,有 22.1% 的医务人员认为自己的收入减少了。组建医联体后,可能加重了医联体内三级医院的虹吸现象,三级医院增加了来自二级医院或社区卫生服务中心的向上转诊患者,但向下转诊的患者数量较少,并未实现分级诊疗的目的,使得医务人员对医联体认可度不高。广西试点医联体内患者"了解"和"很了解"医联体政策的只占 8.2%,加上"一般了解"的也只有 29.4%,"不了解"和"完全不了解"医联体相关政策的占 59%,直接影响了基层首诊率。只有不断加大对医务人员和患者的宣传教育,才能真正落实医联体。

2.7.1.3 医联体内各级医疗机构分工不明确,协作不紧密

医联体虽然明确了一级或基层医疗机构负责常见病、多发病和康复等基础医疗工作,二级医院主要负责接受一级医疗机构转诊,三级医院负责重症危重患者的诊疗工作,医联体内各级医疗机构双向转诊。但对于疑难重症、一般疑难复杂疾病、常见多发病并没有明确的界定标准,不同的医疗机构、不同的医务人员、不同的患者对其的理解与界定都不一致,导致患者在就诊、医院在收治病人的时候,并不能做出很好的判断,导致效率低下。在双向转诊过程中,受上级医院床位的限制,部分基层重症患者并不能及时转诊到上级医院,下转时又存在上级医院医生对下级医疗机构服务能力了解不足,没有细化的下转标准可以参考,在下转病人时并不能做出很好的判断情况,延误病情。其次,专家下基层出诊、带教,其实并未能真正扭转基层医疗技术力量薄弱的现状,一方面是因为派驻出诊的专家大多为专科医生,而社区卫生服务中心缺乏的是全科人才;另一方面是因为开展医疗卫生机构分工协作使常见病、多发病患者下沉到基层,意味着医院门诊量的减少以及收入的降低,损害自身利益,因此有部分上级医院并不愿意到基层

医院进行带教[51]。一方面是因为派驻出诊的专家大多为专科医生,而社区卫生服务中心缺乏的是全科人才;另一方面为了避免出现"教会徒弟饿死师傅"的后果,上级医疗机构对基层医疗机构大多采用技术驰援的输血式办法,而不是采用培植自身的造血式方式。各级医疗机构间协作不紧密,转诊渠道不畅通,基层医疗服务能力提不上去,分级诊疗就只能是一句空话。

2.7.1.4　医保的支持和支撑不够

2018 年发布的《国家卫生健康委员会 国家中医药管理局关于进一步做好分级诊疗制度建设有关重点工作的通知》中提出"各级卫生健康行政部门要积极协调医保部门推进医保支付方式改革,探索对城市医疗集团和县域医共体实行医保总额付费,制定相应的考核办法,引导医联体内部形成顺畅的转诊机制,真正形成共同体。"2020 年发布的《关于印发紧密型县域医疗卫生共同体建设》中提出"推进医保支付方式改革,探索对县域医共体实行总额付费,加强监督考核,结余留用,合理超支分担。"2020 年 3 月,中共中央、国务院《关于深化医疗保障制度改革的意见》提出"探索对紧密型医疗联合体实行总额付费,加强监督考核,结余留用、合理超支分担。"虽然各省积极实施新的医保改革,但尚未制定具体的实施细则和操作方案,结余资金是否可用于人员激励等问题存在争议,难以落实。大部分地区尚未针对医联体建设出台配套的医保政策,即使部分出台配套政策的地区,也是各机构分别进行实际结算。比如三级医院在一二级医疗机构开设联合病房和专家门诊,其医保定额如何结算,两家医院如何合理地分配等,都未进行明确界定,严重影响了医联体开展的积极性和分级诊疗的可持续性。医疗机构间没有做好利益关联,医疗机构内部的薪酬分配体系没有跟上,核心医院和成员医院不是一个利益共同体。如果不能从根本上改变医生获取利益的方式,那即使通过建立医联体实现了整体上的医保基金结余,医生,尤其是基层医疗机构的医生也很难从结余中获得分配,这样也就会极大削弱医联体的实施效果。

2.7.1.5　信息化建设不完善

医联体的重要使命是通过派遣专家、专科共建等多种措施推动优质医疗资源下沉,但仅通过传统的面对面或电话等形式,上级医院无法第一时间获得完整的患者信息,及时采取有效救治,基层医院无法及时获得新知识、新技术,难以实现真正的医疗资源的下沉。因此,完善信息化建设成为医联体建设过程中的一个关键性举措。联盟所覆盖的单位地区经济发展水平不一,三级医院由于资金充足,且起步较早,其优质医疗服务资源密集,所以在信息化建设中具有较大优势。而一些基层医院所处地区经济欠发达,购买软硬件等信息化设备资金不足,信息化建设起步较晚,发展也较为缓慢,虽然与三级医院建立起了医联体,但是相互之间无法进行电子病历和电子健康档案共享,难以实现信息互通,从而导致信息孤岛现象严重。同时,医联体信息化建设资金投入缺乏统一的规划,资金主要来源于政府和医院自身,无论是投资金额还是建设周期,都容易受到自身条件的限制,缺乏社会融资参与。医联体信息化平台建设具有长期性和复杂性,需要不断的、大量的资金投入,仅靠政府或医院是不够的[55]。此外,医联体信息化建设是一项专业性强且复杂的工程,需要具备较强专业性的人才方可对其进行操作与管理,医院迫切期望复合型人才的加盟,如医学信息学专业人才。在信息化建设上我们还有着许多的不足,需要很长一段时间去不断完善。

2.7.1.6　缺乏健全的监管机制和激励机制

医联体成立的关键在于如何建立激励约束和利益分配机制,使该整体下各个分支各得利益。例如,如何建立合理的分诊转诊机制来平衡各方利益,为基层全科医生提供多样化的学习和实践机会等。中国社科院经济研究所副所长、公共政策研究中心主任朱恒鹏认为,"医联体"是希望通过大医院帮扶小医院,增强基层实力,让患者自愿下沉;但现实却是大医院不断抽干小医院,虹吸患者、医生,使医联体形成寡头垄断,医保基金频现危机,患者就医负担不降反升。在激励机制上,可以依据不同医疗机构及其医务人员在医疗协作模式医联体内投入的资源建立合理的薪酬与绩效分配制度,并在医联体不同级别医疗机构内设置统一的考核标准,放开多点执业,激励优质人才在医疗协作模式医联体内的流通[57]。监管体系的不健全,主要体现在缺乏全面、详细的监管制度,监管措施执行不到位,甚至最基本的患者信息保护都存在明显的漏洞,医疗大数据、患者个人信息均无法获得保障。

2.7.1.7　各级医院间文化差异

医院发展历史长的县以上二、三级医院,基本建立了一套完整的医院文化价值观体系,在精神文化、制度文化、行为文化、物质文化建设方面都较为成熟。但基层医院在各层面上的建设大多缺乏系统性,没有形成良好的文化氛围。如果仅仅从资源上进行整合,而价值观的培养、精神文明、行为规范等深层次文化内涵,没得到同步建设,在一定程度上会影响医联体的发展。因此,文化融合是医联体建设的关键,要组织管理和医疗等专家到合作单位进行实地调研,了解其现状和关键需求,成立医联体工作理事会,建立沟通机制定期交流,以尊重和保障合作医院切实利益为出发点,坚持知行合一,通过管理输出和人员下沉,实现医联体单位文化、理念和价值观融合。

2.7.2　机遇

2.7.2.1　国家政策的大力支持

自 2009 年发布的《中共中央国务院关于深化医药卫生体制改革意见》（国办发〔2009〕11 号）开始，国家开始建立分工协作机制，逐步推进分级诊疗和医联体建设，我国医联体的建设得到了快速发展，全国各地重视并推广医联体的建设，极大地促进了我国医疗卫生服务的整合。《国务院办公厅关于推进分级诊疗制度建设的指导意见》（国办发〔2015〕70 号）和《国务院办公厅关于推进医疗联合体建设和发展的指导意见》（国办发〔2017〕32 号）明确提出，到 2020 年，在总结试点经验的基础上，全面推进医联体建设，形成较为完善的医联体政策体系。《关于进一步做好分级诊疗制度建设有关重点工作的通知》（国卫医发〔2018〕28 号）指出，在力推医联体建设，实现分级诊疗强基层，推动形成基层首诊、双向转诊、急慢分治、上下联动的分级诊疗模式。各地也逐渐发布具有当地特色的医联体相关政策，意味着医联体建设开始在各个地方开始全面推进。特别是 2018 年发布的《关于印发医疗联合体综合绩效考核工作方案（试行）的通知》（国卫医发〔2018〕26 号），明确提出"逐步建立绩效考核结果公示制度，逐步建立与绩效考核相挂钩的奖惩制度"，将考核结果作为人事任免、评优评先的重要依据，并与医院等级评审、国家临床重点专科建设、国家医学中心和国家区域医疗中心设置工作等挂钩，进一步加速了医联体建设的步伐。

2011 年发布的《国务院关于建立全科医生制度的指导意见》（国发〔2011〕23 号）和 2018 年发布的《国务院办公厅关于改革完善全科医生培养与使用激励机制的意见》（国办发〔2018〕3 号）对全科医生人才队伍的建设提出了明确要求。建立全科医生制度是促进医疗卫生服务模式转变的重要举措，推动医疗资源下沉，对医联体的完善和建设具有积极作用。

2.7.2.2　信息技术的发展

随着中国信息技术的迅速发展，移动互联网不断渗透到各个行业中，大数据、5G、人工智能、云计算、物联网等新兴技术不断优化医疗服务流程和服务模式。以三甲医院为核心建设"互联网＋"医疗信息平台，基于 5G 技术支持，结合云会诊、云检验、云影像等实现非接触式就诊，实现智慧辅助诊断与远程医疗支持。后期运用大数据、物联网支持完成信息预计与发布、药物配送治疗。通过运用信息化技术，实现集中部署一套云平台，解决区域数据中心、区域电子病历集中管理、医疗资源共享、双向转诊、互联互通、信息共享和分级诊疗等功能。实现与医养联合体云平台的数据互联互通、信息共享,切实为群众提供便捷、优质的医疗卫生和医疗保障服务。以信息化技术打造专科医联体,有利于打破患者健康数据与诊疗数据间的隔阂,打通不同级别医疗机构间的沟通壁垒,消除阻碍大数据采集与应用的医疗信息孤岛,实现真正意义上的互联智慧的健康服务,从根本上提升中国的医疗卫生水平。将信息技术运用于医联体当中能够从各个方面极大地促进医联体的发展。

2.7.2.3　医保制度的完善

新医改政策的不断推进,医疗保障制度的不断完善,患者就医负担逐渐下降,有利于医疗资源下沉。在坚持"医联体"是一个整体的前提下,对基层医疗机构实行区别于核心医院的管理制度,由政府进行全额拨款,减轻基层医疗机构对核心医院的经济依赖,引导二级以上医院向下转诊诊断明确、病情稳定的慢性病患者,主动承担疑难复杂疾病患者诊疗服务。完善基层医疗卫生机构绩效工资分配机制,向签约服务的医务人员倾斜。鼓励基层单位与居民签订协议,实行医保预付制,对基层医疗机构实行两级考核机制,增强基层医疗机构的竞争意识以保证服务水平,争取在制度变革中打破资产整合的障碍,明确"医联体"各级机构的职权和责任,建立起真正意义上的法人治理结构,实现"医联体"内各成员单位之间的紧密整合。2020 年的《中共中央国务院关于深化医疗保障制度改革的意见》中的"探索对紧密型医疗联合体实行总额付费,加强监督考核,结余留用、合理超支分担",第一次明确了医联体实行总额付费,医联体内的医保额度可以自由调配,利好医联体内的牵头医院。

2.8　中医医院专科联盟医联体建设实践

2.8.1　中医医院医联体建设的概况

在国家出台的医联体政策中,明确指出鼓励中医医院牵头组建医联体,近年来,随着医联体建设的深入推进,各中医院积极加入医疗集团、专科联盟、远程医疗协作网、县域医共体的建设中,取得了一定的成效,本书以跨区域松散型专科联盟、区域内松散型专科联盟、区域内紧密型专科联盟为例,分析其主要做法和取得的成效,为建设中医医院医联体提供参考。

2.8.2　典型案例

2.8.2.1　跨区域松散型专科联盟

1）专科联盟建设概况

"西南中医眼科联盟"是以医疗技术为纽带组建的跨区域"松散型"专科医联体,成都中医药大学附属医院作为牵头单位,横向联合云贵川陕渝地区10家技术较为领先的中医医院眼科作为协同单位,纵向联合60余家地、县级中医医院作为成员单位,坚持以公益为向导,以技术、服务等要素为纽带,各单位自主经营,独立核算,互利互惠、合作共赢,共同促进中医眼科事业发展。专科联盟宗旨是积极探索公立医院改革,充分利用各种优势资源,发挥各自特长,形成规模发展优势,增强行业抗风险能力,提高竞争能力,搭建分级诊疗新型医疗体系,整合统筹资源,推进分级诊疗和双向转诊实施,加强人才队伍建设,强化学科建设,带动区域卫生医疗发展。以基层中医医院为载体,推动优质专科医疗资源向基层和欠发达地区流动,加快补齐专科短板,弥补当地医疗资源发展不均衡,提高区域卫生医疗服务水平。

2）专科联盟建设方法

（1）医疗方面。

一是畅通双向转诊绿色通道,落实分级诊疗服务牵头单位和协同单位指定专人负责双向转诊工作,建立双向转诊绿色通道,通过网络、电话等多种形式为基层中医医院转诊患者提前预约,对上转病人认真登记,及时反馈病人情况和治疗方案;在同等条件下,对上转病人的就诊、入院、手术、重要检查和治疗方面优先进行;结果互认,根据病情合理检查。对诊断明确且病情稳定符合下转条件的患者及时转回原医疗机构,并向其提供患者治疗评估和诊断、预后、辅助检查,转回后续的治疗方案及诊治医生的姓名、联系方式等,提供后续治疗的专科指导及跟踪服务。二是建立远程会诊服务模式,提高医疗服务质量和效率,通过互联网打破地域限制,设立远程会诊平台,接受来自联盟内单位发出的各类疑难病例会诊和（或）临床影像资料会诊邀请,组织协同单位相应专业组专家会诊,多单位进行远程视频会议,讨论疑难病例,并给出具体的诊断及治疗方案,提高基层中医医院首诊质量。利用信息化手段提高医疗服务质量和效率,逐步实现远程手术指导等功能。三是推广中医眼科特色适宜技术,提高行业竞争力。牵头单位根据成员单位的需求,在眼科常见病、多发病、慢性病及优势病种的治疗中筛选已成熟、适宜开展的中医特色诊疗项目,如针灸、揿针、中药局部熏洗等,积极推广指导实施,形成中医眼科联盟特色医疗品牌,提高中医医院的行业竞争力。四是技术帮扶,提高基层诊疗水平联盟内成员,包含来自凉山州等偏远地区、医疗技术欠发达的医院,帮扶联盟内成员单位医院完善医疗管理、医疗安全、医疗服务的等工作制度建设,提高医疗水平和医疗服务能力,并派专业技术人员进行技术指导,提高基层医疗机构医疗质量。

(2)教育方面。

一是丰富人才培养方案,提高专科医师技术水平,在现有住院医师规范化培训及专科医师规范化培训基础上,建立专科医师进修体系,积极鼓励并优先接收联盟内单位眼科医生进修学习,开展学术讲座、教学查房、疑难病例讨论、学术分享、名老中医跟诊等活动,培养年轻医生临床技能、临床思维、临床动手能力,实现资源共享,提高医疗水平和服务质量。利用信息化手段,联合互联网平台,每月定期开展线上线下同步微课堂,强化理论基础,推广掌握适宜技术,提高专科医师技术水平。二是举办学术讲座,继承与发扬名老中医学术思想,整理和挖掘中医眼科名老专家学术思想,总结其临床经验,定期举办学术讲座,传承和发扬名老中医学术思想和经验精髓,抢救绝学,推广用于指导临床,建设中医眼科"品牌",弘扬中医眼科事业。

(3)科研方面。

牵头单位提供科研平台,建立科研协作机制,优秀科研学者下沉,渗透先进科研文化理念,培养科研人才,组建专业科研团队,跨科室、跨医院完成临床大数据收集,共同开展各种形式的前瞻性或回顾性多中心临床研究,深入挖掘研究中医药宝库精华,推动中医眼科学科乃至中医药事业发展。

3)专科联盟建设成效

联盟成立以来,与各成员单位积极联动,成功举办 5 次 300 人以上的大型培训班,推广了眼科方面的中医适宜技术,也为各单位学习交流提供了平台;畅通绿色转诊通道,科室设置专门的转诊联络员,联盟内转诊患者可优先入院及手术,月均转诊患者可达 20 余人次;大力开展培训,积极鼓励各医院来牵头医院进修学习,进修生数量逐年增多,同时定期开展线上交流培训,提高个单位医疗服务能力和水平,交流眼科学术领域最新动态,助力科研能力提升。

2.8.2.2　区域内松散型专科联盟

1)专科联盟建设概况

四川省糖尿病专病联盟是依托成都中医药大学附属医院互联网协同医疗平台组建的区域内"松散型"专科医联体,牵头单位是成都中医药大学附属医院内分泌科(糖尿病中心),联盟成员单位目前共有省内 24 家医院,覆盖了四川省内各级中医医院、中西医结合医院。联盟建设的宗旨和目标是利用信息化平台,充分发挥联盟单位糖尿病专科及学科的资源优势,以人民健康为中心,重点提高区域内专科诊疗水平,推广专科诊疗规范,推进专科疾病分级诊疗,探索专科及学科联盟建设模式,逐步实现联盟内医疗质量同质化。

相关信息化配套建设主要是依托成都中医药大学附属医院互联网协同医疗平台,建立在线协同诊疗服务模式,利用自主研发的中医代谢病管理中心软件平台和中医代谢病检测一体机,为患者进行中医四诊信息、血糖、糖化血红蛋白、BMI、眼底照相、下肢神经及血管检测等相关项目一站式检测。利用微信公众号——"内分泌第一时间",宣传四川省糖尿病专病联盟最新动态,发布中医康养知识。多学科合作平台——糖尿病"共同照护"软件,涵盖了医师、护理师、营养师和康复师等专家全方位对患者进行血糖管理,将院内护理延伸至院外,上下级医疗机构联动,解决患者疾病管理难题。

2)专科联盟建设方法

(1)创新互联网＋人工智能技术,促进糖尿病管理数字化。

一是远程医疗平台上线。通过成都中医药大学附属医院互联网协同医疗平台,建立在线协同诊疗服务模式,为联盟成员提供远程会诊、联合门诊、联合查房、在线诊断等技术支持服务。利用我院的双向转诊中心,面向 24 家联盟医院开放。联盟医院通过授权账户登录平台进行转诊申请,后台自动调配门诊号源,支持门诊转诊预约挂号,和住院转诊床位申请,并调取基层医院转诊患者病历进行住院转诊申请的审核,支持绿色通道快速转诊,支持急危重症患者向上转诊,支持慢病康复患者向下转诊。远程医疗平台,配备大屏电视机及高清摄像头,既可以单独面向联盟医院开放远程会诊申请,又可以参与远程会诊。远程医疗项目包括:远程会诊、远程预约、远程双向转诊、远程健康教育、远程视频会议、疑难病例讨论、交接班\会议直播等协同工作。结合必要的临床技能培训,提高成都中医药大学附属医院及各联盟医院整体医疗服务水平及糖尿病管理水平,使患者在基层就能够享受到省级三甲医院权威专家的诊疗服务。

二是建立中医标准化代谢性疾病管理网络,促进各成员单位互联互通。成都中医药大学附属医院积极响应成都市"着力开展相关 5G＋场景的应用和示范"政策,按照《成都市 5G 产业发展规划纲要》要求,牵头实施 5G 代谢性慢病中医智慧诊疗系统,即中医标准化代谢性疾病管理网络,为患者提供一站式诊疗服务的全新就医模式。中医标准化代谢性疾病管理中心(SCCM)综合管理平台建立于 2020 年初,围绕患者全周期健康管理、医疗资源共享和联盟内诊疗同质化进行了深入探索。利用 5G+物联网技术研发便携式中医四诊仪,随时随地收集患者中医四诊数据,通过前端云计算和人工智能算法便捷监控患者治疗康复情况、危机预警和智能转诊出发。旨在 SCCM 联盟内实现患者就近就诊即可享受"专家"级诊疗、全面检测评估、精准数据分析、全周期疾病诊疗康复等一站式服务。

三是搭建"共同照护"远程管理平台。搭建"共同照护"平台,将糖尿病患者纳入系统进行统一管理,打造医生、护士、营养师全方位服务,实现资源共享,为"分级诊疗"提供线上支持。"共同照护"平台注重糖尿病患者的管理个体化,在为每位患者建立线上的健康档案基础上,对患者的血糖管理进行全方位管理,其中,医生制定降糖方案,指导患者正确用药,营养师负责患者的饮食指导,护士负责督促患者监测血糖,整合患者信息。平台还设置了同伴支持体系,让患者与自己相似情况的糖友进行交流,增强降糖信心。

四是打造微信公众号、短视频宣传平台。打造微信公众号——内分泌第一时间,利用抖音等短视频平台,分享糖尿病治疗新动态。该公众号由成都中医药大学附属医院内分泌科负责运营,定期发布糖尿病管理方面的健康教育知识,如饮食指导、运动指导、中医养生等内容。

(2)多种医疗管理模式,深化社区合作。

一是"病房延伸"模式。四川省中医院近年来积极探索分级诊疗新模式,以与新华少城社区卫生服务中心建设名医工作室为起点,共建四川省中医院"延伸病房",实现双向转诊、基层医院人才培养和中医药传承创新,不断推进区域紧密型医联体建设,探索构建三级医院带领二级和社区医院"三级联动"的网络服务新模式,患者就医更加便利,免去奔波劳累,在区级医院,就可以享优质的医疗服务。

二是"专家坐诊"模式。联盟充分利用四川省中医院糖尿病重点学科、专科优势,定期安排专家坐诊,为社区的老百姓做好医疗服务工作。通过输出我院优质教学资源,做好对社区医务人员的培训,促进社区医院在医教研方面取得更大的成绩。

三是"共同管理患者"模式。构建"社区 2 型糖尿病患者共同照护管理模式",集名中医专家、社区卫生服务中心、日间照料中心、居委会工作人员、社区卫生志愿者、患者本人共同参与的包含健康教育、电话随访、门诊随访、自我管理为一体的模式。

　　3)专科联盟建设成效

　　(1)利用互联网技术,完善在线协同诊疗。

　　一是 2019 年 7 月联盟成立以来,我院领导高度重视互联网远程协同平台开展情况,在内分泌科陈秋教授带领下,规范远程会诊流程,目前已开展"互联网＋名中医"会诊十余次。

　　二是联盟开展工作以来,整合优质医疗资源为基层医院服务,分别在门诊部、住院部、急诊打通了绿色通道,积极响应落实康复回社区的政策,联盟成立以来,由各成员单位上转至成都中医药大学附属医院的患者有 204 名,转回基层继续治疗的患者达到 134 人(下沉就诊率＞60％)。注重完善专家下沉的体系和建设工作,在现有的支援规模和节奏上,在医院和医院结对子基础上突出"专业结对子",大大提升了基层社区的医务工作人员的技术能力。

　　三是社区医护人员在专家指导下,利用"共同照护"平台,为患者制定个性化的运动处方,并积极随访执行情况,并通过健康教育、家庭访视、现场指导等途径提高糖尿病患者自我管理水平。目前,"共同照护"平台已经纳入糖尿病患者超过 500 名,每位患者健康档案信息齐全,包括身高、体重、血糖、血压等检查数据,也包含常用药物、其他检查资料等内容。每日安排专人与患者进行线上互动,指导患者正确饮食,解答患者常见误区。

　　(2)利用中医标准化代谢性疾病管理平台共享数据。

　　中医标准化代谢性疾病管理平台正式投入使用以来,已纳入糖尿病患者 1 000 余人,涵盖患者中医望闻问切及体质辨识结果、糖尿病史、并发症症状、相关检查结果,进一步完善中医调养及诊疗方案,为后续临床中医诊疗提供依据。

　　2021 年 8 月,《成都日报》头版要闻发布《工信部和国家卫健委公布了 5G＋医疗健康应用试点项目公示名单》,其中我院内分泌科申报的《基于 5G 物联网技术构建代谢性慢病中医智慧诊疗体系及推广应用》项目上榜。该智慧平台通过物联网＋人工智能技术,实现患者风险评估,中西医结合检查一站式检查、格式化单病种特色电子病历,智能辅助诊疗。开创代谢性疾病诊疗管理中西医诊疗新模式,为联盟内医疗资源共享实现诊疗同质化打下坚实基础。

　　(3)定期邀请联盟成员,学习糖尿病管理模式。

　　充分发挥联盟的优势,截至目前,已为联盟成员单位提供学习交流机会 50 余次(平均每月 2～3 次),促进四川省糖尿病治疗在服务、科学研究、继续教育和人才培养等方面共同发展。

2.8.2.3 区域内紧密型专科联盟

1)专科联盟建设概况

四川中医重症联盟成立于 2018 年 12 月,并在四川省中医重症医学质量控制中心 2018 年度工作总结会中正式全面启动。联盟长期致力于规范四川省中医重症医学建设与管理、提高并保证中医重症医学的质量与安全、促进四川省中医重症分级诊疗体系的建设。联盟由成都中医药大学附属医院重症医学科牵头,通过借助四川中医重症联盟远程信息系统,截至目前已覆盖省内 70 余家县(区)、市(州)医院重症医学科,并完成设备安装及部署,建立了覆盖四川省各级中医医院重症医学科和(或)重症监护病房的基于"互联网＋医疗"的中医重症紧密型分级诊疗体系。联盟设立的宗旨一方面是为了提升四川省重症医学整体医疗水平,另一方面是降低异地患者转诊率及病死率,减少危重患者的医疗负担。

2)专科联盟建设方法

(1)明确建设目标。

先拟定工作进度表,确定联盟成立的时间、联盟的工作计划和任务分工、联盟内每项工作的负责人。确定联盟的宗旨,以优质医疗资源共享为目标,以中医重症联盟为支撑,以大数据处理技术为保障。设定联盟内单位整体实现质量提升的 6 大指标。目标 1:感染性休克 BUNDLE 执行率提升到 76.5%;目标 2:ICU 深静脉血栓(DVT)预防率提高至 95%;目标 3:ICU 呼吸机相关性肺炎(VAP)发生率降低至 5‰;目标 4:ICU 患者标化病死指数降低至 28%;目标 5:ICU 血管内导管相关血流感染发生率降至 8‰;目标 6:ICU 导尿管相关泌尿系感染发生率降至 5‰。

(2)找出联盟攻坚的问题。

成立调研小组,对联盟单位人员、信息化建设、制度建设、分级诊疗实施情况等进行调研,组织专家进行论证分析,发现联盟成立后需要攻坚的问题,一是培养危重症专科医护人员。二是引进危重症专家团队。三是增加投入,购置远程会诊查房教学设备。四是统一质量控制标准,拟定会诊转诊制度。

(3)多方位推进联盟建设。

牵头组建四川中医重症专科联盟,搭建联盟内各单位交流的平台。具体措施如下:一是人才培养方面:依托成都中医药大学附属医院重症医学重症护士专科培训基地培养重症专科护士;依托成都中医药大学重症医学科住院医师规培基地培养重症专科医生;开展远程教育、学习共享;鼓励优秀医护人员下基层,进行工作指导。二是信息化建设方面:购置远程系统,借助四川智康公司构建远程会诊平台,实现联盟内单位间的远程会诊、教学、查房和病例讨论;搭建四川中医重症医学质控中心网络平台和建立互联网医疗数据采集系统,实现联盟单位内质控指标的监测。三是制度体系建设方面:制定奖励制度及监督考核制度,制定标准化的联盟单位会诊运作流程、重症患者转运检查流程。

(4)促进联盟管理规范化。

牵头制定标准化的流程,规范患者的诊疗和管理,组织多场培训,引导联盟内单位按照标准化的流程进行患者管理。专家组赴医院进行督导工作,在网络质控平台中定期查看数据,将问题反馈给联盟内各医院,监督整改和落实。

3)专科联盟建设成效

(1)联盟内各单位6大质控指标的改善。

ICU深静脉血栓(DVT)预防率提高至99%,感染性休克BUNDLE执行率提升到80%,ICU呼吸机相关性肺炎(VAP)发生率降低至4‰,ICU患者标化病死指数降低至25%,ICU血管内导管相关血流感染发生率降至8‰,ICU导尿管相关泌尿系感染发生率降至5‰。

(2)实践工作转化为学术成果。

成功申报省部级课题《医联体主体单位对社区卫生服务中心慢病管理和家庭医生服务团队的影响研究》《基于"互联网＋医疗"的中医重症分级诊疗体系的示范和推广》,发表多篇学术论文。

(3)落实了分级诊疗政策。

积极落实国家分级诊疗政策,联盟内形成了畅通的绿色转诊通道,制定了转诊流程和规范,促进了转诊的标准化和规范化。通过在各合作单位推广应用该研究成果,协助完成分级诊疗体系的建设,提高基本医疗服务能力、共享能力和信息化水平,有效地降低了转诊率及异地就医率,普遍地惠及了人民群众。

(4)中医重症人才的培养。

依托医院的专科护士培训基地和住院医师规范化培训基地,为联盟内各单位培养了专业的重症人才,同时,举办多长讲座和培训,共享各类学习资源,为联盟内单位提供学习的平台和机会,促进中医重症人才队伍的发展壮大。截至2021年9月,开展各级医院远程会诊、协作查房683例;开展教育直播(继续教育、病案讨论等)218次;发布在线教育视频、文字培训内容98个;在线培训中医重症医学科医务人员(医生、护士、医技等)4 833人次。

第3章 "互联网＋"技术在医疗领域和专科医联体中的应用

3.1 "互联网＋"基本概念

互联网是由一组通用的协议相连而迅速发展起来的全球性的国际网络。"互联网＋"是指以互联网为主的一整套信息技术（包括移动互联网、云计算、大数据技术等）在经济、社会生活各部门的扩展、应用过程。"互联网＋"概念的中心词是互联网，它是"互联网＋"计划的出发点。"＋"的概念是指各行各业，意指互联网应用于日常生活的方方面面，可以"连接一切"，可以"通吃一切"。这种技术与传统行业的"相加"并不是简单叠加，而是利用互联网技术实现对传统行业的改革和创新，使其渗透到行业各环节和方面，提高从业者的效率，收获更多效益。

"互联网＋"具有以下几个特点：

（1）跨界融合，颠覆传统。

"互联网＋"中的"＋"指的是将互联网渗透到日常生活中的方方面面，拓展到各行各业，实现传统行业与互联网结合。"跨界"从本质上来说是主动拥抱"互联网"的一次转型和突破。以互联网、大数据、云计算等技术为基础的移动互联网，不仅从内容、形式层面变革整个传统行业，同时，也从理念、文化、产品、平台等方方面面为各行各业注入全新的活力。随着"互联网＋"的不断发展，移动互联网的特点势必驱动传统产业向互联网产业进军。

（2）创新驱动，加速转型。

当前，从全球范围看，科学技术越来越成为推动经济社会发展的主要力量，创新驱动是形势所迫。加快科技成果转化应用，促进科技创新与实体经济深度融合是关键。"互联网＋"时代,传统行业势必借助大数据、云计算等技术手段实现创新和转型,传统产业的外延也在不断扩大,不断涌现出新的市场,催生出新的商业业态和商业模式。"互联网＋"使传统产业的边界日渐模糊,相互融合、互联互通。

（3）重塑结构,打破桎梏。

"互联网"作为一种全新的技术形态,无疑为传统业带来了一场裂变式的变革,这种"变"更是多元化、全方位的。互联网基因无孔不入地渗透到传统行业的各个生产要素和环节之中,彻底打破了整个行业现存的旧格局。除此以外,"互联网"战略的提出还深刻交织着技术、产品、业务流程、组织机构等各个构成节点。

（4）开放发展,连接一切。

"互联网＋"的发展突破了产业发展的地域、文化和社会限制,将产业、文化和国家与互联网融合在一起,并标准其技术特点和发展思维模式,在保留特异性的同时向同一方向发展,这是国家在制定虚拟网络管理法时的原则和一致性。

"互联网＋"是开放型、可延伸、可拓展的,已经并将继续对经济系统、居民生活和政府治理产生全方位的深远影响。2015年3月5日,国务院总理李克强在第十二届全国人民代表大会第三次会议上作政府工作报告,提出了"互联网＋"行动计划,这是我国首次提出制定"互联网＋"行动计划,希望通过互联网的辐射和改造能力全面提高经济发展的质量和效益,提高经济发展质量,促使全面改革并取得成效,准确把握下一代信息技术改革的历史机遇,充分发挥互联网在引领创新、带动产业转型方面的积极作用,为大众创业提供机遇,加快与国民经济各行业的深度融合,大幅提高国民经济效率,推动中国经济进入新的高峰期[2]。

3.2　"互联网＋"政策背景

国家卫生卫健委、各级卫生机构以及社会各相关方面不断推出"互联网"＋医疗的红利政策。

2015年国务院印发《关于积极推进"互联网＋"行动的指导意见》（国发〔2015〕40号）（以下简称《指导意见》）,这是促进互联网向生产领域拓展,加快提升产业发展水平,增强各行业创新能力,打造经济社会发展新优势、新动能的重要举措。

　　《指导意见》提出,要坚持开放共享、融合创新、变革转型、引领跨越、安全有序的基本原则,顺应世界"互联网＋"发展趋势,充分发挥我国互联网的规模优势和应用优势,坚持改革创新和市场需求导向;着力深化体制机制改革,释放发展潜力和活力;着力做优存量,推动经济提质增效和转型升级;着力做大增量,培育新兴业态,打造新的增长点;着力创新政府服务模式,夯实网络发展基础,营造安全网络环境,提升公共服务水平。

　　《指导意见》围绕转型升级任务迫切、融合创新特点明显、人民群众最关心的领域,提出了 11 个具体行动,如图 3－1 所示。

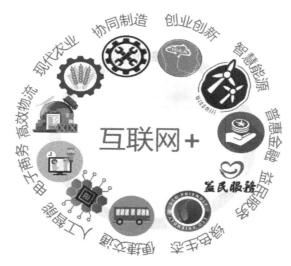

图 3－1　《关于积极推进"互联网＋"行动的指导意见》11 个具体意见

　　围绕这 11 个方面,后续各个行业采取了积极措施,也围绕着《指导意见》,国务院同卫生卫健委后续出台了许多措施来巩固"互联网＋"的开展。其中第六项"互联网＋"益民服务中主要体现在政务、医疗、教育、交通等方面,大多指向"老大难"问题。尤其是医疗服务中,施行了电子健康码、网上预约候诊、家庭医生签约服务、电子药房等措施,能够汇集碎片信息,对接互动各种需求。对于那些通过传统渠道难以到达的信息和难于整合的资源,互联网的加入可产生强大的能量效应。医疗服务平台一个难题就是数据孤岛,益民服务的创新有赖于底层数据的打通,各级政府在智慧城市建设中做好规划设计,用好云平台。打破基层医院之间的传统地域限制,各部门独立 IT 系统之间互通,数据统一标准,解决了大大小小的"信息孤岛"。

为贯彻落实《国务院办公厅关于促进"互联网＋医疗健康"发展的意见》（国发〔2015〕40号）有关要求，卫生健康委、中医药局发布《关于印发互联网诊疗管理办法（试行）等3个文件的通知》（国卫医发〔2018〕25号），进一步规范互联网诊疗行为，充分发挥远程医疗服务的积极作用，提高医疗服务效率，确保医疗质量和安全。卫生健康委员会和国家中医药管理局组织制定了《互联网诊疗管理办法（试行）》《互联网医院管理办法（试行）》《远程医疗服务管理规范（试行）》。

3个文件根据使用的人员和服务方式将"互联网＋医疗服务"分为三类。第一类为远程医疗，由医疗机构之间使用本机构注册的医务人员，利用互联网等信息技术开展远程会诊和远程诊断。第二类为互联网诊疗活动，由医疗机构使用本机构注册的医务人员，利用互联网技术直接为患者提供部分常见病、慢性病复诊和家庭医生签约服务。第三类为互联网医院。明确了互联网医院性质及与实体医疗机构的关系，标准了互联网医院和互联网诊疗活动准入程序和监管，明确了互联网医院的法律责任关系。

同样，围绕着"互联网＋"，根据《国务院关于积极推进"互联网＋"行动的指导意见》（国发〔2015〕40号），国务院办公厅发布《关于促进"互联网＋医疗健康"发展的意见》（国办发〔2018〕26号）（以下简称《意见》）。《意见》提出了促进互联网与医疗健康深度融合发展的一系列政策措施。一是健全"互联网＋医疗健康"服务体系。从发展"互联网＋"医疗服务，创新"互联网＋"公共卫生服务，优化"互联网＋"家庭医生签约服务，完善"互联网＋"药品供应保障服务，推进"互联网＋"医疗保障结算服务，加强"互联网＋"医学教育和科普服务，推进"互联网＋"人工智能应用服务等七个方面，推动互联网与医疗健康服务融合发展。二是完善"互联网＋医疗健康"支撑体系（见图3-2）。加快实现医疗健康信息互通共享，健全"互联网＋医疗健康"标准体系，提高医院管理和便民服务水平，提升医疗机构基础设施保障能力，及时制订完善相关配套政策。三是加强行业监管和安全保障。强化医疗质量监管，保障数据安全。

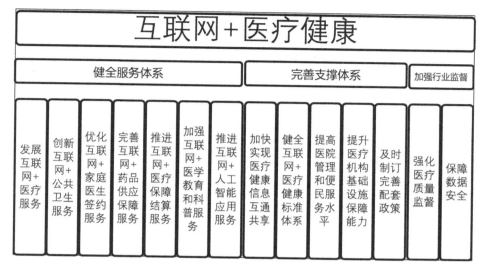

图 3-2　互联网＋医疗健康具体指导意见

　　在抗击新冠肺炎疫情期间,推进"互联网＋"行动为防范新冠疫情做出了重要贡献。为贯彻落实党中央、国务院关于新型冠状病毒感染的肺炎疫情防控工作的总体部署,充分发挥信息化在辅助疫情研判、创新诊疗模式、提升服务效率等方面的支撑作用,国家卫生健康委办公厅发布《关于加强信息化支撑新型冠状病毒感染的肺炎疫情防控工作的通知》(国卫办规划函〔2020〕100号),围绕强化数据采集分析应用,积极开展远程医疗服务,规范互联网诊疗咨询服务,深化"互联网＋"政务服务,加强基础和安全保障五个方面,要求各地积极运用"互联网＋"、大数据等信息技术助力疫情阻击战,降低线下诊疗压力和交叉感染风险,减轻基层统计登记负担,有效跟踪、风险排查和预测疫情发展,为科学防控、精准施策和公共服务提供有力支撑。

　　新冠肺炎疫情期间,智慧医院、互联网医院的建设、预约诊疗等医疗服务的改善,对普及和满足人民群众的医疗需求起到了积极作用。未来不断巩固疫情防控成果,改善医疗服务,加快推广线上线下一体化医疗服务新模式,不断增强人民群众的就医获得感,国家卫生健康委办公厅发布《关于进一步完善预约诊疗制度加强智慧医院建设的通知》(国卫办医函〔2020〕405号),发挥了网络医院和网络诊疗的独特优势,建立线上线下一体化服务模式,为医务人员和患者提供安全、有效的信息保障。充分发挥省级远程医疗平台的作用,利用信息化手段,沉淀专家资源。充分发挥中国继续医学教育网等平台的作用,通过远程教育开展新型冠状病毒的自我防护和诊治培训,提高基层医务工作者的医疗服务和个人防护能力。

3.3 "互联网＋"医疗信息技术基础

互联网医疗,即以云计算、大数据、物联网等信息技术为支撑,以互联网为载体,与传统医疗业务交叉渗透、融合创新而形成新的医疗模式。互联网医疗具有开放、交互、便捷和跨界等特点,有利于优化医疗资源配置和利用,便捷就医流程和机制,提供多样化的就医方式和个性化的医疗服务,提高诊疗咨询的效率。

"互联网＋"医疗信息技术主要有:

1) 云技术

云技术是指在固定的网络条件和环境下,将网络中的软件、硬件和数据等资源进行统一计算、储存和共享的过程,从其特征上看,云技术属于一种"托管"式的技术,可以将各类资源和数据进行更加大规模、高精准的管理,最终为资源和数据所需决策提供支持。当前,云技术已经成为与各类信息网络技术相互配合的重要的媒介和方法,并且随着互联网信息技术的快速发展及应用不断地发挥出重要的作用。云计算的概念已被区分为近年来的主要计算模式之一,不仅对互联网上的服务,而且对整个信息技术(IT)市场都有重要影响,它的出现旨在优化按需提供技术、硬件和信息的服务,在 IT 战略的分配和运作方面达到规模经济。伴随着互联网行业的高度发展和应用,将来每个物品都有可能存在自己的识别标志,都需要传输到后台系统进行逻辑处理,不同程度级别的数据将会分开处理,各类行业数据皆需要强大的系统后盾支撑,只能通过云计算来实现。进一步的云计算不仅可以做资料搜寻、分析等功能,未来如分析 DNA 结构、基因图定序、解析癌症细胞等,都可以通过这项技术达成。云计算节省了成本,简化了医疗运营,并带来了创新,它可以通过远程医疗节省医疗保健交付的成本,通过基于云的移动应用程序增强访问,并通过电子医疗记录提高效率和生产率。

例如在区域医疗中,区域卫生信息平台是连接区域内的医疗卫生机构基本业务信息系统的数据交换和共享平台(见图 3-3),是不同系统间进行信息整合的基础和载体。建设基于健康档案的区域卫生信息平台,是以区域内健康档案信息的采集、存储为基础,自动产生、分发、推送工作任务清单,为区域内各类卫生机构开展医疗卫生服务活动提供支撑的卫生信息平台。平台主要以服务居民为中心,兼顾卫生管理和辅助决策等[5]。云计算将整合电子病历、电子健康档案、影像数据中心等信息资源,对内支持医院、乡镇卫生院、采供血机构等医疗业务实施主体,对外构建基于健康档案的区域卫生信息平台、省级卫生信息平台、国家级卫生信息平台,实现公众服务、业务协同、卫生管理以及外部共享。

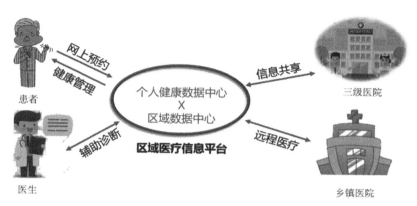

图 3 - 3　区域卫生信息平台模式

2) 5G 技术

第五代移动通信技术(英语:5th generation mobile networks 或 5th generation wireless systems,简称 5G)是最新一代移动通信技术,为 4G(LTE－A、WiMAX－A)系统后的延伸。5G 的性能目标是高数据速率、减少延迟、节省能源、降低成本、提高系统容量和大规模设备连接。更高的性能和改进的效率赋予新的用户体验,并连接新的行业,更快的连接速度、超低的延迟和更大的带宽正在推动社会的发展,改变行业并极大地提高日常体验。相比较于第四代移动通信技术,5G 数据传输速率更高,能够实现高清视频、虚拟现实等大数据量的传输,可以快速实现人与物的交换互通,大大缩短二者之间距离,且信息传输不受时间空间的限制,提升用户使用体验感;从发展趋势来看,5G 技术不仅是通信技术发展的重要历程,更是医疗发展的重要契机。目前,将 5G 技术与物联网、大数据、人工智能等前沿技术相结合运用在医疗领域(见图 3 - 4),例如为移动医疗设备的数据互联、远程手术示教、超级救护车、高阶远程会诊、远程遥控手术等,具有显著优势。

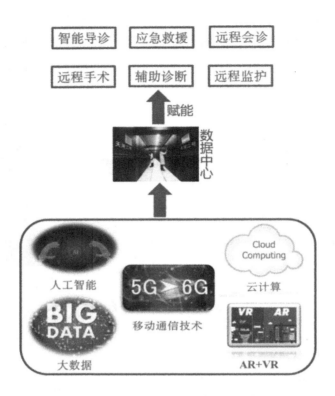

图 3－4　智慧医疗支持技术基础

在未来,5G技术更高的传输速度,将使得占用存储空间大的数据在医院的不同部门之间快速完成传输,而患者完整的病历资料将在医疗系统中实现共享,减少重复诊治,降低病患医疗支出;其次,5G技术的低功耗特点可以减少医院设备的充电时间,增加使用次数,使医院能够部署更大的物联网系统,促进了医院物联网的快速发展和普及;低延时作为5G重要的技术优势,能够不断降低两者之间的时差,为一些精密手术的远程操作实现提供了可能。如北京、上海等地专家能为西藏的患者远程开展开颅、搭桥等精密手术,促进优质医疗资源共享,5G"高通量、低时延、大连接"的优势使得医疗更加智慧化、数字化、移动化、远程化。

3）物联网

物联网技术是将射频识别（RFID）、红外感应器、全球定位系统、激光扫描器等信息传感设备,按特定协议将设备物品与互联网相连接,从而彼此进行信息交换及通信,以实现智能化识别、定位、追踪、监控和管理的一种网络技术。物联网技术可以把医院中多个设备传感器通过网络连接在一起,建立一些全新的网络系统,通过此物联网建立的全新平台能够实现医疗信息的共享,如对医院中的药品信息、患者情况等实施有效的管理。物联网技术不仅可以提高健康管理水平,如通过数据化患者的健康信息,让医护人员可以进行针对性的治疗和辅助引导。还可以实现远程监测和诊治,通过心电监测收集患者的心电数据,从而对患者身体健康情况进行监测,及时发现患者问题。例如病人看护系统,通过给特殊病患人员佩戴三防病患手环,在后台软件内创建虚拟电子围栏功能,制定位置和时间有效的封闭病区、封闭通道,全程视频追踪、位置追踪特征病患,报警信号多向分发。通过对病患配置唯一 ID 住院号手环,实现对患者的床位信息、责任护士、主治医生、紧急联系人等信息的系统记录。通过定位系统提供准确的位置信息,实现对病患的日常管理及提供防走失解决方案。在此系统的建立下,可对住院患者进行从入院到出院全阶段的实时监护,包括患者何时用药,每位患者的全身监护数据,并且能对患者进行实时定位。所有信息通过物联网的传输,在后台实时记录,为病人提供了无感化的就医体验,也为医院提供了数据可视化的管理可能。

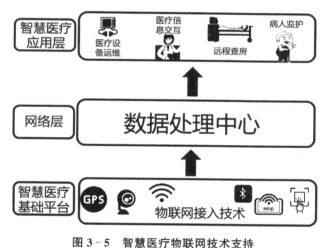

图 3-5 智慧医疗物联网技术支持

4)人工智能

人工智能(artificial intelligence,AI)是建立在计算机科学之上,利用模型算法对人的智能进行模拟和应用的一种多学科交叉的前沿科技,其目的是为机器赋予人类思维和行为,以帮助人们计算、识别、分析、预测等工作。随着科技的进步,AI 的发展和应用已逐渐渗入人们生活工作的各个领域之中。其中,AI 技术在医疗领域的应用是近年来研究的热门领域之一,将 AI 技术结合其他新兴科技,融入医疗服务、临床诊疗、影像识别、药物研发、精准医学研究等领域(见图 3‐6),创新医疗服务内容、模式和场景,能够提升医疗机构的工作效率和诊疗质量,为大众医疗健康提供更优质的服务,同时,还能给医疗科研领域提供新的技术途径以更深入、更广泛地探索新维度。

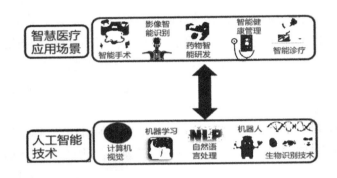

图 3‐6　智慧医疗人工智能技术支持

　　例如在诊断方面,人工智能技术能够为医生提供医学影像数据分析,通过分析影像获取有意义的信息,并进行大量的影像数据对比,进行算法训练,逐步掌握诊断能力,为医生提供一定的诊断依据,以此来提升医生诊断准确性和工作效率。在美国,一家人工智能公司通过一种人工智能算法,对医院中医学影像进行分析之后成功找到了多种疾病产生的迹象,同时其速度和准确率要远远超过医生的速度。AI 与 X 射线、超声、CT 和 MRI 等医学影像结合能提高医师诊断效率,辅助治疗与判断。目前,AI 在医学影像领域中应用较广且表现优异的领域是肿瘤影像识别,如一种基于乳腺 X 线钼靶的 AI 早期乳腺癌自动分类技术区分肿瘤良性与恶性的准确率高达 95.83%,基于高分辨率乳腺 MRI 的 AI 能够进一步提高乳腺癌检测的准确性。

3.4　"互联网＋"医疗国内外应用情况

　　"互联网＋"自提出以来,在各个领域都展现出巨大潜力和广阔优势。在医疗领域不断演变,与传统行业进行深度融合,创造新的发展生态,展现出新的形势,在国内外医疗领域都展现出广泛应用,互联网＋医疗的兴起也改变了很多医生的工作方式和患者的就诊方式。

3.4.1 国外应用

3.4.1.1 美国经验

e-Health 最早出现在美国,包含电子健康档案、计算机化医嘱录入、电子处方、临床决策系统、远程医疗、远程康复、远程手术、远程口腔、消费者健康信息学、健康知识管理、虚拟医疗团队、移动医疗、网络医学研究、卫生信息系统等处于医学/医疗保健和信息技术边缘的服务或系统。

美国很早就创建了区域卫生信息组织(RHIOs),发布了医学研究院(IOM)患者安全数据标准,成立了国家卫生信息技术协调员办公室(ONC)、卫生信息共同体(AHIC)、卫生信息技术标准委员会(HITSP)。而美国 1996 年通过的健康保险流通与责任法案 (Health Insurance Portability and Accountability Act,HIPAA)则引领美国走在了世界健康数据安全和隐私保护的先例。该法案对多种医疗健康产业都具有规范作用,包括交易规则、医疗服务机构的识别、从业人员的识别、医疗信息安全、医疗隐私、健康计划识别、第一伤病报告、病人识别等。在病人隐私保护上,HIPAA 要求医疗服务提供者和机构制定保障政策和安全措施来保护患者医疗信息,无论这些信息存储在纸上、计算机上还是云中。患者有权查看自己的医疗记录和决定谁可以使用自己的医疗数据。在医疗数据安全上,HIPAA 会对数据泄露的医疗机构进行高额罚款的同时协同专业 IT 机构给出医疗机构数据保护措施的建议:数据加密、控制存取、用户认证(密码和生物信息识别)、使用虚拟专用网或 VPN 提供安全的远程访问和基于角色的访问规则等。

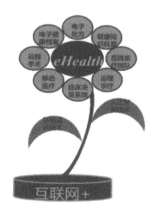

图 3‐7 美国 e-Health

3.4.1.2　英国经验

英国作为一个高度发达的资本主义国家,其国民拥有良好的生活水平和社会保障制度。英国互联网医疗服务系统主要分为以下3类。

基于国家层面来促进整个国家互联网医疗服务生态系统的中央服务系统NHC,无论患者处于何地接受何种医疗服务,该系统都可以通过特定的身份识别来获得患者的就医记录,同时监控医疗服务质量以及根据患者的需求调整医疗服务计划。

基于地区的互联网医疗初级医疗保健服务的地方服务系Albasoft,英国各地区系统之间相互连接并且借助临床决策支持系统和医疗服务规划来提供更高效便捷的互联网医疗服务。

基于日益增长的自我健康管理和护理需求的互联网个人护理解决方案服务系统NHC Choices、Grey Matters、Cellnovo、Handle my Health等。通过远程移动监测、症状识别自查和危险值警示等来提高病人自我监控、诊断和治疗的能力。此外,英国于2018年5月推出的《国家数据选择退出》(National data opt－out)使患者能够根据《国家数据选择退出》的建议和指导,自主选择决定自己的医疗数据是否可用于研究或其他目的,病人能够查看自己医疗数据的用途并且随时可以更改自己的选择。

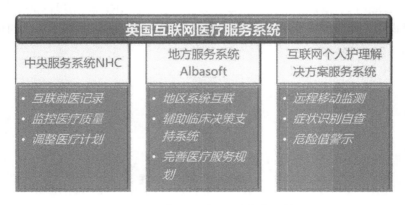

图 3－8　英国互联网医疗服务系统

3.4.1.3　加拿大经验

加拿大互联网医疗服务体系比较具有代表性的是安大略电子健康系统(e-Health Ontario)。e-Health Ontario 的药物档案审查系统可以显示 250 万安大略省药物福利计划和 Trillium 药物计划参与者的处方药物信息。e-Health Ontario 的电子处方试点项目让医疗机构的医生通过电子方式将处方发送到相应的当地药店从而节约资源提高效率,目前仍在使用。

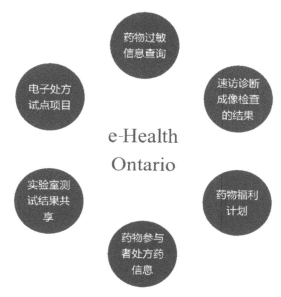

图 3-9　加拿大安大略电子健康系统(e-Health Ontario)

3.4.1.4　丹麦经验

在欧盟国家中,丹麦的公众对医疗体系的满意度最高。丹麦"互联网＋"医疗服务的成功可以归功于精湛的计算机信息技术、政府对医疗健康服务的重视和民众对政府部门的信任,创建了两个比较成熟和便捷的中央医疗保健数据网络系统 Sundhed.dk 和 MedCom。丹麦人可以使用数字签名登录 Sundhed.dk 来预约医生、订购药物和更新处方、查看药物记录和健康数据,并与医疗卫生当局沟通,卫生人员须利用安全证书才能登录该门户网站访问医院的记录摘要和其他医疗信息,用于患者治疗目的之外的其他任何患者医疗健康数据使用均需征得患者同意。MedCom 通过开发、测试、分散风险来确保卫生部门电子通信和信息的质量安全,实现了丹麦 5 000 多所医疗机构和 50 个不同的技术供应商都使用同一个电子表格系统来为患者提供初级保健服务。医疗责任方面,丹麦政府协助澄清病人积极参与的跨部门合作的互联网医疗服务的过错方,并且努力杜绝互联医疗服务的"灰色地带"。

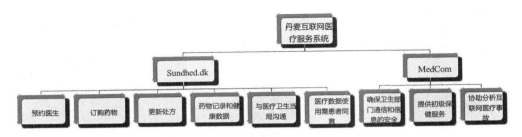

图 3‐10 丹麦"互联网＋"医疗服务

3.4.1.5 以色列

以色列具有先进的数字医疗水平,在预测医学、个性化医疗保健、远程医疗、大数据分析、医疗器械等方面发展较好。2018 年 3 月以色列通过健康医疗领域的"大数据库"国家计划,将在全国近 900 万居民的健康医疗记录数字化基础上建立数字健康领域国家级大数据库,在保护隐私和信息匿名的前提下数据将用于学术研究、药物开发、个性化健康管理等领域。

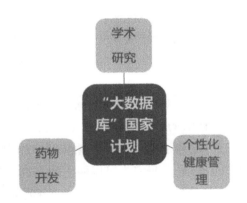

图 3‐11 以色列"大数据库"国家计划

3.4.2 国内应用

3.4.2.1 就医诊疗服务方面

1)智慧医院建设

医院要实现信息化向智慧化发展,需要建设一体化信息平台,实现院内信息系统的互联互通。国家卫健委发布《关于深入开展"互联网＋医疗健康"便民惠民活动的通知》(国卫规划发〔2018〕22 号),为我国智慧医院建设指明了方向,在加快智慧医院建设的过程中,充分结合网络技术的同时,要注重优化诊疗流程,不断提升患者的医疗体验。

智慧医院是将医院智能化、智慧化,是结合物联网、互联网技术,提供方便快捷的智能化服务,提升医院综合管理能力,智慧医院建设模式主要分为单体医院、集团医院、区域医疗体系 3 种,主要包括智慧医疗、智慧服务、智慧管理三大领域。智慧医院建设的最终目的是为患者提供更便捷的诊疗服务,通过预约挂号、线上诊疗、检查结果查询、健康教育等服务,患者能通过信息化平台能够了解医院的实力、医生的资质等相关信息,以人为本的医疗服务建设为医患起到了桥梁作用,缩短了患者的等待时间,减少了医院往返次数。现阶段医疗行业信息化建设向着更高、更深的热点方向发展,智慧医院的建设是医院未来发展转型的必由之路。

2)互联网医院

近年来,各种"互联网＋"政策不断出台,人工智能、云技术、5G 不断应用于医疗领域,在这种情况下,互联网医院应运而生。

国务院发布的《关于积极推进"互联网＋"行动的指导意见》(国发〔2015〕40 号)中明确指出,要逐步推进互联网医院建设,推广在线医疗新模式。2018 年 7 月,国家卫生健康委员会、国家中医药管理局联合发布的《关于印发互联网诊疗管理办法(试行)等 3 个文件的通知》(国办发〔2018〕26 号),确定了互联网医院建设与管理标准,这为互联网医院发展确立了方向。2019 年 8 月国家医疗保障局发布了《关于完善"互联网＋"医疗服务价格和医保支付政策的指导意见》(医保发〔2019〕47 号),为在互联网医院就医的患者提供了费用支撑保障。

互联网医院建设模式按照建设主导方分类,主要有三种模式:一是平台模式,企业自建互联网医院平台,其医疗资源来自三个方面——利用自身的医疗资源、主动签约各地医院或医护人员、医护人员自愿签约加入,如微医互联网软件平台。二是自建模式,实体医院借助互联网信息企业的技术力量,自建互联网医院。三是共建模式,企业与实体医院合作共建互联网医院,企业负责提供互联网技术与平台建设,实体医院负责提供医疗资源,同时开放共享平台[17]。互联网医院的落地实施,充分发挥了医疗资源作用,缓解了患者就医压力,提高了医疗服务便捷性。

3)网上预约诊疗服务

门诊挂号难的问题一直是限制广大患者顺利就医的最大障碍,随着"互联网＋"、大数据的迅速发展,网络技术与预约挂号相结合,产生了网上预约诊疗服务。网上预约诊疗服务现已在全国范围内推行。而医院网上预约诊疗服务解决了地域限制,便利了患者生活。在网上预约诊疗系统中可以查看医院的诊疗程序、医疗队伍和医疗特色、门诊时间安排等,从而可以引导患者挂号就医。患者只要在网上进行简单的注册和登录就可以预约,根据自己的时间选择合适的门诊和医生。

3.4.2.2 结算支付服务

数字化生活可以让人们实现信息的自由流动,随着网络数字经济的快速发展,随着"互联网＋"时代的全面到来,线上线下身份管理一体化的需求越来越强劲。

新冠肺炎疫情暴发以后,我国人民的生产生活一度受到影响。针对返工、返学、返岗的迫切形势,尤其是应对很多企业的复工潮,同时打赢防疫攻坚战和经济恢复战,对广大地区进行合理管控,使生产生活恢复平稳运行,为加强疫情防控,快速高效保持社会正常秩序运转,各省区先后推出了健康码管理举措。

动态码方式是目前普遍使用的健康码。生成方式:动态健康码的特点是所展示的二维码是动态变化的,其编码的内容不含具体信息,通常是一个临时链接,关联随时更新的个人健康状态,码图可以通过设定生码规则自动更新,从而降低二维码信息泄露风险。动态健康码适用于信息较为敏感、信息量和内容不断更新的场景。

电子健康码依托于"互联网＋"可信身份认证平台(简称 CTID 平台),利用大数据技术形成网证,网证是 CTID 平台利用大数据技术对公安部治安管理局和移民局的人口及证件信息等 18 亿多的数据进行汇聚、清洗、融合,并采用国产商用密码算法进行单向变换脱敏与保护,建立公安网与互联网的身份对照关系.通过将法定证件登记项目(姓名、身份证号码、有效期限等)作为要素进行映射,经数学变换或密码变换生成网证,形成互联网空间的网络映射证件。解决了我国网络身份认证难题,降低了对个人画像进行分析的风险。

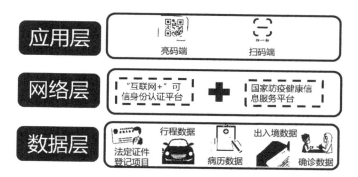

图 3 - 12　电子健康码实现医疗健康服务

3.4.2.3　用药服务

互联网技术的快速发展,为许多行业的发展带来了强大的推动力。在"互联网＋"的背景下,许多传统企业积极寻求符合自身发展需要的商业模式,以实现转型升级和创新。价值链创新被普遍认为是商业模式的精髓,它将对商业模式产生巨大影响。医药服务企业的利益相关者众多,涉及的行业也很多,所以价值链创新的可能性很大。

基于"互联网＋"药事服务主要有建设药品流通服务云平台、处方审核流转中心、精准药学服务中心,主要应用于"智慧药房""互联网＋中药房"。

中医院门诊智慧药房以互联网和物联网平台为依托,能够提高服务效率和服务质量,促进药事咨询和健康管理服务发展,是中医院药房向智能化和网络化升级发展的方向。"互联网＋中药房"中智慧药房主要功能如图 3 - 13 所示。

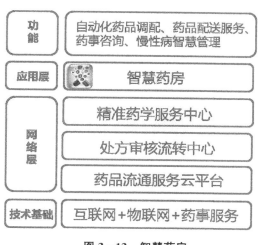

图 3 - 13　智慧药房

1) 自动化药品调配

患者可以通过智慧药房预约挂号,了解处方信息、药品价格、用法用量和用药注意事项,西药和中成药在门诊自动化药房取药,实现自动化药品调配,与药房人工调配药品相比可极大提高配药效率,缩短患者取药时间,优化药事服务流程。

2) 药品配送服务

中药煎煮耗时较长,患者选择药房代煎中药候药时间长。智慧药房通过互联网与医院门诊系统对接,接收医院发来的电子处方,完成调剂、煎煮、分包、配送服务,根据汤药的存储和运输条件采用相应的冷链物流,将药品配送到患者手中,同时也可延长中医院的服务链和价值链。

3) 药事咨询

患者就诊后能否做到合理、有效、安全用药至关重要,由于信息不对称,患者在用药时可能需要咨询药物用法用量、药物适应症、服药时间与饮食的关系、不良反应和用药注意事项等,智慧药房平台具有用药咨询服务,这对于提高患者用药依从性和安全性具有重要作用。

4) 慢性病管理智慧

药房 App 具有用药提醒、慢性病咨询、药品配送、用药查询、药品服用说明等功能,这对于慢性病患者尤其是老年慢性病患者具有重要的意义。

3.4.2.4　公共卫生服务

1) "互联网＋医养结合"养老服务

我国日益严峻的老龄化形势对实现全民健康提出了高要求。我国是世界上人口老龄化程度比较高的国家之一,提出"互联网＋"理念后,"互联网＋"在我国得到迅猛发展。"互联网＋"强调社会资源的合理配置,为互联网与养老产业的融合提供了机遇。"互联网＋医养结合"将互联网技术应用于两个阶段的结合,通过线上线下的有效连接整合资源,创新服务模式,满足老年群体多层次、多方面的健康需求。医养结合既包括临床咨询、诊治、保健、康复,又包含生活照护、心理调养、社会活动等。

2) 慢性病管理的"互联网＋"时代

随着我国经济的不断发展,生活水平的不断提高,老龄化进程的不断加快,慢性病的发病率、致残率和死亡率大幅提升,互联网技术可以实现医疗信息互通共享,获取医疗机构的诊疗信息以及居民电子健康档案,为搭建慢性病管理的专业信息平台提供基础数据;智能穿戴设备与移动医疗应用程序借助互联网技术采集实时数据流,开展全生命周期的动态监测,也有利于及时评估调整方案;云计算技术将采集的数据存储到云端,实现高效共享流通;大数据技术和深度学习技术等对信息进行挖掘、整合、分析、可视化,利用人工智能技术,为用户提供个性化的健康促进建议。与此同时,持续有效的健康数据为临床医护工作者"精准治疗"提供了决策支持;引入远程医疗技术,组建包括医师、护师、药师及营养师等的专业医疗团队,提供连续、全面、主动的健康管理服务,提高工作效率。

3.4.2.5 家庭医生服务

深化医药卫生体制改革的重要途径之一是推行家庭医生服务。同时,也能推动基层有效建立分级诊疗制度和基层诊断制度。

家庭医生签约制度是对服务对象实行全面有效的且个性化医疗保健服务和照顾的新型医生服务制度。2016 年,国务院制订了《关于推进家庭医生签约服务的指导意见》(国医改办发〔2016〕1 号),强调家庭医生要依据居民的健康状况策划出具有针对性服务的签约服务包,并按签约期时间要求提供给居民。

在"互联网＋"环境下,家庭医生服务制度可以更好地依托信息平台,有效整合传统社区医疗和信息平台,使家庭医疗体系满足居民的个性化需求。运用"互联网＋"的技术理念,建立基层护理与互联网相结合的医疗卫生体系。

3.4.2.6 远程医疗服务

随着互联网的速度发展,互联网在人们的工作、学习和生活等各个方面发挥着越来越重要的作用,且已经广泛应用在医疗领域。"互联网＋医疗"是互联网在医疗行业的新应用,随着信息技术持续发展,科技创新能力不断提高,"互联网＋人工智能"模式已广泛应用于各行业。

在"互联网＋医疗"出现之前,患者依靠的是传统医疗模式。由于我国医疗资源分布不均,优质医疗资源过度集中在大城市,基层医务人员数量不足,诊疗水平不高。此外,大多数患者需要到医院接受治疗,信息的流动不顺畅,医患信息不透明。医院需要投入大量的人力、物力、财力,导致医院运营效率低下。所以,传统的医疗模式已无法满足人们的需求。"互联网＋"远程服务体系应运而生,它包含移动支付、互联网诊疗服务、互联网医疗健康服务。

移动支付在医院信息系统开展移动支付,是基于线上线下融合模式,让患者凭手机等电子产品在医院信息系统实现电子货币支付的过程。

互联网诊疗服务是指具有资质的执业医师通过互联网在医疗机构间进行远程诊疗的行为,以及通过医疗机构统一建立的网络信息平台向医疗机构之外的患者开展的诊疗服务,其应用包括远程诊疗服务和互联网医院。远程诊疗是指医疗机构通过在线视频为患者进行疾病诊断、治疗的过程。远程诊疗以信息技术、网络化医疗协作为突破口,搭建以信息互联互通为基础的区域远程医疗协作平台,实现远程影像、远程心电、远程病理诊断、远程检验等远程业务。互联网医院是指通过互联网连接医院、患者、检验检查机构、药商等相关实体为患者提供协同全程就医服务的一种新医疗保健服务模式。

互联网医疗健康服务是指通过互联网通道面向公众提供多元健康服务,具体功能包括个人健康档案查阅、健康咨询、导医导诊、自检自测、智能分析和健康促进等。

"互联网＋医疗"极大地便利了医生以及患者,同时,从乡村振兴协调发展的角度,结合我国现阶段卫生健康事业发展的实际需要,让乡村医生向医疗专家学习更丰富的诊疗经验,提升乡村医生服务能力和县域内就诊率,给村民看病带来便利。

3.4.2.7 健康信息服务

如今人们的生活已经步入信息化时代,医疗健康产业也纷纷利用信息化工具扩展服务范围。

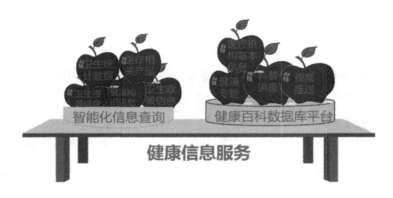

图 3 - 14 健康信息服务

智能化信息查询、健康百科数据库平台可以为百姓提供卫生资源信息查询、健康知识信息查询、卫生政策信息查询、卫生统计数据发布及医疗相关产品查询等查询功能。同时根据数据统计结果结合公众需求提供健康专题查询及科普讲座、视频推送。

平台依托本身的预约挂号功能,为百姓提供各级主要医疗机构的基本信息、人员数、床位数、设备数、医疗服务量、分科等情况的查询,让百姓能够通过网络及时了解医疗资源信息,并实时挂号。

3.4.2.8　应急救治服务

1)胸痛中心

我国心肌梗死等急性心血管疾病救治现状亟待改进,构建政府、社会、院前急救、各级医院"四位一体"的区域心血管疾病急救网络势在必行,完善以胸痛中心为枢纽的体系建设,整合资源,优化管理,提高效率,将进一步提高我国急性心血管疾病的救治水平。

建立以"互联网＋"为核心构建胸痛专科医联体,以患者需求为导向,通过"互联网＋"保障胸科中心质量,通过智慧型救治中心建立信息化远程监控系统。"互联网＋"胸痛中心把远程心电网络融入医疗机构设置院前告知系统,与急救中心联合,将终端配备于部分救护车,发病患者通过救护车到院,医院通过接收软件,同步发现、观察患者心电数据变化,在患者到院前就做好接诊和针对性抢救准备工作,在车内实时传输心电信息的同时,指挥大屏实时查看救护车位置,医院医师与车内医务人员实时视频、通话进行指导,打通院前与院中的中间环节,将急诊救治端口前移,实现院前院内无缝衔接,端口"双前移",提升了救治效率,形成急救工作一盘棋,有效联通院前院中。

2)缺血性脑卒中信息化管理

缺血性脑卒中是脑血液循环障碍引起的脑组织局限性坏死、软化。缺血性脑卒中治疗具有一定时间窗,尽可能缩短发病后溶栓治疗时间在改善患者预后中意义重大。然而时间缺血性卒中急诊救治管理流程尚不够完善,院前、院内救治流程衔接不完善,延误静脉溶栓治疗时间,影响救治结果。互联网信息化疾病管理系统是将互联网技术与疾病防治流程相结合,为急重症患者提前适时、适地、无边界的专科诊治方案,在改善救治结果中效果确切。缺血性脑卒中患者中采取"互联网＋"缺血性脑卒中区域性全流程信息化管理新模式,能够提升救治效率,缩短发病至入院就诊时间及院内救治时间,减少并发症的发生,提升救治有效率。

3.4.2.9　其他政务服务

互联网要积极融合、发展、创新。要根据人们的要求,融入时代发展规律,创新和推广新的网络模式。创建的新型医疗模式要包含互联网医疗卫生服务、移动互联网在线服务、远程医疗服务、医疗网络信息平台、互联网医疗服务和互联网健康服务等多方面,这些服务的实施与全面落实,都是以"互联网＋"为基础开展的。医疗信息共享交换标准体系将平台中录入的医院、区域卫生诊所等信息实现信息互换,对医疗资源进行有效管理,更好地呈现给患者,为患者提供更加标准以及更加优质的服务。其中,这些标准中包括用于采集、传输、存储、显示以及查询医疗影像的信息交换协议;用于实现共享诊疗信息、实现健康档案管理等工作的电子病历数据标准;用于观察和共享医学和临床数据观测指标的观测指标标识符逻辑命名与编码系统 LOINC ;由国家颁发,涵盖 30 多项居民健康档案信息、用来构建国内居民健康档案系统的健康档案数据。

3.5 　"互联网＋"专科医联体发展机遇和挑战

3.5.1 　发展机遇

3.5.1.1 　"互联网＋"专科医联体优势

1)有效促进专科优质医疗资源下沉,让群众从中受益

互联网技术与专科医联体的结合,有助于从技术和模式上对传统就医流程进行改造,提升医疗服务的质量和效益,为医疗服务突破诊疗时间和地域的限制。专科医联体从人出发,以疾病规范化治疗和人才培养为抓手,可以让患者得到同质化的治疗。过去,基层医院的患者去一趟三甲医院看重点专科的专家十分困难,而现在通过专科医联体,基层疑难症患者也可以及时得到专家的指导。"互联网＋"专科医联体将医疗与互联网技术深度融合,实现各医院之间的互联互通,数据共享,将大医院成熟的基础技术下移到基层医院,提升了基层服务能力,为实现分级诊疗的基层首诊打下坚实的基础,不断满足基层"小病在基层"的要求;通过联盟内部各医疗机构的上下联动解决危急症病人的双向转诊,缓解基层医院的燃眉之急;通过远程诊断的方式将基层不能立马提高的复杂技能交由大医院来承担,使人民群众能够更方便更好的就医。

2)能够增强基层的技术服务能力

随着我国城镇化进程的不断加速,大量的优质资源向城市集中,基层优秀的专业技术人员被虹吸到城市中,造成基层医院人才匮乏。这些原因导致我国目前基层医院技术服务能力差的现状。基层患者少会导致基层医院技术服务能力差,服务能力差又会反过来导致患者减少,这样来就进入了周而复始的恶性循环中。通过组建专科联盟促使优质专科医疗资源下沉到基层,改善基层医院的技术水平和服务能力,从而改变我国医疗资源分布不均衡的现状。

3）提升重大疾病防治能力

区域专科联盟可以充分利用国家医学中心、国家临床医学研究中心及其协同网络的作用，使高精尖医疗技术下沉到基层，提升基层医疗机构应对重大疾病的预防救治能力，还可以通过联盟间的转诊机制迅速把急危重大疾病及时转诊到上级医疗机构进行及时合理的诊治，避免了重复就医，整体提升了服务效率、服务能力及重大疾病防治能力，提高了高精尖医疗资源的可及性。

3.5.1.2 "互联网＋"专科医联体发展机遇

"互联网＋"专科医联体将在市场需求、政策法规、信息技术、资本投入等四者联动驱动下得到快速发展。

1）医疗服务需求不断提高

老龄化、慢性病患病率加剧、人群健康管理意识增强带动的医疗服务需求将为"互联网＋"专科医联体带来发展机遇。据 BCG 和 SwissRe 联合发布的报告预测，到 2050 年，中国 60 岁及以上人口数将增至近 4.4 亿，占全国总人口数的 34％，中国全面进入深度老龄化阶段；而根据德勤咨询《2020 年健康医疗预测报告》显示，未来我国人群健康将呈现加速步入老龄化、慢性病与癌症年轻化等特征。专科医联体促进基本医疗卫生服务更加公平、医疗资源配置更加优化、基层医疗服务能力不断提升，实现资源高效利用，解决就医难的问题。使大医院支持偏远地区的基层建设工作，实现一个合理、高效、优质的患者就诊流程，便捷有效的双向转诊机制是医联体目标之一。双向转诊机制建立在社区首诊基础之上，建立"小病在社区、大病进医院、康复回社区"的新格局。社区卫生服务机构主要的点放在常见病、多发病和慢性病的长期管理上，而对疑难杂重的疾病则转入二、三级医院进行更加专业化的对症治疗。通过建设和发展医联体，充分发挥区域内三级公立医院的牵头引领作用，引导不同级别、不同类别医疗机构建立目标明确、权责清晰的分工协作关系，促进优质医疗资源下沉，可以逐步解决现有医疗服务体系布局不完善、优质医疗资源不足和配置不合理等问题，推动形成分级诊疗制度，引导群众基层首诊、就近就医。

2）政策法规的大力支持

法律法规与政策的调整为"互联网＋"专科医联体的发展带来政策机遇。党中央、国务院高度重视。习近平总书记深刻指出，要引导医疗卫生工作重心下移、医疗卫生资源下沉，把大医院技术传到基层、把大医院医生引到基层。李克强总理在 2022 年《政府工作报告》中明确提出，全面启动多种形式的医联体建设试点，三级公立医院要全部参与并发挥引领作用。刘延东副总理多次主持召开会议研究部署并赴地方专题调研,提出具体要求。这些都为医联体建设和发展指明了方向,提供了遵循。国务院办公厅印发了《关于推进医疗联合体建设和发展的指导意见》,提出了促进医联体健康深度发展的一系列政策措施,由医疗机构特色专科技术力量为支撑,充分发挥医学中心、临床医学研究中心及其协同网络的作用,以专科协作为纽带,形成补位发展模式,提升疾病救治能力。鼓励医疗机构运用互联网等信息技术拓展医疗服务空间和内容,构建覆盖诊前、诊中、诊后的线上线下一体化医疗服务模式。可以预见,国家卫生健康委将出台具体的鼓励互联专科医联体健康发展的政策措施和基本标准,也将出台部门规章以规范互联网医联体/专科联盟诊疗行为。此外,随着鼓励社会力量投资医疗领域和商业健康保险政策的开放,"互联网＋"专科医联体发展将迎来新一轮的政策红利。

3)信息技术的迅猛发展

移动互联网技术的快速发展深刻影响着居民的生活方式。截至2020年3月,我国网民规模达9.04亿人,互联网普及率为64.5%,信息技术的快速发展将为"互联网＋"专科医联体的进一步发展提供必要的技术支撑。未来的医疗行业整体格局必定是传统医疗体系与新型互联网医疗相互补充、相互融合的过程,由此形成传统医疗服务与互联网医疗服务相互支撑的格局。传感器技术、网络技术(5G)、大数据、云计算、人工智能等新技术的发展和应用,极大地促进了构建医联体的发展空间,利用信息化手段促进资源纵向流动,形成补位发展模式,重点提升重大疾病救治能力,进而改变现有的医疗服务模式。

4)社会资本投入充分

"互联网＋"和医疗服务是未来医疗行业的发展方向,因此,众多的医疗资金注入"互联网＋"医疗服务的改革中。近年来,政府多次出台扶持性政策,对社会办医的支持力度持续加大,引导社会资本进入医疗行业;医疗产业自身的抗周期特性也同样吸引着资本的涌入。据不完全统计,2017年上半年全国在互联网医疗服务领域的投资金额达到100亿元人民币,在2020年达到150亿元人民币。我国的互联网企业也在打造一个全新的"互联网＋医疗"的模式,例如,阿里巴巴公司斥资2亿美元专注构建阿里健康集团,百度公司在平台上进行网络医疗服务等。"互联网＋"背景下的专科医疗服务必定随着大量医疗资金的融入而进入快速发展阶段。

3.5.2　挑战

3.5.2.1　"互联网＋"专科医联体劣势

1）医联体内部组织管理问题

医联体建设中部分协作关系存在形式丰富而内涵不足的现象,部分专科联盟组织松散,联盟各成员医院独立性较强,合作基础脆弱,不同区域又情况各异,不利于统一规范,彼此协作难度大,存在不服从管理、各自发展的现象,人员保障和激励机制没有完善,没有与专科医联体相适应的绩效考核机制。专科医联体内部分工协作机制需要进一步探索,建立组织管理和协作制度,需要完善医联体内双向转诊机制。同时,专科医联体内优质医疗资源上下贯通,统筹人员调配、薪酬分配、资源共享等均需要后续完善。

2）利益协调问题

从基础设备到药物配置,医保费用到财务预算,基层医院和大医院有着本质区别,通过医联体本该促进资源、费用更好地配置,但很多医联体没有良好的资源分配、成本结算、收益共享等方案,对人员也缺少促进流通的鼓励机制,因此内部人、财、物的流转都面对着很大的困难。联盟成员的利益区间有交叉重叠,彼此间有一定竞争关系,由于医联体内部未建立合理的利益分享机制,大医院缺乏患者下转的动力,更多的基层医院成为它们的患者流量入口,医联体也成为新的"虹吸"途径。患者流转不通畅,只上不下,基层医院患者加剧流失。

3）信息系统未实现互联互通

以往各医院根据自己的经济能力、业务需要都建设有各自的工作信息系统,由于联盟成员医院基础设施、技术水平参差不齐,彼此信息系统不能兼容,导致患者疾病信息不能共享,各种检查、检验结果不能互看、互认。医联体内信息涉及内容多,各信息间彼此联系、错综复杂;医疗对象个体差异大,医生的诊疗水平、诊疗思路各不相同,对标准和规范的掌握和认识也不同,信息化建设不完备、水平参差不齐导致医疗信息沟通不畅[37],在上下级医院不能进行信息共享,彼此对患者病情不了解的情况下进行双向转诊会造成衔接不畅,重复检查等,不利于专科联盟的长久发展。

3.5.2.2　"互联网＋"专科医联体面临的威胁

1）政策法律和监管机制不完善

互联网医疗涉及互联网在医疗领域中的各流程、多主体的全链条结合,当前我国互联网医疗处于初步发展阶段,相关政策标准的程序性、严谨性和前瞻性都较欠缺,互联网医疗的功能划分不明确,其中在线问诊咨询、线上处方等多个功能有所重叠,界限不清;而在线问诊一旦出现了问题纠纷,责任划分、利益受损者的维权方式途径等都没有明确的法律条文给出规范,医疗方逃避责任、被害者难以获取赔偿的现象即使出现,也未必能够绳之以法,无法为互联网医疗稳定持续发展保驾护航,网上药品销售、信息安全、医师多点执业、医疗保险和纠纷处理机制等亟待进一步梳理规范。互联网医疗覆盖面广、内容繁杂、专业性强,然而监管部门职能模糊、监管范围局限以及监管技术滞后,导致行业整体监管乏力,阻碍新医疗格局的规范成型。

2)数据安全问题

互联网医疗需要依靠互联网与医疗机构对接,而互联网平台目前仍然是弱安全性,如在机构与互联网的对接过程中存在漏洞和缺陷,网络黑客一旦对存在的漏洞进行攻击,便会造成整个互联网医疗系统的瘫痪以及恶意的数据泄露事件,产生致命性的后果。以电子病历为基础进行区域信息共享,依赖于互联网,在目前各项尚未完善的情况下,很容易造成信息泄露,任何隐私风险保护需求都应慎重考虑。病患类型复杂,数据冗杂,为保障用户个人信息以及管理用户进入渠道,必须加强对用户的访问控制和身份验证,以对访问者的行为进行约束和管理,从而加强消费者对互联网医疗的信赖度。此外,加强网络安全管理有助于提升医院信息系统安全平稳运行,规避网络安全事故,这也是对医院信息资产的一种有力保障。

3)见效时间长

专科医联体要想得到老百姓的认可,不是一朝一夕之功。人才建设,医疗水平的提高,相互协作的加强,均需要长期不懈的努力。若要让人民群众愿意在基层首诊,关键是要让人民群众相信基层的服务能力,信赖基层医生的水平。所以,专科型医联体建设,要克服急功近利的思想,立足长远,通过自己方便、快捷、优质的医疗服务来赢得老百姓的认可。

3.6 "互联网＋"专科医联体应用实践

医联体,即区域医疗联合体,是整合一定区域内医疗资源,将不同类型、层级的医疗卫生机构有机组合形成医疗协作联盟或医疗集团,由一所三级医院联合若干所二级医院和基层医疗机构等组成。目的是引导患者分层次就医,而非一味涌向三级医院。专科联盟指医疗机构之间以专科协作为纽带形成的联合体。

以一家医疗机构特色专科为主,联合其他医疗机构相同专科技术力量,形成区域内若干特色专科中心,提升解决专科重大疾病的救治能力,形成补位发展模式。横向盘活现有医疗资源,突出专科特色。

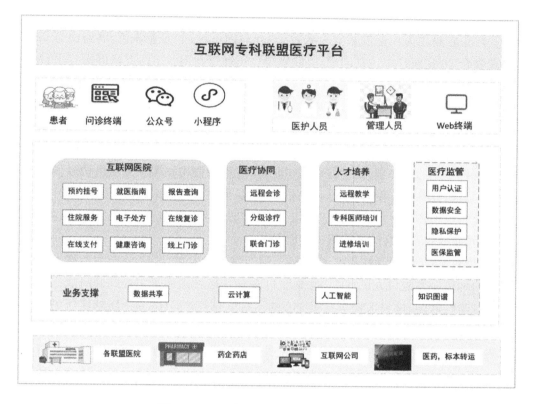

图 3‐15　互联网医联体/专科联盟医疗平台

　　归根结底,医联体的本质是资源的共享和连接:共享是指医疗资源、医疗数据和健康信息的共享;连接是指人与人之间、医生与医生之间、病人与病人之间的连接。"互联网＋"时代代表了基于互联网的新型医联体的大趋势,即建立物、人、数据、服务的联盟。这也是深化医药卫生体制改革的一次积极探索和实践。

　　新形势下,"互联网＋"新型医联体项目以地区三甲级医院为核心,积极引入社会资本,应用互联网信息技术及智能医疗硬件,打造区域互联网医疗服务平台和医疗健康大数据信息平台。以"学科医联体"形式,联合区县级医院、基层医疗机构,构建以在线医疗、远程会诊等为基础的"互联网＋"新型医联体,同时拓展国际合作,探索和实践在线医疗服务模式,构建地区互联网分级诊疗平台。引导和利用三甲医院自身优质医疗资源下沉到基层,试点医师多点执业,建成基层首诊、双向转诊、急慢分治、上下联动的分级诊疗新秩序。

"互联网＋"医联体/专科联盟项目在各个领域都有应用:

1）"互联网＋护理"专科联盟

广东省第二人民医院成立全省首个"互联网＋护理"专业联盟,联盟由省二医院联合 50 家医疗单位共同成立,联盟单位可通过共用省二医互联网医疗平台的医生、线上 MDT 平台资源,打破壁垒,节约资源,简化流程,实现同质化服务,实现联盟单位间的患者转介、信息共享、服务共享和资源共享。省二医作为广州市首批试点"互联网＋护理服务"的医疗机构、专科联盟的牵头单位,上门护理服务已涵盖基础护理、康复护理、慢病管理、健康教育、老年护理、母婴护理、产后访视、骨科护理等 38 个项目。"互联网＋护理"专科联盟将护理服务从机构延伸至社区、家庭,充分进行信息流通,创新护理模式,提高服务效率,规范服务行为,满足人民日益增长的医疗卫生健康需求,为有需要的群众提供高质量的护理服务。

2）耳鼻咽喉疾病防治区域学科联盟

联盟由深圳大学总医院耳鼻咽喉头颈外科为盟主单位,联合华中科技大学深圳协和医院及蛇口人民医院,初步与 11 家南山区社区康复中心共同组成。通过区域学科联盟,构建医院与社康中心的网络化服务共同体,为社康辖区居民提供高质量医疗服务,也为实现合理的分级诊疗服务制度提供保障。在南山区医疗集团的支持下,深大总医院耳鼻咽喉头颈外科将与桃源社康、大学城社康、麻岭社康、科技园社康等 11 家加盟社康中心实现"医疗业务指导＋双向转诊＋远程医疗合作＋科研与培训"的上下联动。深大总医院耳鼻咽喉头颈外科将为学科联盟签约的社康服务中心优先提供耳鼻咽喉头颈外科急危重症、疑难复杂疾病等诊疗服务,实现"重症送深大总医院,轻症转社康"的医疗服务模式。社康中心未开展的检验、检查项目,优先转送深大总医院检验、检查。

3）国家儿童医学中心互联网＋肾脏专科联盟

联盟由国家儿童医学中心所在医疗机构:复旦大学附属儿科医院、首都医科大学附属北京儿童医院和上海儿童医学中心共同牵头成立。成立的肾脏专科联盟创新采用"互联网＋"形式,将形成覆盖全中国的儿童肾脏病专科疾病诊疗、人员培训、成果转化的互联网平台,优化儿童肾脏病专科医疗资源,同时有效推进分级诊疗制度建设,使每一个肾脏病患儿获得适宜的医疗照护。加强了"中国儿童遗传性肾脏病数据库"建设,中国儿童遗传性肾脏病数据库已形成遗传性肾脏病库、肾脏病基因库、病例档案库、治疗方案库、在线数据分析平台、病例论坛和患者教育等 7 个版块；注册单位由 14 家增至 115 家，覆盖全国 31 个省（自治区、直辖市）；累计录入遗传性肾脏病例 1 000 余例，数据库病例登记量及访问量稳步上升。充分利用互联网平台优势，推广儿童肾脏病诊治成熟适宜技术和新技术。每 1～2 个月举办 1 次专题活动，包括专家讲座、疑难病例讨论、临床—病理—基因讨论等，启动"儿童遗传性肾结石/肾钙质沉着症的精准诊治"项目，已收集 25 家联盟成员单位相关病例 77 例，开展早期诊断和规范治疗；力争打破信息壁垒，为儿童肾脏专病临床决策、慢病管理、路径研究和指南制定等提供数据支撑，满足学科发展需求。

4）皮肤病学专科联盟

中国"一带一路"皮肤病学专科联盟由国内具备一定影响力的医疗机构以及"一带一路"沿线部分国家的医疗机构组成，至今有遍布国内的医疗机构 190 家、"一带一路"沿线国家日本、印度、尼泊尔、菲律宾、巴西等 5 国 6 家医疗机构（其中印度 2 家）加入。联盟以"优势互补、资源共享、互利共赢、共同发展"为原则，建立疑难罕见皮肤病会诊中心、感染性皮肤病分子诊断中心，将为皮肤科提供皮肤病领域最新技术的培训、医疗前沿信息的分享，深度提升皮肤科常见及疑难病的诊治能力及重大疾病救治能力。通过定期开展会诊、培训、研讨等多形式学术活动，合作开展临床研究，打造辐射"一带一路"沿线国家的皮肤病学医疗合作网络，促进皮肤病学发展。

5）口腔医院专科联盟

以华西口腔医院专科联盟为例，自国家推行医联体发展建设以来，各地区结合各专科实际情况，形成了各具特色的医联体式。为解决口腔优质医疗资源供需不足的问题、落实医疗资源下沉到基层，平衡地区医疗资源分布等问题，北京、上海、武汉各地区相继成立颇具特色的口腔专科医联体，对口腔专科医联体建设推进做出了初步探索。为满足中国西部地区患者对口腔医疗服务需求，帮扶基层医院发展，充分发展口腔学科优势，华西口腔医院率领西部众多医院，成立华西口腔专科联盟。华西口腔专科联盟充分整合各级医院等级职责，带领基层医疗机构口腔服务能力的提升，目前已建立起西藏、新疆、四川三州地区极具规模的专科医联体形式[43]。建立跨区域专科联盟，需消灭地区障碍，通过远程医疗解决中心医院通过开展全国首创的 e 门诊，实现远程口腔实时操作，同步治疗患者，消除地区隔离，让患者在家门口也能够享受高级别专家资源。通过远程会诊、远程教学、远程疑难病例讨论等多种远程医疗服务，给成员医院医生开展业务指导、专业技术指导、综合培训等系统服务，做到了及时、快速的解决成员医生的问题，同时对疑难问题定期讨论，解决患者疑难口腔疾病诊治。通过远程网络资源共享，给成员医院提供远程优质病历、文献、教学资源共享。从而实现了特有的远程医疗服务体系。通过开展形式多元化的远程医疗服务，解决地区隔离障碍，实现全面零距离沟通。

6) 互联网＋心血管专科联盟

湖南省互联网＋心血管专科联盟（E 心联盟）在中南大学湘雅二医院成立，吸引省内外的近百家市县及以上医院加入。牵头的心血管内科学科历史悠久，是国家临床重点建设专科，湖南省重点学科。成立专科医联体后，心内科将以现有的湖南省医学会心血管病专业委员会、湖南省心血管病医院（中心）、湖南省心脏介入诊疗质量控制中心等平台为支撑，通过以互联网相结合，建设心血管 B 超、CT、MRI 影像传输会诊平台、远程心电图及诊疗复杂心律失常平台、各种疑难心血管疾病会诊等平台，从而组建心血管疾病的预防、诊治一体的综合平台，造福广大群众。目前医院心血管内科已通过"互联网＋"与省内外上百家各级医院建立联系，2017 年为各级医院会诊心电图诊断 4 万余例，让很多心血管病人得到了及时救治，联盟成立后，将进一步强化上下联动联系，提高心血管疾病防治水平。新晃县凉伞中心卫生院上传至湘雅二医院杨教授的心电图，专家只花费了 1 分钟左右就出具了报告。这使住在偏远山区的广大基层群众都能享受省级专家的医疗水平，为基层医院医生避免漏诊、误诊的可能性，辅助基层医生对患者进行治疗。

7) 病理专科联盟

浙江省病理专科联盟由浙江省肿瘤医院牵头，浙江省人民医院、浙江医院、浙江省中医院、浙江大学医学院附属第二医院等 11 家医院及第三方医学诊断机构共同发起，集合浙江省市级医院与第三方机构共 141 家。联盟成员单位打造病理精准诊疗三级共享平台，以解决浙江省病理学科发展的不平衡性为导向，加强基层医疗机构的病理学科建设，提升全省疑难病理的诊断水平，共同推动联盟的建设。病理诊断对确定肿瘤患者的最终治疗方案至关重要。以往，很多基层医院患者想要进一步知道病理诊断结果，需要向当地医院借走病理报告，自行找到省城医院的病理医生诊断，费时费力。浙江省病理专科联盟成立后，只要通过会诊网络，就可以得到省级专家诊断。通过线上线下、远程病理和信息化建设，主要帮助基层医院解决技术含量高的病理疑难会诊、冰冻切片、高端分子病理的诊断和检测工作。发挥浙江省肿瘤医院和共同发起单位的技术优势，提供分子病理、细胞病理、组织病理、远程病理的诊断与检测技术平台,提高浙江省病理界技术水平。浙江省病理专科联盟将每年为成员单位人员定期开办各种类型的病理继续医学教育学术交流会议,邀请国内外优秀顶尖的病理专家讲授前沿病理专业知识和信息,拓宽浙江省病理人员的视野,促使浙江省病理学科与国际接轨,推动学科发展。

第4章 专科联盟医联体运营管理模式

医联体的产生，不但回应了国家政策，也适应了医疗市场的需要，同时也保障了患者的就医权益。合理运用医联体，共享患者的基本信息和诊治信息，可以进一步减少检查次数和检查种类、提高服务质量和诊疗效率，同时，医联体可以使优质的医疗资源下沉到基层医院，加深核心医院和基层医院的合作，促使形成分级诊疗新格局，更合理地配置医疗资源，并且，医联体的产生让更多的基层机构加入其中，增强不同层级医疗机构的积极性和活力。

医联体具有城市医疗集团、县域医疗共同体、专科联盟、远程医疗协作网络等模式，其中，专科联盟作为医联体发展模式中极具特色与优势的一种，专科联盟是医疗机构之间以专科协作为纽带形成的医联体。专科联盟的运营模式，与其发展模式密切相关。开展专科医疗联盟建设作为整合区域内医疗资源、促进优质医疗资源下沉、提升基层医疗服务能力、完善医疗服务体系的重要举措，也是推动建立合理有序分级诊疗模式的重要内容，近年来得到了广泛的认可与飞速的发展，在医联体发展的整体框架下，专科联盟经过多年探索现如今有跨区域松散型、区域内松散型、紧密型、托管、领办等多种发展模式。紧密型医联体是医联体模式中优势突出的一类，将其运用于专科联盟管理，即是紧密型专科联盟，紧密型强调对所有医疗机构的人、财、物实行统筹管理，形成一个管理、利益、责任和服务共同体，其对医疗机构体制机制改革程度较大，需要投入更大的管理成本。形成紧密型专科联盟后，成员间以专科建设为沟通纽带，在"紧密型"这一快车道上能够更加有利于医疗同质化的建设。松散型专科联盟内部并不强调人、财、物的统筹管理，人员身份、经济来源、行政隶属等医院体制机制均不变动，以管理和技术为连接纽带，紧紧抓住学科建设这一重点核心。以下将重点介绍紧密型专科联盟医联体的运营管理模式。

4.1　专科联盟医联体运营管理

4.1.1　建立有力的运营管理体系

专科联盟医联体是不同层级医疗机构的组合,通过医联体建设,盘活区域内专科联盟单位的所有医疗资源,提高医疗机构专科服务能力,从而实现区域内医疗服务整体能力提升的良性循环,不断增强"能力圈"的实力。

(1)创新管理体制,完善运行机制。

构建优质高效的医疗卫生服务体系,需要打破现有体制机制,从组织机构架构层面进行创新,整合有关医疗卫生相关部门的职能职责,进行统筹规划。专科联盟医联体首先应明晰双方的责权利,并做好风险预案,需要考虑以下几个方面:收益如何分配、岗位设置如何调整、绩效如何调整、托管费如何约定、新制度如何建立、建设及设备资金投入情况如何分配等等。

(2)建立有力的运营管理体系。

专科联盟医联体务必在医保结算、物资采购、业财融合、内部审计、信息建设等方面建立完善的内部控制制度,只有做好制度建设,形成强有力的运营管理体系,才能确保医联体单位业务往来的顺畅无阻。

(3)加强牵头医院的管理权限。

我国公立医疗机构的管理权限一直控制在政府机构中,公立医疗机构是事业单位,然而随着市场经济的发展完善,医疗机构行政化的管理机构难以适应当今社会的发展需要,应该将医疗机构去行政化。政府的职能由现在的管理改变为外部监督,真正地将专科联盟医联体内部的管理权下放给牵头单位或者理事会,建立人财物统一的管理共同体。

(4)医保结算。

双向转诊病人医药费用核算问题较为复杂,需要与医疗保障事务服务中心等医保主管部门沟通协调,在政策许可的前提下,在医院信息系统中能够区分出转诊病人的分时段分地域的医疗费用,保证患者的医保政策得到合理补偿。

(5)物资采购。

药品及耗材等物资的采购,可以由三级医院统一招标和管理,分库房单独核算及管理。财产物资统一招标采购,促使合理使用资金,严格控制成本,降低医疗服务成本,提高经济效益。

（6）通过业财融合推动运营成效。

财务信息既来源于医疗业务，又通过资金收支对业务工作进行支持和引导，这就需要财务从各个方面与业务部门对接，通过账务反映实际业务情况，通过分析业务数据，指引业务良性发展，提升资源使用效率。

（7）发挥内部审计部门的监管职能。

明确内部审计的权责，杜绝出现管理者权利高于审计的现象，以系统化、规范化的方法，以独立、客观的态度对医院内部控制和风险管理进行检查、评价并提出改进建议，发现并预防错误和舞弊，提供医院运营效率，实现既定目标。

（8）建立经济运营信息化平台，防范运营风险。

信息化建设是医院提高综合实力的必然要求，充分利用信息化的优势，为优化内部控制的管理方式提供支持。医院运营管理人员应制定合理可行的管理制度，"系统上线、管理先行"，参照并依托于三级医院优秀程序和流程等改进自身风险管理系统，防范医院信息系统的操作失误风险和数据安全风险；与三级医院搭建平台实现共享，优化信息沟通渠道，拓展风险识别范围、深入分析风险成因，提高管理协同效应。

4.1.2　优质专科资源下沉

以浙江大学医学院附属儿童医院为例，该专科医院每年选派几名专家进行业务指导，每位专家每年驻院时间不少于一个季度，并定期开设专家门诊。根据下沉医院需求，针对其管理、医教、检验、B超、放射、财务等相关科室，派专家进行指导。下沉医院托管科室人员由专科医院对应科室的学科带头骨干进行一对一帮、教、带。专科医院推进下沉医院托管科室门诊人次、出院人次和业务收入得到稳步增长，合作期间内年均增长比例10%以上。一般下沉医院由当地政府部门牵头签合作协议，专科医院作为甲方，当地政府作为乙方，在当地政府大力支持下更快、更有效地促进医联体的形成。其中一家成员由两家专科医院为主体，整合下沉专科医院医疗资源，形成顶天立地、三医联动、可持续发展的高水平医疗联合体，促进"分级就诊、精准医疗"，解决人民群众医疗服务需求，实现全民健康的目标。

尤其在2018年，该专科医院联合全国各省市24家医疗机构牵头成立专科联盟；联合沪苏浙皖地区115家医疗机构牵头组建长三角地区专科医疗联盟；主导启动省内专科疾病分级诊疗项目；扎实开展"双下沉、两提升"工作，与下沉医院签订协议，继续做好对下沉医院重点托管工作，挂牌成立专科诊治中心。2018

年专科医院下派医务人员到基层开展门诊、手术、查房、讲座、培训、业务管理等实质性指导工作,固定派驻在双下沉以及医联体单位的医务人员 142 人,其中医师 144 人(中高级职称 73 人),护士 2 人,基层指导工作达近千人次。

4.1.3　推进医疗业务的区域间协作

从 2016 年开始,国家卫健委重点推行分级诊疗制度,就是要鼓励三级医院以开展疑难、危重患者的诊治为重点,把各系统常见病、慢性病的诊疗重点放在基层医疗卫生单位,做到患者合理分流。建立肿瘤医疗联合体,是优化医疗服务体系结构布局、提升基层医疗机构服务水平、缓解群众看病就医问题的有效途径。山西省肿瘤医疗联合体于 2014 年 9 月正式成立,省内首批 16 家医院加入其中。肿瘤医联体的成立,破解了省肿瘤医院这样的大医院人满为患、"一号难求"的问题。通过医疗合作、护理合作、管理合作、科研协作、人才培养等合作平台,省肿瘤医院免费为医联体医护人员培训肿瘤静脉输液港技术、肿瘤专科护士操作技术等当前肿瘤治疗前沿技术,使当地普通肿瘤患者能够得到及时有效的治疗,而其他疑难杂症患者可以通过医联体畅通的转诊平台前往省肿瘤医院享受便捷的医疗服务。

4.1.4　推动整合型医疗服务体系建设

深圳罗湖医疗集团、南山医疗集团、宝安中医集团、宝安人民医院集团、福田区医疗集团、大鹏新区医疗集团,以上六个医疗集团均属于紧密型医联体,集团内部呈"牵头医院—下属医院—基层医疗卫生机构"的三级结构,根据集团内各医疗机构是否统一法人又可分为紧密型独立法人组织和紧密型非独立法人组织。

除福田区医疗集团之外,其他各医疗集团都对基层社康的人财物进行集中管理,其中宝安人民医院集团、宝中医集团、大鹏医疗集团整合程度最高;罗湖、南山除了对基层社康进行整合之外,集团内其他医疗机构财务管理相对独立;而福田医疗集团结合较为松散,人财物尚未实现统一管理。在行政方面,医疗集团从组建行政管理中心和资源共享中心入手,以期实现管理的统一化。罗湖医疗集团、宝安中医集团、宝安人民医院医疗集团、大鹏医疗集团建立行政综合管理中心对行政后勤统一管理,其中罗湖实行理事会领导下的集团院长负责制,集团的理事会、监事会和集团管理层,形成决策、监督和执行三权既合理分工又相互制衡的运行体系,集团各下属单位班子成员均由集团院长提名,理事会通过后由集团院长任命或免职。南山医疗集团在基层社康统一管理的基础上与其他医疗机构相对独立。

表4-1　深圳市各医疗集团组织管理的比较分析

医疗集团	组建方式	管理体制	运行激励	配套资源
罗湖医疗集团	紧密型独立法人	三权分工体系，建立六大中心实现行政后勤统一，内部各医院财务相对独立	将社康工作经历作为医务人员职称、职务晋升条件，鼓励下社康	建立六个资源共享中心，打造："社康检查、医院诊断"模式，药晶目录统一
南山医疗集团	紧密型非独立法人	搭建区域六大共享中心，基层机构人财物统一集团管理	开展"三个一百"工程、区域学科联盟，积极鼓励专家下社康	通过共享中心实现集团内互联互通，建立社区与上级医院远程协作关系
宝安中医集团	紧密型独立法人	搭建区域六大共享中心，基层机构人财物统一，集团管理	专家下社区业务指导，社康医生可前往院本部进修，内部增设考核指标	建成院内集成平台、智能信息系统辅助和临床决策系统，实现互联互通和数据对接
宝安人民医院集团	紧密型独立法人	管理一体化，集团内一套行政人员，实现六统一，构建集团专科联盟	制定制度鼓励本部医生下基县，根据社康需要制定进修计划	建成院内集成平台和智能信息系统，但尚未设立影像中心、病例中心，远程会诊中心
福田区医疗集团	紧密型非独立法人	成立七大医疗资源共享中心，集团不参与各成员单位资产管理	为集团内医生提供进修机会，结合卫生主管部门考核激励	构建"云审方"平台。建立7个医疗资源集约中心和福田区人口健康信息平台、区域社康综合管理系统

（续表）

医疗集团	组建方式	管理体制	运行激励	配套资源
大鹏新区医疗集团	紧密型独立法人	实行"统一领导、集中管理、分户核算"的财务管理体制	组建专科联盟,形成整合式健康网络.提供集团内、外院、国外进修机会	医疗健康集团之间物理链路均已打通,建立 4 个中心,实现医学检验结果和影像检查结果互联互通

4.1.5　实现医院管理同质化

2013 年 10 月,宿迁市人民政府与江苏省人民医院签订了《合作共建江苏省人民医院宿迁分院协议书》,明确了将宿迁市第一人民医院作为江苏省人民医院宿迁分院,并委托江苏省人民医院管理,决定开展为期 6 年的合作共建。合作协议明确界定各方责任,医院在托管期间实行院长负责制,院长由江苏省人民医院选派,主持医院全面工作,统一管理医院人财物等各类资源。坚持管办分离原则,医院的公益性质、行政隶属、资产归属、投资渠道等方面保持不变,政府履行投入保障和监管责任,对日常建设管理充分放手放权。

从医院筹建以来,江苏省人民医院先后派驻 3 批次 12 人管理团队,包括院长、业务副院长和主要行政部门负责人等。在工程建设期间,选派院长、副院长参与医院筹划建设、设计整改和模拟运营,顺利完成医院基础建设。在开业运营阶段,选派院长、业务副院长和医务、护理、计财、药学等部门负责人帮助医院搭建了医疗、护理、行政等管理体系,保障医院成功开业运营。在常态运行阶段,适时调整援建团队,选派院长和 2 名业务副院长,同时选派优势学科专家,帮助夯实医疗质量管理,优化医疗服务流程,加强学科专科建设,提升人才队伍培育,在医院"建起来""开起来"的基础上,逐步实现让医院"强起来"的目标任务。

4.1.6　收取合理管理费及利润抽成

邹荔结合了广西壮族自治区南宁市某医联体的建设经验,提出确立医联体单位之间的运营管理模式应该涉及三级医院对成员单位的管理收益和利润抽成。三级医院在医联体成员单位投入了行政、人才和技术帮扶,每年承担了大量的额外成本,对医联体成员单位收取一定管理费用,可调动三级医院持续输出品牌的积极性。管理费用的数额可在目标绩效考核的指标统计下,按照被帮扶单位年收入水平动态调整,同时,在专科联盟内对成员单位的利润抽成,例如:从医联体成员单位"上转"到三级医院,或是从三级医院"下转"回医联体成员单位的病例,可按照扣除医疗成本的结余部分的固定比例作为转来医院的利润抽成,这种方式直接地体现了相互的"贡献",在一定程度上减少转诊争议,目前,我国南宁市医联体内就有此种合作方式的试点。

4.1.7　加快建设医联体信息平台

医联体建设的目的之一,是要能落实区域内的分级诊疗,做到基层首诊、双向转诊等,而作为信息系统:①需要能方便地提供双向转诊的功能,使患者及医疗机构能流畅便捷地完成业务操作;②要支持医联体内部的临床数据和检查检验结果互通互认,满足区域医疗协作的技术基础。为建设区域医疗大数据中心,形成统一的数据采集和存储机制,按照医联体认可的一套数据标准,将需要的业务数据从各个医院业务系统中抽取出来,进行数据统一存储与应用,将当前"数出多源"向"数出一源"转变,以便于下一步的数据挖掘与利用。以"数据湖"的方式对整个区域的全量医疗健康数据进行存储,构建形成一个平台(医疗大数据平台)、三个维度应用(临床数据中心、运营管理数据中心、科研数据中心)。在数据平台及三大数据中心的基础之上,建设相关的数据应用,包括患者全景视图、病历全文检索、院长驾驶舱、各类运营主题分析等。这些应用内嵌到医疗核心业务当中,为临床医护以及管理者决策提供支持;同时,通过数据开放平台,将数据与外界实现对接、上报与共享。

4.1.8　目前存在的问题

(1)合约中对托管双方责权利划分不清导致纠纷。

对委托方来说,一般需要支付一定的托管费,托管合同如若未约定托管费缴纳方式、缴纳期限、专门用途及使用方案、违约责任等具体条款,容易导致托管双方陷入纠纷之中。对受托方来说可能投入大量人力、物力、财力后,没有得到预期战略规划的回报,如若合约中缺少相应的风险条款,也会导致双方不欢而散。

(2)内控环境薄弱,滋生风险因素。

医院高层及中层管理者如若没有足够的风险管理意识,会因私利或者简化工作而存在徇私舞弊现象,开展业务时会存在不按照流程和规章制度办事,致使医院相关管理规章制度混乱。比如"一把手决策"现象,导致审批界定不明确,不能形成相互制约机制,缺乏实质的风险控制;比如医院管理者侧重医疗、轻视管

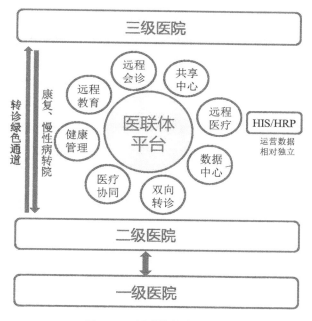

图 4-1　医联体信息平台

理,忽视对内部控制的整体规划和建设,而各科室人员也主要以本部门职责为主,缺少部门之间的有效衔接,则会出现内部控制的灰色地带,滋生运营管理中的风险因素。

4.2　医联体的人力管理模式

4.2.1　实施人力资源垂直管理和人事一体化管理

刘慧颖认为医联体中核心医院通过实施人力资源垂直管理、人事一体化管理的思路,组建业务专家团队下沉,选派优秀员工长期驻扎,同时重点岗位实施轮岗,形成纵横交错、上下联动的人力资源管理体系,能够较快提升医联体各单位人员的整体素质和综合能力。

赵文玲提出,强化人力资源一体化管理,医院要按照自身发展的现实情况,利用招聘等形式、严格执行招聘标准、遵循公平公开公正的原则对专业医护人员进行统一招录,这样一来才可以引进素质较高的人才队伍,进而实现对人员紧缺现象的有效缓解,此外,通过强化对当前人员的培养,利用医联体所存在的优势特征来促进人员的双向流动,并给予其学习以及锻炼机会,进而实现医疗服务质量和服务水平的进一步提高。与此同时,还要按照不同的岗位要求进行量才适用,进而促进人力资源的优化配置。

上海交通大学医学院附属瑞金医院在建立健全医院管理架构及制度、人事管理制度方面的经验总结如下。

为确保医联体正常运行,上海交通大学医学院附属瑞金医院建立了医联体工作管理组织架构,如图4-2。瑞金医院作为各专科医联体的牵头医院,医院内部组建了专科医联体工作领导小组负责医联体内章程修订和重大事项的议定等,下设医联体管理办公室负责专科医联体日常工作和远程医疗的运营管理。各专科医联体成立专科理事会,理事会作为医联体的组织形式和决策机构,负责各自专科的日常事务管理,成员由专科医联体内相关人员组成。医联体内部的体制机制建设直接影响着医联体能否有序运行。机制建设涉及牵头医院及成员单位医疗、教学、科研等多部门协作管理。理清各部门的职责分工,梳理规范各类流程手续,构建内部的利益分配及激励机制是专科医联体建设的保障。

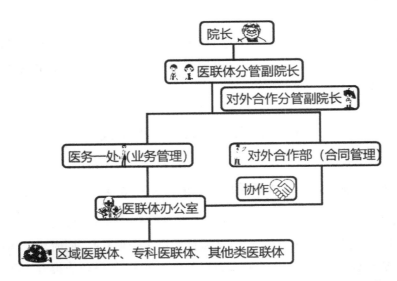

图4-2　上海交通大学医学院附属瑞金医院医联体工作管理组织架构

在优化组织架构的基础上,瑞金医院制定了《上海交通大学医学院附属瑞金医院医联体建设工作实施细则》《上海交通大学医学院附属瑞金医院专科医联体年度管理办法》两大制度及《上海交通大学医学院附属瑞金医院专科医联体理事会章程》。在《上海交通大学医学院附属瑞金医院医联体建设工作实施细则》中，医院明确规定了专科医联体成立的申请条件，分别对牵头学科及各成员学科需满足的条件进行明确说明；明确规定了专科医联体的准入要求及申请流程，包括需提交的相关材料及对应的审批流程；明确规定了牵头医院和成员单位各自需履行的责任和义务；明确规定了相关保密制度及如何进行合作协议的签订及授牌。在《上海交通大学医学院附属瑞金医院专科医联体年度管理办法》中，医院明确说明了考核目的、考核对象、考核实施部门、考核内容、考核流程及考核结果。考核内容中对牵头学科和成员单位的考核内容分别进行了规定，并针对不同角色不同的考核结果制定了相应的奖惩措施。在《上海交通大学医学院附属瑞金医院专科医联体理事会章程》中，明确规定了理事会的性质、组成、职责及议事制度等。通过上述文件，明确了医联体从建设、运营、专项、保障、评价到持续改进的一系列工作流程，从而保证了医联体的有序运行。

瑞金医院首先明确了医联体工作管理的组织架构，理清了各部门的职责分工，从而实现了医联体的统一管理。专科医联体内部在建立、优化组织管理架构的基础上，还要构建长效的管理机制，以保障各项工作的顺利开展。瑞金医院通过一系列制度的确立及工作流程的梳理，保障了医联体从建设、运营、专项、保障、评价到持续改进的全流程管理。同时，瑞金医院充分发挥考核评估的"指挥棒"作用，制定了科学、合理的评价指标，重点评价专科医联体技术辐射能力、基层人才培养、科教研等情况，督促成员单位间不断深化合作，既有助于调动各级各类医疗机构参与医联体建设的积极性，又有助于及时发现医联体发展中存在的问题，对于破解发展难题、促进医疗资源上下贯通、助力构建分级诊疗制度具有重要意义。瑞金医院的远程协作平台不仅可提供医疗协作，而且提供教学、科研、管理等多方面协作，提升了服务效率。通过在医联体内部建立规范化诊疗体系、规范化云平台系统和规范化培训体系，促进医疗资源纵向流通，提高优质医疗资源可及性和医疗服务整体效率，进一步加强专科的紧密联系。

4.2.2　创建人力资源双向流动平台

建立统一的人员管理制度和培训制度，促进人力资源的双向流动。赵文玲提到，如通过对人才培养制度和计划进行优化和完善，可以给予医护人员更加有利的岗位培训以及轮岗计划，引导医务人员利用定期或者是集中性学习来促进医护水平的整体性提高，进而促进资源共享。定期开展查房、坐诊、技术指导以及讲座等一系列活动，进而促进优质医疗资源的有效流动，使基层医疗服务中所存在的问题和不足得到有效解决,比如,三甲医院专家可以定期对基层进行支援,到基层医院坐诊,进而起到相应的带头作用。与此同时,创建出岗位培训计划势在必行,可以逐渐引导二级医院护士到三级医院进修,充分学习全新的、先进的医疗技术以及管理观念,切实实现人力资源的双向流动,同时和医联体中患者的双向转诊进行相互结合,能够进一步实现资源合理配置以及人才流动整合的目标,极大地提高了医联体的整体服务质量和服务水平。

为提供更好的医疗服务,吸引居民签约医联体 1＋1＋1 家庭医生服务模式,基层医疗人员的医疗水平十分重要。目前我国基层医疗人员水平普遍不高,全科医生缺乏。为此,上海市徐汇区一市六院设置了一系列措施培训社区医疗人员,提高基层医疗水平,如进修学习、独创的"周周制"培训(每周 1 天到医院查房、疑难病例讨论及社区直通门诊共同出诊)、实行导师制等。另外,在市六院护理部领导下,对社区医疗人员开展定期护理培训、护理查房工作,并根据社区需要开展专科、慢病家庭护理指导工作,以提高社区卫生服务中心护理能力。

4.2.3 优化薪酬政策,完善人才激励机制

针对医联体人员,构建合理的薪酬分配制度和激励政策是很重要的。张爱萍提出,应制定相应的薪酬措施鼓励基层医务人员,重点向临床一线、高技术、高风险岗位倾斜;放宽基层医师晋升职称的年限,重点考察解决实际问题的能力,向业务骨干和突出贡献人才倾斜,才能引得进、留得住优秀人才在基层发展。在医联体中,医院人才激励机制主要包括怎样促进三级医疗机构医务人员积极主动性的进一步提高,基层医疗机构在人才使用以及引进层面能够做到引得进、留得好以及用得好。对于基层医疗机构服务质量较高并且服务时间较长的医务人员,要对其实行优先提薪以及晋职等政策。

4.2.4 目前存在的问题

(1)科室建设及员工绩效不合理,影响运营效率和效果。

被托管医院资源有限,科室设置不可能照搬托管医院,可能存在设置的科室不够科学,不成体系,影响患者就医,不利于分级诊疗及双向转诊。被托管医院医护人员配备不足,"输血"容易"造血"难,如何发挥好"传帮带"效果、如何吸引"金凤凰"仍有待探索,影响被托管医院未来可持续发展。来自双方医院的医务人员有着较大的科研、技术能力差异和医院文化差异,工作态度迥异,在双方合作的过程中,会出现医务人员之间存在的天然差异以及薪资绩效等影响工作的

配合及科室文化建设的问题,共赢机制不明晰导致缺乏联合的内在动力,影响运营的效率和效果。

(2)人才激励机制匮乏。

在当前现有体制背景下,医联体的人才流动,特别是三甲医院向基层医疗机构的流动,其主动性较差,并且还存在一定的激励机制层面的约束。当前,一般情况下,医院管理薪酬激励制度和医务人员业绩考核之间有着非常紧密的关联,但是在医联体运行过程中,其绩效考核标准缺少一定的完善性,且薪酬奖励机制的合理性相对不足,造成医联体资源下沉以及人才流动积极性显著降低。

4.3　医联体的绩效管理模式

4.3.1　建立科学合理的绩效考核体系

建立科学合理的绩效考核体系和精细化的绩效考核指标,是针对医联体单位进行绩效考核的方式和途径。汪彬(2017)等指出,首先,医联体绩效评价体系对医联体单位的运营情况进行评估,为管理部门提供决策和管理依据;其次,制定绩效评价体系能够及时地发现问题、解决问题、推广经验,改善医疗服务质量和整体形象;最后,建立绩效评价体系能够充分激励员工,提升医患满意度和医联体的竞争力。为医联体单位的管理建立绩效考核体系,即要确定绩效考核的总体维度和方向,这是确立和完善绩效考核具体指标的基础。根据医联体建设的实际情况,建立动态考核评价机制,采用 PDCA 管理方式,从制定计划、开始执行、工作检查和持续改进等方面不断提升医联体管理水平,并引入第三方组织,定期对专科联盟医联体运行情况进行评价,客观分析医联体运行情况及群众收益情况,为管理体制机制的完善提供科学依据。

4.3.2　典型地区的绩效考核体系

2018 年 7 月,为从国家层面指导各地推进和完善医联体工作,调动医疗机构积极性,国家卫生健康委员会会同国家中医药管理局联合制定了《医疗联合体综合绩效考核工作方案(试行)》(国卫医发〔2018〕26 号),提出了医联体建设的综合绩效考核指标体系,要求各省遵照执行,同时作为各地具体推进和细化医联体绩效考核工作的参考方案。

根据国家绩效考核指标体系导向,各省市地区医联体试点单位结合自身实际情况和发展方向,探索出了因地制宜不同程度的医联体绩效考核体系,以下基于文献综述,梳理出了医联体绩效考核体系实践经验,包括一些我国典型地区医联体绩效考核体系经验和医联体绩效考核体系研究结果。

1) 深圳市罗湖医疗集团的绩效考核体系

深圳市罗湖医疗集团是深圳市罗湖区政府自 2015 年 2 月启动建立以区域医疗联合体为主的整合型医疗卫生服务体系,目标是"追求服务质量"和"以健康为中心",进而提高医疗服务价值。

罗湖区政府对集团的绩效考核体系以健康价值为导向,分别从三个维度出发,共涉及 16 个方面的指标,三个绩效维度即健康绩效、运行绩效、管理绩效。具体如表 4-2 所示。

表 4-2　深圳市罗湖医疗集团的绩效考核体系

维度	一级指标	具体指标/方向
健康绩效	人员配置	每万人全科医生数、每万人公卫医生数
	健康素养	重点考核签约人群的健康素养水平
	疾病筛查和预防	重点考核集团提出的医卫、医教、医养三个融合,包括恶性肿瘤筛查率和阳性患者管理率,60 岁以上老年人白内障、认知障碍筛查率和管理率,60 岁以上老人免费接种流感和肺炎疫苗累计人数和覆盖率,辖区手足口病发病率、青少年总体近视率等指标
	慢病管理	以结果为导向考核慢病的管理效果,包括 18～75 岁高血压患者中血压得到良好控制(收缩压＜140 mm Hg,舒张压＜90 mm Hg)的比例、糖尿病患者中糖化血红蛋白 A1c＜8％的比例、糖尿病、高血压的并发症发病率等指标
	精神病管理	重点考核严重精神障碍患者规范管理率(含服药和面访)
运行绩效	集团整体运行能力指数	重点考核医保费用占比。1.签约人群医保基金在集团内的留存率,改革目标是提升集团内医疗机构的服务能力,引导医保基金回流。2.签约人群医保基金在集团内社康机构的留存率,改革目标是提升集团内社康诊治基本疾病和管理慢性病的能力,提升医保基金在基层医疗机构的支出占比,杜绝集团内大医院虹吸病人的现象

（续表）

维度	一级指标	具体指标/方向
运行绩效	集团业务运行指数	考核集团医疗服务能力提升情况,包括 DRG 的相关分析指标(DRG 组数、CMI 值、费用消耗指数、时间消耗指数)、住院服务效率(平均住院日、病床使用率、集团医院非计划再次手术率等)、集团社康服务能力(门诊人次同比增长且病种数同比增加、社康门诊量占集团总门诊量的比例、家庭医生有效签约以及家庭病床)等指标
	集团财务运行指数	重点考核在能力提升的情况下相关财务指标的优化程度,包括均次费用、药占比、检查化验收入占比、医务性收入占比、人员支出占比以及医疗成本费用率等指标
	集团持续发展指数	包括医疗服务质量、学科建设、人才引进、科研教学以及信息化建设等指标
管理绩效	加强党建	加强档党风廉政建设、加强党性教育实践活动等指标
	执行力指数	落实全面预算和成本管理、提升行政管理效率、完成政府绩效考核目标和临时督办任务、对口帮扶工作以及主动信息公开等指标
	综合满意度	患者、员工、卫生行政部门以及集团理事会的满意度。此外根据年度实际情况设置加分项和减分项。等级医院评审、学科建设、科研项目等属于加分项;重大安全生产事故、重大院内交叉感染、一级医疗事故、审计类等严重问题属于减分项。上述指标相关数据主要通过集体内部各机构及市人社局和市信息中心现有的数据接口采集或利用已开展的相关考核评价结果。考核结果与集团领导班子的薪酬和任命、政府对集团的财政补偿等挂钩

在绩效考核后,通过信息中心采集获取考核指标数据并进行不同时期对比,同时设置加减分项目,考核结果与薪酬、任命、财政补偿等挂钩,充分调动了医联体内部的专业性和主动性,建立了长效的激励机制。

2) 上海市第六人民医院的绩效考核体系

上海市第六人民医院医联体根据实际情况,结合相关医院管理绩效考核体系的建立方法,选择卫生服务质量评价模型作为参考,建立了医联体绩效评价指标体系(见表 4 - 3、表 4 - 4),从静态指标和动态指标两个层面考核医联体运行情况。其中,静态指标一般相对变化幅度较小,以年为考核频次;动态指标随着医联体工作的进展,变化较快,以半年或者季度为考核频次。综合绩效考察时,静态指标占总权重30％,动态指标占总权重70％。静态指标的相关影响因素相对来说主要取决于医联体本身,因此,相关医院管理部门和政府机构可以用来对比考核不同医联体的组织情况;动态指标与医务工作人员的表现相关性较大,可以用来指导医务人员开展医联体工作,考核工作表现。

表4-3　医联体绩效评价静态指标及权重　　　　　　　　　（权重:％）

一级指标	二级指标	三级指标
硬件设备（30）	医疗装备（15）	医联体成员仪器设备数量的增加（5）
		医联体成员设施配置水平的提高（5）
		医联体成员设备使用率的提高（5）
	信息化（15）	医联体成员信息化程度（7）
		医联体内患者信息共享度（8）
管理与合作（40）	管理制度（20）	设置专门负责部门和专职人员数目合理（7）
		医联体成员意见反馈渠道通畅度（6）
		医联体统筹管理监督制度建设科学、适用、完整（7）
	内部合作（20）	医联体合作的范围占核心医院业务总量的比例（7）
		利益分配制度合理,有激励性（7）
		医联体核心医院品牌知名度效用（6）
影响环境（30）	投入力度（16）	政府经费投入满足需要程度（8）
		核心医院经费投入满足需要程度（8）
	关联机构（14）	医保政策的方便适用度（7）
		药品管理制度的方便适用度（7）

表4-4　医联体绩效评价动态指标及权重　　　　　　　　　（权重:％）

一级指标	二级指标	三级指标
医疗服务（34）	医疗水平（16）	MDT多学科团队数提高（4）
		医联体内就诊比率（4）
		医联体中二、三类医疗技术占比的增加（4）
		医联体合作的新技术、新项目数（4）

（续表）

一级指标	二级指标	三级指标
医疗服务(34)	服务水平(8)	医联体医务人员分流患者意识程度(4)
		医联体医务人员工作积极性(4)
	满意度(10)	医联体工作人员满意度(5)
		医联体就诊患者满意度(5)
分级诊疗(25)	分级诊疗(15)	家庭医生制度签约居民数(5)
		核心医院疑难病例占比增加(5)
		核心医院三、四级手术占比增加(5)
	双向转诊(10)	上转人数占核心医院就诊人数比率(5)
		核心医院下转人数比率(5)
人才培养(28)	成员机构学习(9)	每半年赴核心医院学习的人数(3)
		每半年赴核心医院学习的学时(3)
		继续教育学习班成员机构参与人数(3)
	核心医院培训指导(9)	每半年核心医院专家到成员机构的人数(3)
		每半年核心医院专家到成员机构的次数(3)
		每半年核心医院专家参与成员机构查房和会诊的人数(3)
	整体水平(10)	医联体中医生高级职称所占比例的增加(5)
		医联体规范化培养全科医生人数的增加(5)
科研合作(13)	科研合作(13)	医联体成员机构医生参与核心医院科研人数(3)
		医联体合作的局级及以上科研项目数提高(4)
		医联体合作的 SCI 或 EI 论文数(3)
		医联体合作的统计源期刊论文数(3)

3) 上海新华—崇明区域医联体绩效考核体系

上海新华—崇明区域医联体在 2011 年构建的 1.0 版"以疾病治疗为中心"松散型医联体基础上，于 2018 年 1 月通过建立"一核二翼三会一支撑"(即"1231"模式)的组织架构，升级为"以健康为中心"的 2.0 版紧密型医联体，围绕问题、需求、效果三大导向，实施以健康管理、分级诊疗、医联体管理、医保监管 4个维度为重点的绩效管理。重点突出医联体内医疗卫生资源整合共享，促进其优质资源下沉，创新医疗保险支付方式，推动全人群、全流程、全生命周期的健康管理,为百姓提供更加安全、有效、方便、优质的卫生与健康服务。绩效考评的结果依据上述维度所含指标得出,突出医疗服务质量和居民满意度的重要性。

4）浙江省湖州城市医联体绩效考核体系

浙江省湖州城市医联体是借鉴湖州市德清县县域医共体的成功建设经验,打造出的湖州城市医联体的样板。湖州城市医联体建设包括市、区两个层级,覆盖城市和农村区域网格,依照紧密型医联体思路建设,湖州医联体逐步形成了"123456"的建设路径。其中"4"是指完善四个体系,包括完善指标体系,立足于升基层、提效率、显高峰和提升满意度4个维度,构建并完善包含20项城市医联体绩效评价指标的评价体系。遵循"两结合两挂钩"原则,即积极推动医联体绩效考评与三级医院绩效评估、社会及民众评价分别相结合,考核结果既与医疗机构的发展规划、财经投付、医保结算、荣誉评定挂钩,又与管理者的薪酬奖罚、成员的工资奖金相挂钩。通过充分运用绩效考核结果进行反馈,有利于促进建设单位及时动态调整目标、把握建设进度、制定应对措施。

4.3.3　不同研究视角下的绩效考核体系

1）基于"平衡计分卡"的医联体绩效考核体系

卢芳(2018)在《医联体背景下公立医院绩效评价体系研究》中提到,公立医院的绩效考核体系可以从财务、病患、内部程序、员工成长以及社会责任五个维度均衡设计。围绕这五个维度提出的具体对应的二级和三级指标见表4-5。

表4-5　基于"平衡计分卡"的医联体绩效考核体系

维度	二级指标	三级指标
财务	成本控制、运营方案以及流程、支出结构	资产收益率、成本收益率、资产负债率、流动资产、流动比率、药品收入比、诊疗收入比、人均收入增长率、资产周转率
患者	患者所有的负担和患者的信任度	患者满意度、患者复诊率、医疗纠纷次数、平均门诊费用、住院人均费用

（续表）

维度	二级指标	三级指标
内部流程	服务质量、服务效率以及合作情况	平均住院天数、病床使用率、周均手术次数、新增合作机构数量、检查项目的符合率、住院治愈率、手术后感染发生率、危重抢救成功率、医护人数比、接受转诊数量、临床主要诊断符合率、床位护士人数比、检查人次、报告出具及时率、病床周转率、双向转诊数量、新增合作机构数量
学习与成长	科研水平和员工成长	职称晋升率、核心期刊发表论文数、课题数量、攻关项目、带教进修医师数
社会责任	基层卫生支持和公共卫生服务	到基层医院坐诊次数、为基层医疗机构提供技术支持数量、不同医疗机构之间相互分享学习的机会、处理医疗事故数量

2）基于"德尔菲法"的医联体绩效考核体系

某医院作为苏北及淮海经济区历史悠久的省属大型综合性三甲医院，自2015年以来，与两家二级医院P医院、J医院和一家一级医院G医院共同建立紧密型医联体。该院以国家卫生健康委员会发布的《医联体综合绩效考核指标体系》为基础，选取了该院医联体内医疗机构包括财务、信息、人事等管理人员和临床科室医务人员，共计专家20名组成了专家小组（专家均具有中级以上职称和本科以上学历），运用"德尔菲"法，开展专家意见征询，并结合实际情况进行指标多次筛选和修改，最终建立了该院医联体绩效考核体系。具体如表4-6所示。

表4-6　基于"德尔菲法"的医联体绩效考核体系

一级指标	二级指标	三级指标
组织实施	完善制度	医联体建设实施方案是否完善
	规划实施	医联体内乡镇卫生院/社区医院占比
分工协作	人员激励	与医联体相适应的工资绩效政策是否完善
	建立协作制度	是否签订医联体章程或协议

（续表）

一级指标	二级指标	三级指标
医疗资源上下贯通	连续医疗服务	有无医疗质量同质化管理制度
		双向转诊标准与程序是否完善
		上级医院对转诊患者提供优先服务
	基层帮扶	上级医院派医务人员开展业务指导、临床带教等业务
	区域资源共享	影像、检查检验、消毒供应、后勤服务共享共建情况
		医联体内检查检验结果互认机构数量占比
效率效益	资源下沉	二级以上医疗机构向基层医疗卫生机构派出专业技术/管理人才的人次数占比
		基层医疗机构诊疗量增长率
		上转病人增长率
		下转病人增长率
	辐射带动	牵头医院帮扶下级医疗机构专科共建
		基层医院去上级医院学习进修人次增幅
	能力提升	牵头医院门诊、住院、手术量变化
		牵头医院住院患者急、危重症患者比例
		牵头医院三、四级手术占比
		成员单位门诊、住院患者增长率
	效率提升	牵头医院近三年平均住院日变化情况
		成员单位近三年床位使用率变化情况
	经济负担	人均费用近三年变化趋势
可持续发展	满意度	患者满意度
		医务人员满意度

3)"结构—过程—结果"模型研究下的医联体绩效考核体系

高晶磊等(2021)通过借鉴国内典型地区在城市医疗联合体绩效考核上的有益经验,总结我国目前医疗联合体绩效考核存在的问题,认为城市医联体的绩效考核重点是外部机构协同效率提升、内部结构一体化整合和医疗机构服务能力改善等方面。采用经典的"结构—过程—结果"模型,从政策结构协同、运行管理过程和机构发展结果3个维度构建城市医疗联合体绩效考核指标体系。具体如表4-7所示。

表 4-7　"结构—过程—结果"模型研究下的医联体绩效考核体系

维度	考核指标	重点考核内容
政策协同	政府财政投入	政府对公立医院的"六项投入"和医联体专项资金投入情况,引导政府部门落实办医的主体责任,加强对城市医联体建设的重视
	医保支付政策	医联体医保支付方式的改革情况,包括医保总额打包付费、差异化报销和住院转诊起付线连续计算等政策的制定和落实情况
	医疗服务价格	医务人员技术劳务性占比和医联体远程医疗服务收费标准的制定与落实
	人事薪酬政策	医联体内编制统筹使用的情况、以绩效为核心的分配机制建立情况以及"两个允许"在基层医疗机构的落实情况,以调动医疗机构及医务人员积极性
	药品耗材供应保障政策	医联体内统一药品耗材管理平台的建设情况以及药品耗材在医联体内的目录衔接、采购数据共享、处方自由流动和一体化配送落实情况,引导医联体逐步实现药品供应和药学服务的同质化
运行管理	一体化管理	城市医联体章程制定情况和财务、人力资源、信息和后勤等管理中心建设情况。前者引导医联体通过章程明确成员单位的责、权、利关系,后者推动医联体逐步实现行政管理、医疗业务、信息系统等统一管理,降低运行成本
	医疗资源整合	医联体内医学影像、检查检验等中心的建设,各级医疗机构间检查检验结果互认的实现,人员的统一招聘和调配,财务的统一管理、集中核算、统筹运营以及居民电子病历和健康档案的连续记录和信息共享,引导医联体朝着医疗资源共享、人员调配统筹、财务管理集中、信息平台统一的方向发展
	分工协作机制	医联体内医疗质量管理制度和标准的统一、双向转诊标准与规范的制定、诊疗—康复—长期护理连续性服务的提供、慢病管理一体化临床路径的开展以及家庭医生团队组建和个性化签约情况,引导医联体进一步落实急慢分治模式、防治结合要求、做实家庭医生签约服务

（续表）

维度	考核指标	重点考核内容
机构发展	辐射带动	从人员和技术两方面对医联体内的辐射带动情况考核。一方面包括牵头医院下沉到成员单位开展专科共建、临床带教、业务指导、教学查房的专家数量和成员单位到牵头医院进修的数量；另一方面指医联体内成员单位在牵头医院帮助下开展新技术和新项目的数量，引导医联体牵头医院充分发挥技术辐射带动作用，提升医联体内基层医疗机构服务水平
	双向转诊	医联体内患者在牵头医院与成员单位间的转诊情况，主要包括医联体内上转和下转病人例数
	服务能力	医联体医疗服务能力提升情况，包括三四级手术占比、病例组合指数（CMI值）、日间手术占比、基层医疗机构诊疗量占比、家庭医生签约服务率等指标
	服务效率	医联体在能力提升的情况下相关效率指标的优化程度，包括平均住院日、病床使用率、病床周转次数、执业医师日均负担门诊量、执业医师日均负担住院床日数等指标
	经济负担	医联体内居民直接疾病经济负担的变化情况，包括门诊患者次均医药费用和药占比、出院患者人均医药费用和药占比等指标
	收支结构	医联体收支结构调整的情况，包括门诊收入、住院收入、医务性收入、药品收入、耗材收入、检查检验收入、门诊收入中医保基金、住院收入中医保基金、人员支出等指标的占比

4.3.4　绩效考核重点指标

除了国内典型医联体单位针对绩效考核的成功经验，以及基于不同研究模型下的医联体绩效考核体系，行业内的同行、学者们也从各个角度出发，展示了医联体绩效考核体系和重点指标制定的方向。

陈巧玲（2020）根据四川省医联体绩效考核数据结果，计算出目前评价体系各指标的重要程度，发现医联体人才队伍、牵头医院帮扶、资源共享、下转情况以及信息化建设等是医联体绩效考核的关键方向。

陈心足等（2021）也提出，医联体医院考核具体指标的选择主要侧重于反映基层医疗能力动态变化，如门诊量、三四级手术占比、病例组合指数、双向转诊、远程会诊等。此外，医疗保险资金流向也可作为基层首诊服务能力的考核指标之一,如宜宾市兴文县、江安县较多患者选择到邻近市就医而导致医疗保险资金较大比例的域外流动,与"小病不出村、大病不出县"的愿景相悖。

河北省邯郸市中心医院在对医联体的考核内容中,把基础工作、学术交流、基层诊疗、双向转诊、带教进修、远程会诊、技术创新等方向的具体考核指标纳入了日常考核体系中,围绕提升医疗服务质量,更加聚焦微观和日常工作成果。基础工作方面,包括每月微信群交流次数、下乡坐诊次数、查房次数、手术次数、上转患者例数、下转患者例数、远程活动次数、医联体成员单位进修学员人数;学术交流方面,包括专科培训次数、学术交流会次数、为基层医院开展新技术完成数、发布指南类文章数、进行一项病例讨论数量等指标;基层诊疗方面,涉及基层联合体成员单位坐诊、查房、讲座、手术次数;在双向转诊方面,重要指标是在医联体成员单位间上转患者、下转患者数量。在带教进修方面,具体指标包括医联体成员单位的医护人员到院进修人数;在远程会诊方面,包括通过远程会诊中心与医联体成员单位进行会诊、病例讨论、讲座次数;在技术创新方面,帮助医联体成员单位开展新项目、新技术数。

4.3.5　国家、地方医联体绩效考核方案

4.3.5.1　北京市(2016)

北京市卫生和计划生育委员会关于印发
《北京市医联体运行考核指标(2016 年)》的通知

各区卫生计生委,各医联体成员单位:

为了有效推进医联体工作,市卫生计生委在深入调研的基础上,研究制定了《北京市医联体运行考核指标(2016 年)》,现印发给你们,请结合实际进行落实。

北京市卫生和计划生育委员会
2016 年 1 月 8 日

北京市医联体运行考核指标(2016 年)

为了规范医联体建设工作,实现 2016 年医联体服务辖区居民全覆盖的目标,特制定本考核指标。

一、管理指标

医联体各医疗机构应按分级诊疗要求,建立医联体管理部门,安排专门人员负责联络、转诊、管理等工作。各区及医联体核心医院有激励机制。

二、辖区内居民社区首诊指标。2016年社区居民2周患病首选医联体合作基层医疗机构就诊的比例不低于50％。

三、双向转诊指标

医联体内三级大医院应预留30％号源用于社区预约转诊。对预约上转的非急诊患者,应在24小时内安排就诊,特殊情况不超过48小时。医联体内向基层医疗机构、慢病医疗机构转诊人数年增长率在10％以上。

四、提升基层服务能力指标

医联体内有专科帮扶安排,有培训、进修计划。上级医院能够按照社区卫生服务机构需求,安排专家到社区出诊、查房、带教。

五、检查互认指标

医联体内核心医院与合作医院间医学影像检查、化验项目应在体系内互认,开通检查、化验绿色通道。2016年每个医联体内影像、检验互认医院及社区卫生服务中心数不低于50％。

六、信息化指标

医联体内医院及社区卫生服务中心能够进行信息互通,运用多种信息化手段和形式,逐步实现远程会诊,2016年医联体内医院及社区卫生服务中心覆盖不低于60％。

七、慢病用药指标

社区高血压、糖尿病、冠心病、脑血管病等慢病常用药品种与核心医院对接,2016年对接率不低于60％。

4.3.5.2　甘肃省

关于印发甘肃省城市医疗联合体建设试点工作方案和绩效考核办法的通知

甘卫医政函〔2019〕677号

各市州、兰州新区卫生健康委、医保局,委属委管各医疗机构:

为推进分级诊疗制度建设和医疗联合体建设,构建优质高效的医疗卫生服务体系,省卫生健康委、省医保局联合制定了《甘肃省城市医疗联合体建设试点工作方案和绩效考核办法》,现印发你们,请认真贯彻落实。

甘肃省卫生健康委员会

甘肃省医疗保障局

2019年12月31日

(公开属性:主动公开)

甘肃省城市医疗联合体建设试点工作
方案和绩效考核办法

为贯彻落实《甘肃省人民政府办公厅关于印发甘肃省推进医疗联合体建设和发展实施方案的通知》(甘政办发〔2017〕102号)和国家卫生健康委、国家中医药管理局《关于开展城市医疗联合体建设试点工作的通知》(国卫医函〔2019〕125号)等有关要求,推进分级诊疗制度建设和医疗联合体(以下简称医联体)建设,构建优质高效的医疗卫生服务体系,特制订本方案。

一、工作目标

到2020年,3个试点市全部启动城市医联体网格化布局与管理,每个试点市至少建成一个有明显成效的医联体,初步形成以城市三级医院牵头、基层医疗机构为基础,康复、护理等其他医疗机构参加的医联体管理模式。

二、试点城市范围

金昌市、庆阳市、白银市。

三、组织管理

(一)各试点市卫生健康委要会同有关部门落实医联体建设试点工作要求,制订本市医联体网格化布局规划方案,细化试点工作方案并组织实施,督促医联体落实试点工作任务。

(二)医联体牵头医院要成立专门工作小组,由院长任组长,分管院长任副组长,医务管理、护理管理、公共卫生管理、人事教育和经济管理等部门负责人,以及有关成员单位负责人任成员,负责制订医联体建设方案并实施,制订医联体章程,完善相关管理制度,落实城市医联体内部职责分工(见附件1),组织对本医联体综合绩效进行评估,定期向所在市级卫生健康行政部门上报数据信息。

四、完善城市医联体网格化布局管理

各试点市要按照《关于进一步做好分级诊疗制度建设工作的通知》(甘卫医政函〔2018〕634号)要求,加强统筹规划,加快推进城市医联体建设。

(一)网格化建设城市医联体。每个试点市根据地缘关系、人口分布、群众就医需求、医疗卫生资源分布等因素,将服务区域划分为若干个网格。整合网格内医疗卫生资源,组建由三级公立医院牵头,其他若干家医院、社区卫生服务机构等为成员的医联体,鼓励公共卫生机构参加,由医联体统筹负责网格内居民健康管理、疾病诊治、康复护理等工作,牵头单位负总责。原则上,医联体网格不要跨医保统筹区域。鼓励医联体间开展业务协作。牵头医院要主动吸引社会办医疗机构参加医联体,鼓励社会力量办医疗机构按照自愿原则参加医联体。

试点市三级公立医院在做好医联体网格化管理的基础上,可通过托管等形式与区域内县级医院组建医联体,帮扶提升县级医院医疗服务能力与水平。省级医院主要组建专科联盟和远程医疗协作网,可跨区域与若干医联体建立合作关系,组建高层次、优势互补的医联体,辐射和带动区域内、区域间医疗服务能力提升和医疗服务同质化。鼓励市级中医医院牵头组建医联体,将县区级中医医院、社会办中医诊所等各类中医机构纳入医联体成员单位,加强合作交流,充分发挥中医药在治未病、疾病治疗和疾病康复中的重要作用。积极支持市级妇幼保健院为龙头、县区级妇幼保健机构为骨干组建妇幼专科医联体。

(二)完善城市医联体治理机制。探索建立由地方党委、政府牵头,相关政府部门和利益相关方参与的管理委员会,统筹医联体规划建设、投入保障、项目实施、人事安排和考核监管等重大事项。由医联体负责医疗等日常业务管理。加强医联体党建工作,发挥党委把方向、管大局、作决策、促改革、保落实的领导作用。

(三)健全城市医联体保障机制。

1.落实财政投入经费。落实政府办医主体责任,根据医联体建设发展需要,加大财政投入力度,继续按照公立医院"六项投入"政策、中医医院投入倾斜政策、基层医疗卫生机构的补偿政策和政府投入方式,按原渠道足额安排对医联体各医疗卫生机构的财政投入资金。鼓励探索推进基层医疗卫生机构补偿机制改革。

2.推进医保支付方式改革。实行以病种付费为主的复合式医保支付方式。探索开展按疾病诊断相关分组付费(DRG)试点工作。完善不同级别医疗机构差别化的医保支付政策,合理拉开医联体内不同层级医疗机构之间的报销比例差距,对符合规定的转诊患者连续计算起付线,引导群众有序就诊和基层首诊。

3.推进医疗服务价格改革。按照总量控制、结构调整、有升有降、逐步到位的原则,动态调整医疗服务价格,逐步理顺医疗服务比价关系,逐步提高医疗服务中技术劳务性收入的比重,调动医疗机构及医务人员积极性。做好与医保支付、医疗控费和财政投入等政策的衔接,确保医疗卫生机构良性运行、医保基金可承受、群众负担不增加。

4.推进人事薪酬制度改革。推进人事制度改革,探索实行医联体在编制总量内统筹使用编制。落实"两个允许"要求,建立符合医疗卫生行业特点和医联体发展要求的薪酬制度,合理确定和动态调控医务人员薪酬水平。医务人员收入由医联体自主分配,以岗位为基础,以绩效为核心,打破单位、层级和身份区别,建立多劳多得、优绩优酬的内部分配机制,并与药品、耗材和检查检验收入脱钩。

5.做好药品耗材供应保障管理。依托全省药品耗材采购平台做好网上采购工作。以优先配备使用基本药物为引领,实现用药目录衔接、采购数据共享、处方自由流动、一体化配送。加强牵头医院对下级医疗机构用药指导,强化药品供应管理和短缺药品监测应对,逐步实现药品供应和药学服务同质化。

6.加强综合绩效考核。按照甘肃省城市医联体综合绩效考核指标体系(见附件 2、3)有关要求每年 10 月对城市医联体进行综合绩效考核。考核结果与财政补助、医保偿付、薪酬总量等挂钩。在城市医联体内部考核时要坚持中西医并重,确保按中医医院特点和实际考核中医医院。

五、完善城市医联体运行管理机制

(一)加强医联体一体化管理

制订医联体章程,整合设置财务、人力资源、信息和后勤等管理中心,统筹医联体内基础建设、物资采购和设备配置,主动控制运行成本。

(二)推动医联体资源整合共享

1.共享医疗资源。鼓励由牵头医院设置或者社会力量举办心电、检验、影像、病理和消毒供应等中心,为医联体内各医疗机构提供同质化、一体化服务。在保障医疗质量的前提下,推进医联体内不同级别、类别医疗机构间检查检验结果互认,减轻患者就医负担。加强医联体内床位、号源、设备的统筹使用。

2.统筹人员调配。医联体内人员实行岗位管理,按照"按需设岗、竞聘上岗、人岗相适、以岗定薪"的原则,逐步实现医联体内人员统一招聘、培训、调配和管理。充分落实医联体在人员招聘、内设机构、岗位设置、中层干部聘任、收入分配、职称聘任等方面的自主权,促进人才向基层流动。

3.加强财务管理。医联体内设专门部门承担医联体财务管理、成本管理、预算管理、会计核算、价格管理、资产管理、会计监督和内部控制工作,逐步实现医联体内财务统一管理、集中核算、统筹运营。加强医联体内审管理,自觉接受审计监督。

4.统一信息平台。推进医联体内各级各类医疗卫生机构信息系统的互联互通,实现电子健康档案和电子病历的连续记录,逐步实现医联体内医疗卫生信息有效共享。推进互联网诊疗服务,完善远程医疗体系,发挥区域远程影像、心电、病理、检验等中心作用,建立健全远程诊断收费标准、成本费用分配和第三方运营机制。医联体内全部启用分级诊疗双向转诊信息系统,打通上下转诊通道。全面应用电子健康卡,实现一卡(码)就诊。

(三)明确城市医联体内部利益管理

为保障城市医联体牵头单位与成员单位的合法权益,双方要签订协议,明确双方责、权、利。牵头单位帮扶成员单位实行帮扶补偿机制,补偿内容及标准按照原省卫生计生委、省发改委、省财政厅、省人社厅等4部门联合下发的《关于印发甘肃省多点执业医师下基层服务考核及补偿实施意见(试行)的通知》(甘卫发〔2016〕21号)执行。远程会诊费用按照《甘肃省省级医疗服务项目价格(2017版)》执行。成员单位需要牵头单位为患者进行检查、诊断时,收费标准按照牵头医院收费标准执行(医联体成员单位收费标准＋远程会诊费＝牵头单位收费标准),医联体成员单位将远程会诊费提取小部分管理费后定期将剩余远程会诊费拨付到牵头医院,检查报告单以牵头医院名义下发。其他技术支持所需费用由牵头单位与成员单位自主协商。

(四)完善医联体内分工协作机制

1.推动落实急慢分治模式。医联体内各医疗机构要落实自身功能定位。牵头医院主要承担区域内急危重症患者抢救和疑难复杂疾病诊治工作,提供日间手术、日间化疗等日间服务,提升服务效率,逐步减少常见病、多发病、病情稳定的慢性病患者比例;要主动将急性病恢复期患者、术后恢复期患者及危重症稳定期患者及时转诊至下级医疗机构继续治疗和康复。要加强医疗卫生与养老服务相结合,为患者提供一体化、便利化的疾病诊疗—康复—长期护理连续性服务。

2.落实防治结合要求。医联体牵头医院负总责,完善医防协同工作机制,做到防治服务并重。充分发挥医联体内专业机构的作用,推进疾病三级预防和连续管理。加强慢性疾病管理,探索制订一体化临床路径,为患者提供顺畅转诊和连续诊疗服务。充分利用甘肃省慢性病管理信息系统,加强对慢性病管理的质量控制,对辖区慢性病防控任务进行量化分解,靠实区域"网格化"管理,明确各级成员单位的具体职责分工和任务分工,并将慢性病管控评价结果作为医联体绩效考核重要指标。注重发挥中医治未病优势作用,共同做好疾病预防、健康管理和健康教育等工作。

3.加强技术合作与业务协同。牵头医院要加强对成员单位的指导,通过专科共建、教育培训、科研项目协作等方式提升成员单位医疗服务能力与管理水平。牵头医院负责医联体内医疗质量管理,制订统一的医疗质量管理制度和标准,提升区域内医疗质量同质化水平。落实国家卫生健康委和国家中医药局制定的高血压、糖尿病等慢性疾病分级诊疗技术方案要求,制订双向转诊标准与规范,实现有序合理转诊。

4.做实家庭医生签约服务。落实团队签约要求,由医联体内基层医疗卫生机构全科医师和医院专科医师组成团队,为网格内居民提供团队签约服务,形成全科与专科联动、签约医生与团队协同、医防有机融合的服务工作机制。根据网格内居民健康需求,设立针对普通人群和慢性病患者、妇女、儿童、老年人、残疾人、计划生育特殊家庭等重点人群的菜单式签约服务包,提供个性化签约服务。

六、城市医联体建设试点工作安排

2020年2月底前,各试点市卫生健康委会同医保、人社等有关部门,结合本地实际,制订工作计划、具体实施方案和医联体绩效考核办法,出台本市医联体网格化布局规划。

2020年3月底前,各试点市卫生健康委组织召开城市医联体建设推进会,安排部署相关工作。医联体牵头医院成立专门工作小组,制订医联体建设方案并实施,制订医联体章程,完善相关管理制度。

2020年4月到2020年底,医联体牵头医院和有关医疗机构落实工作任务,确保医联体各项工作措施落地见效。

附件:城市医联体内部职责分工

城市医联体内部职责分工

一、城市医联体牵头单位职责

(一)制定医联体成员单位人才培养计划,为成员单位提供培训进修机会;

(二)制定转诊流程和制度,建立双向转诊患者绿色通道,形成基层首诊、急慢分治的分级诊疗模式,确保患者治疗的连贯性和延续性;

(三)帮助成员单位加强专科建设,提升科室管理能力、医疗质量和服务水平;

(四)帮助成员单位建设人才梯队,下派专家到成员单位开展查房、门诊、学术讲座、手术指导及培训;

(五)健全完善远程会诊系统,开展远程医疗、远程培训、教学查房、教学病例讨论等,帮助成员单位医务人员制定切实可行同质化的诊疗方案;

(六)牵头医院对成员单位检验、影像等相关专业进行质控和业务指导,承担成员医院不能开展的检查、检验等项目。

二、城市医联体成员单位职责

(一)向牵头医院提出学科建设计划和目标,签订切合实际的合作协议;

(二)配足相关医、技、护人员,制定人才培养计划,积极派遣相关专业技术人

员到牵头医院进修培训,并与牵头医院建立微信工作群,确保实时指导交流;

(三)积极建立完善远程会诊系统和电子病历系统、相关检查、诊治技术电子化联通系统,为远程会诊、远程指导、远程诊疗提供技术支撑;

(四)配置城市医联体建设所需的相关设备和设施;

(五)成员单位诊治疾病能力不断提升,与牵头医院逐步实现同质化服务;

(六)积极配合开展其他工作。

4.3.5.3 广东省(2018)

广东省医疗联合体综合绩效考核评价方案(试行)

按照《国务院办公厅关于推进医疗联合体建设和发展的指导意见》(国办发〔2017〕32号)、《广东省人民政府办公厅关于印发广东省推进医疗联合体建设和发展实施方案的通知》(粤府办〔2017〕49号)、《关于印发医疗联合体综合绩效考核工作方案(试行)》(国卫医发〔2018〕26号)和《关于进一步做好分级诊疗制度建设有关重点工作的通知》(国卫医发〔2018〕28号)等文件精神,为进一步加强医疗联合体(以下简称医联体)绩效考核评价工作,规范医联体建设和发展,调动医疗机构积极性,增强人民群众获得感,特制定本方案。

一、总体要求

(一)指导思想

以习近平新时代中国特色社会主义思想为指导,全面贯彻党的十九大和十九届二中、三中全会精神,深入贯彻习近平总书记视察广东重要讲话精神,认真贯彻全国卫生健康大会精神和健康中国战略,坚持以问题和需求为导向,以"优化医疗资源配置与就医秩序"为目标,加快推进分级诊疗制度建设,网格化规划和布局医联体,满足全人口、全生命周期、全过程医疗健康服务需求,深刻调整就医理念和医疗健康服务模式,引导各级各类医疗机构合理回归功能定位,最大限度减少异地就医。

(二)基本原则

公益导向,服务大局。以提高居民健康为核心,满足人民群众基本医疗、基本和重大公共卫生服务需求为出发点,服务于深化医药卫生体制改革全局。通过合理设定绩效评价指标,强化评价和制度约束,推动落实公立医院的公益性,建立起引导公立医院主动下沉资源、与基层医疗卫生机构分工协作的机制,引导医联体从"以治疗为中心"向"以健康为中心"转变。

科学评价,客观公正。重点评价医联体技术辐射带动情况等,综合考虑三级医院医疗资源下沉情况、基层服务能力提升情况、居民健康改善情况和服务对象满意度等因素,定量与定性相结合,横向与纵向相结合,分类指导建立科学合理的评价办法和指标体系。规范评价程序、内容和标准,保证评价过程公开透明。加大信息化手段在绩效评价中的应用。

激励约束,有效引导。加强评价结果利用,充分发挥绩效评价的激励、导向作用,逐步将评价结果作为人事任免、财政补助、评优评先等的重要依据,并与医务人员绩效工资、进修、晋升等挂钩,有效调动医院和医务人员参与医联体建设的积极性。

二、组织管理

省级卫生健康行政部门(含中医药局,下同)会同有关部门组织实施医联体综合评价工作,组建专家组,细化具体评价方案,明确评价程序与工作安排,对全省医联体建设推进情况进行指导、监督和评价。

各地级以上市卫生健康行政部门会同有关部门,按照省级评价方案、评价程序和工作安排,组织实施本地行政部门的自评和辖区内医联体综合评价工作。

牵头组建医联体的医院应当成立综合评价小组,由院长任组长,分管院长任副组长,医务、药学、护理、人事、财务等职能部门及医联体成员单位负责人任成员,负责制定本医联体综合评价方案并组织实施。完善相关管理制度,组织对本医联体进行综合评价,定期向卫生健康等相关行政部门上报数据信息。

三、评价工作安排

(一)评价目的

深入了解全省各地医联体建设的进展,客观评价其成效,尤其是省财政支持的15个县域医共体试点县(市、区);查找医联体推进过程中存在的困难和问题;聚焦医联体建设重点领域和关键环节,总结经验、提炼可推广的做法或模式;为推进医联体的进一步发展提供政策依据。

(二)评价对象

各地政府和卫生行政部门规划的医疗集团、县域医共体。

(三)评价内容

1.医联体综合评价

(1)建立完善医联体运行机制情况。主要围绕形成责权利明晰、同质化管理的运行机制进行评价。要求医联体细化完善内部管理措施,统筹技术支持、人员调配、薪酬分配、资源共享、利益分配等,形成责权利明晰、优质医疗资源上下贯通的渠道和机制。

（2）医联体内分工协作情况。主要围绕医联体内部各医疗机构建立分工协作关系进行评价。要求牵头医院加强与基层医疗卫生机构的协作，建立医联体双向转诊机制，为患者提供全生命周期、全流程的健康管理服务。

（3）区域资源共享情况。主要围绕医联体推进区域医疗资源共享进行评价。探索建立统一信息平台，逐步实现医联体内诊疗信息互联互通。建立医学影像中心、检查检验中心、药品供应中心、消毒供应中心、后勤服务中心等，推进医联体药学服务联合协作，为医联体内各医疗机构提供一体化服务。在加强医疗质量管理的基础上，开展医联体内医疗机构间检查检验结果同质化，结果互认，以及长处方、延伸处方服务。

（4）发挥技术辐射作用情况。针对区域内疾病谱和重点疾病诊疗需求，医联体内通过专科共建、临床带教、业务指导、教学查房、科研和项目协作等多种方式，帮助医联体内其他机构开展新技术、新项目，提升基层医疗服务能力。加强区域内医疗质量管理，提升区域内医疗质量同质化水平。

（5）可持续发展。建立医联体利益共享机制，促使医联体向紧密型协作方向发展，形成保障医联体持续发展的动力机制。

2.配套政策落实情况评价

重点评价医联体相关配套政策落实情况，以及医联体建设成效。

（1）统筹规划情况。以城市和县域为重点，根据区域医疗资源结构布局和群众健康需求，统筹安排医疗机构组建医联体，形成规模适宜、功能互补的医联体。

（2）配套政策落实情况。加强与相关部门沟通协调，推动落实公立医院投入政策，建立财政补助资金与评价结果挂钩机制。探索对城市医疗集团和县域医共体实行医保总额付费，并制定相应的评价办法。完善人员保障和激励机制，建立与医联体相适应的绩效评价机制。推动出台远程医疗收费和报销政策。推进医联体药学服务联合协作，加强基层医疗卫生机构与上级医院的药品目录衔接，确保药品稳定供应。

（3）居民健康改善情况。主要围绕居民健康情况、患者满意度进行评价。通过医联体建设，规范慢性病患者管理，为居民提供连续性健康管理服务，改善群众看病就医体验，提高居民健康素养，增强群众获得感。

（四）评价程序

各地级以上市卫生健康行政部门可结合本地实际，会同有关部门组织开展医联体综合评价工作，每半年进行一次综合评价。鼓励基于省、地市两级全民健康信息平台，充分利用现有业务信息系统，建立医联体综合评价系统，利用信息化手段、采集客观数据开展评价工作。

（1）各级卫生健康行政部门和医院自查自评。按照工作安排,行政部门和医联体牵头医院的综合评价小组对照医联体建设综合评价标准（附件1,2）自评建设情况,形成自评报告（自评报告框架,附件3）。牵头医院还要填写医联体建设相关指标（附件4）的统计分析,并对本次评价时间段内医联体建设情况进行总结分析。

（2）报送数据信息。基于省、地市两级全民健康信息平台,建立数据报送信息系统,医联体牵头医院按照要求,将综合评价自评佐证材料、评价指标数据、自评报告等资料定期反馈至同级和上级卫生健康行政部门,首次自评自查和地市组织综合评价须在2019年4月30日前完成,并将自查自评和组织评价材料反馈我委。

（3）综合评价。地市级卫生健康行政部门与省级卫生健康行政部门联合评价,针对医联体牵头医院上报的信息及其他相关材料,利用信息化手段进行集中评价。为保证医联体牵头医院上报数据信息的真实性,必要时可组织专家组对数据信息进行现场核查。

（五）评价结果的应用

（1）建立评价结果沟通反馈制度。评价结果以省卫生健康行政部门名义向各地市级卫生健康行政部门通报。对评价结果排名靠前者予以表扬,未达到平均水平的医联体由地市级卫生健康行政部门加强建设指导,并于评价结果公布后2个月内由地市级卫生健康行政部门上报省卫生健康行政部门该地市区域内未达标医联体建设指导意见。

（2）逐步建立评价结果公示制度。注重对综合评价结果的量化分级,建立全省年度评价信息报告和发布制度,以适宜的方式公布评价结果,促进医院持续加强医联体建设。

（3）逐步建立与评价相挂钩的奖惩制度。将医联体评价结果纳入医改评价结果,作为省级卫生健康专项资金安排考虑的因素之一,与资金分配挂钩;省级和地市级卫生健康行政部门积极联合财政、人力资源社会保障部门,评价结果逐步作为人事任免、评优评先的重要依据;同时,评价结果逐步与医院等级评审、临床重点专科建设、医学中心和区域医疗中心设置工作等挂钩。

四、工作要求

（1）加强组织领导,做好制度设计。开展医联体综合评价是推进医联体建设、构建分级诊制度的重要内容,是促进优质医疗资源上下贯通,引导公立医院主动帮扶基层、履行社会责任彰显公益性的重要手段。各级卫生健康行政部门要充分认识其重要意义,切实加强组织领导,建立部门协调推进机制,做好顶层设计,确保工作顺利开展。

(2)明确目标责任,务求工作实效。各级卫生健康行政部门要制订切实可行的实施方案,明确目标任务和时间进度,要加强对区域内各牵头医院开展医联体综合评价工作的指导,各牵头医院要逐步完善与医联体相适应的科室、人员绩效考核制定并严格执行。

(3)创新管理手段,加强结果反馈。各级卫生健康行政部门要进一步创新管理思路,充分利用信息化手段开展医联体综合评价工作。逐步建立医联体综合评价定期考核制度和相关数据信息定期报送制度。加强考核结果的反馈,做好结果的解读和使用,有效引导各级医疗机构积极参与医联体建设。

4.3.5.4 广西壮族自治区(2018)

广西壮族自治区医疗联合体建设考核评分标准

桂卫发〔2018〕8号

单位:　　　　　　　　总分110分(含加分项10分)　　　　　　得分:

一级指标	二级指标	序号	考核指标	考核计分标准	标准分	评分依据	得分
组织实施	绩效考核	1	将医联体建设纳入政府绩效考核内容	纳入各设区的市、县(市)政府绩效考核得8分,不纳入不得分	8	各级政府提供。查看相关文件资料,核实文件日期为本年度	
	典型宣传	2	宣传工作(加分项)	1.医联体或分级诊疗工作被中央媒体宣传报道的,每次加2分,满分4分;2.自治区级主要媒体宣传报道或得到自治区级以上领导批示肯定的,每次加1分,最高2分	4	各设区的市、县(市)提供。查看相关文件资料	
	制定规范	3	制定双向转诊规范的实施细则并具体实施	制定细则得3分;有具体实施案例得3分	6	各设区的市、县(市)和医联体成员单位提供。查看相关文件资料,现场核实	
		4	双向转诊信息平台	建立双向转诊信息平台得3分,投入使用得3分	6		

（续表）

一级指标	二级指标	序号	考核指标	考核计分标准	标准分	评分依据	得分
组织实施	医疗质量	5	医联体内医疗质量同质化管理	建立制度得 2 分； 每年由牵头医疗机构派出专家考核至少 2 次，每次得 1 分	4	医联体成员单位提供。查看各医疗机构相关文件资料，现场核实确认	
	三二医联体	6	所有三级公立医疗机构至少建成 1 个有明显成效的医联体，实现三二医联体贫困县全覆盖	1.设区的市至少有 1 个紧密型三二医联体（人、财、物统一管理或落实共享机制）并达标准得 8 分。 2.设区的市辖区内 1 个三级公立医疗机构未建立紧密型医联体扣 3 分，扣完本项分为止。 3.辖区内医联体开展远程医疗服务，1 家医院未开展扣 1 分，最高扣 5 分。 4.设区的市辖区内二级医疗机构与三级医疗机构均建立医联体关系的得 4 分，1 家未建立的扣 1 分，最多扣 4 分。 5.贫困县至少有一家县级医疗机构参与紧密型医联体建设，1 个县没有建立紧密型医联体的扣 3 分，扣完本项分为止	12	医联体成员单位提供。查看相关文件资料，医联体协议书，现场核实确认	

（续表）

一级指标	二级指标	序号	考核指标	考核计分标准	标准分	评分依据	得分
组织实施	县域医共体	7	各县（市、区）至少有1个紧密型医共体，辖区内至少50%乡镇卫生院（社区卫生服务中心）参与医共体建设	1.建设紧密型县域医共体（人、财、物统一管理或落实共享机制）并达标准得10分； 2.县（市、区）区域内无紧密型医共体扣5分； 2.乡镇卫生院参与比例每降低5个百分点扣2分，扣完本项分为止	10	医联体成员单位提供。查看相关文件资料，医联体协议书，现场核实确认	
	医联体覆盖面	8	扩大医联体覆盖面（加分项）	吸纳护理院、康复医疗机构等社会力量举办医疗机构等加入紧密型医联体，加1分	1	医联体成员单位提供。查看相关文件资料，医联体协议书，现场核实确认	
共享机制	人员共享	9	医联体内人员流动情况	按桂政办发〔2017〕123号文要求，派出人员，得10分。职称及工作时间一项不符合要求扣2分；下级医疗机构派出人员到上级医疗机构进修或培训三个月以上，1家医疗机构不符合要求扣2分，扣完本项分为止	10	医联体成员单位提供。查看相关文件资料，医联体协议书，现场核实确认	

（续表）

一级指标	二级指标	序号	考核指标	考核计分标准	标准分	评分依据	得分
共享机制	利益共享	10	按照国家"两个允许"的要求，完善与医联体相适应的绩效工资政策，合理提高绩效工资水平	上级医疗机构从下级医疗机构或基层医疗卫生机构年度业务收入（药品耗材除外）增量部分提取一定比例（具体比例由上下级医疗机构协商确定）的医联体管理费，用于下派人员补贴、双方人员培训等得6分，否则不得分	6	医联体成员单位提供。查看相关文件资料，医联体协议书，现场核实确认	
	资源共享	11	实现医联体内的检验与影像、病理诊断同质化，并能在医联体内传输检验、检查报告资料	1.建立医联体内医疗机构检查检验结果互认和同级医疗机构检查检验结果互认制度，并具体落实，得2分；仅有制度，得1分。 2.制定远程医疗工作制度，并为其他医疗机构尤其是基层医疗卫生机构的就诊患者提供心电图及影像检查分析等服务，得3分；仅有制度，得1分	5	医联体成员单位提供。查看相关文件资料，医联体协议书，现场核实确认	
	责任共担	12	医联体实现医疗资源合理配置及责任共担，建立"结余留用、合理超支分担"的激励和风险分担机制	在医保统筹区域内的县域医共体、城市医疗集团开展总额预付管理得4分，未开展不得分	4	各设区市、县（市、区）和医联体成员单位提供。查看相关文件资料，现场核实确认	

（续表）

一级指标	二级指标	序号	考核指标	考核计分标准	标准分	评分依据	得分
能力提升	分级诊疗	13	医联体内基层医疗卫生机构门诊人次（及扶持的特色专科就诊人数）	比上年同期每增加5个百分点得2分,满分6分	6	基层医疗机构提供。查卫生统计信息系统核实确认	
		14	县域就诊率（加分项）	超过90%的,加3分;未达90%的,比上年同期每增加5个百分点得1分,最多加3分	3	各设区的市、县（市）提供。查看相关文件资料	
		15	县级医疗机构开展三、四级手术	开展三级手术比上年同期增加的得1分	1	医联体成员单位提供。查看相关文件资料,医联体协议书,现场核实确认	
				开展四级手术比上年同期增加的得4分	4		
		16	牵头三级医疗机构三、四级手术占比	牵头医疗机构对手术进行统计分析,三、四级手术占比60%以下的不得分;占比60%得4分,每增加5个百分点得1分,满分8分	8	查牵头医疗机构相关文件资料,现场核实确认	
	技术扶持	17	医联体内下级医疗机构积极开展适宜的新技术、新项目	开展新技术、新项目一项得2分,每增加一项得2分,满分4分;未开展不得分	4	医联体成员单位提供。查看相关文件资料,医联体协议书,现场核实确认	

（续表）

一级指标	二级指标	序号	考核指标	考核计分标准	标准分	评分依据	得分
能力提升	双转诊	18	学科建设（加分项）	牵头医疗机构指导下级医疗机构建立新学科，加2分	2	各设区的市、县（市）提供。查看相关文件资料	
		19	上级医疗机构下转病人例数及其占比	上级医疗机构下转患者数量较上年同比增长50%以上，得6分，每降5个百分点扣2分，扣完本项分为止	6	医联体成员单位提供。查看相关文件资料，现场核实确认	

4.3.5.5　海南省（2018）

海南省卫生健康委员会关于印发
《海南省医疗联合体综合绩效考核细则（试行）》的通知

各市、县、自治县卫生计生委，三沙市社会事业与后方基地管理局、洋浦卫生计生局、省公共卫生紧急救援指挥中心、省医学学术交流管理中心、委医管中心、委统计信息中心，委属委管各医疗机构，驻琼部队、武警、边防医院：

按照国家卫生健康委、国家中医药管理局《关于印发医疗联合体综合绩效考核工作方案（试行）的通知》（国卫医发〔2018〕26号）部署，我委组织制定了《海南省医疗联合体综合绩效考核细则（试行）》，现印发给你们，请遵照执行。

海南省卫生健康委员会

2018 年 12 月 11 日

附件

海南省医疗联合体综合绩效考核细则（试行）

（市县卫生健康行政部门）

评价项目	评价指标	序号	工作要求	评价方法	分值	得分
1. 组织实施	1.1 政策制定	1	医联体建设的工作方案出台情况（定性）	提供文件及相关资料。出台文件并执行得4分，出台文件未执行得2分，未出台文件不得分	4	
	1.2 规划实施	2	制定区域医联体建设规划，形成适宜规模、功能互补的医联体网格化布局（定性）	提供规划文件及医联体组成情况。医联体组成与规划相符得2分，否则不得分	2	
		3	区域内启动医联体建设工作的二、三级公立医院比例	提供所属二、三级公立医院医联体组成情况，全部启动建设医联体得4分，有一所未参与扣2分，直至扣完	4	
		4	区域内社区卫生服务中心/站、乡镇卫生院参与医联体建设的占比	提供医联体组成情况和区域内社区卫生服务中心/站、乡镇卫生院名单及参与医联体建设的名单，全部参与得4分，否则按未参加比例扣分	4	
		5	参与医联体建设的社会力量举办医疗机构、护理院、康复医院	各医联体成员单位提供医联体组成情况，和社会力量举办医疗机构、护理院、康复医院名单及参与医联体建设的名单，全部参与得2分，否则按未参加比例扣分	2	
	1.3 配套政策	6	医保差异化报销实施情况（定性）	提供文件及相关资料。出台文件并执行得4分，出台文件未执行得2分，未出台文件不得分	4	
		7	制定医联体内部利益共享机制的指导意见或制度（定性）	提供文件及相关资料。出台文件并执行得2分，出台文件未执行得1分，未出台文件不得分	2	

（续表）

评价项目	评价指标	序号	工作要求	评价方法	分值	得分
1. 组织实施	1.3 配套政策	8	制定远程医疗收费标准等（定性）	卫生行政部门提供文件及相关资料。出台文件并执行得 4 分，出台文件未执行得 2 分，未出台文件不得分	4	
	1.4 人员激励	9	落实"两个允许"，制定与医联体相适应的绩效工资政策（定性）	提供文件及相关资料。出台文件并执行得 4 分，出台文件未执行得 2 分，未出台文件不得分	4	
	1.5 考核激励	10	促进医疗资源整合和下沉的考核和激励机制建立情况（定性）	提供文件及相关资料。出台文件并执行得 2 分，出台文件未执行得 1 分，未出台文件不得分	2	
2. 分工协作	2.1 建立协作制度	11	制定明确医联体核心医院与其他成员单位的责、权、利关系的指导意见或制度（定性）	提供文件及相关资料。出台文件并执行得 4 分，出台文件未执行得 2 分，未出台文件不得分	4	
		12	制定指导医联体建立医疗质量管理、双向转诊标准与程序的文件或制度（定性）	提供文件及相关资料。出台文件并执行得 2 分，出台文件未执行得 1 分，未出台文件不得分	2	
	2.2 推进家庭医生签约服务	13	明确签约服务内容（定性）	提供文件及相关资料。出台文件并执行得 4 分，出台文件未执行得 2 分，未出台文件不得分	4	
		14	人群签约率	提供文件及相关资料。（重点人群占比不低于 70%，贫困人口占比不低于 100%）达到得 4 分，每下降 5% 扣 1 分，直至扣完	4	
		15	落实为慢性病签约患者开展健康教育指导，实施长处方、延伸处方等便民政策（定性）	提供文件及相关资料。出台文件并执行得 4 分，出台文件未执行得 2 分，未出台文件不得分	2	

评价项目	评价指标	序号	工作要求	评价方法	分值	得分
2.分工协作	2.3连续性医疗服务	16	是否制定指导医联体为患者提供诊疗—康复—长护连续性服务的文件或制度	提供文件及相关资料。出台文件并执行得2分，出台文件未执行得1分，未出台文件不得分	2	
		17	是否出台上级医院对转诊患者提供优先接诊、优先检查、优先住院等服务相关指导意见	提供文件及相关资料。出台文件并执行得2分，出台文件未执行得1分，未出台文件不得分	2	
3.医院资源上下贯通	3.1人力资源有序流动	18	落实医务人员在医疗集团、医共体内不需办理执业地点变更和执业机构备案手续（定性）	提供文件及相关资料。出台文件并执行得4分，出台文件未执行得2分，未出台文件不得分	4	
	3.2基层帮扶	19	制定鼓励医联体专科共建、业务指导、科研和项目协作等的指导意见或制度（定性）	提供文件及相关资料。出台文件并执行得4分，出台文件未执行得2分，未出台文件不得分	4	
		20	区域内电子健康档案和电子病历的连续记录实现情况（定性）	提供文件及相关资料。出台文件并执行得4分，出台文件未执行得2分，未出台文件不得分	2	
	3.3统一信息平台	21	区域内居民健康信息共享情况（定性）	提供文件及相关资料。出台文件并执行得2分，出台文件未执行得1分，未出台文件不得分	2	

（续表）

评价项目	评价指标	序号	工作要求	评价方法	分值	得分
3.医院资源上下贯通	3.4 区域资源共享	22	实现医联体内检查检验结果互认的机构数量	提供文件及相关资料。全部出台文件并执行得 2 分,有 1 家医院未出台执行扣 1 分,扣完为止	2	
		23	制定促进医联体内影像、检查检验、消毒供应和后勤服务中心等资源共享的指导意见或制度	提供文件及相关资料。全部出台文件并执行得 4 分,有 1 家医院未出台执行扣 1 分,扣完为止	2	
4.效率效益	4.1 居民健康改善	24	婴儿死亡率	提供文件及相关资料。逐年下降得 2 分,每 1 年未达到扣 1 分,扣完为止	2	
		25	孕产妇死亡率	提供文件及相关资料。逐年下降,得 2 分,每 1 年未达到扣 1 分,扣完为止	2	
		26	高血压、糖尿病患者规范化诊疗和管理率	提供文件及相关资料。高血压、糖尿病患者规范治疗率达 70% 得 2 分,每下降 10% 扣 1 分,扣完为止	2	
	4.2 资源下沉	27	医联体内二级以上医疗机构向基层医疗卫生机构派出专业技术/管理人才的人次数	提供文件及相关资料。出台文件及人数逐步上升得 2 分,出台文件未执行得 1 分,未出台文件不得分	2	
		28	基层医疗卫生机构诊疗量占比及增长率	占比大于 65% 得 1 分,逐年提升得 1 分,否则不得分	2	
	4.3 双向转诊	29	基层医疗机构上转病人例数及其占比。	逐年下降得 2 分,否则不得分。	2	
		30	由二、三级医院向基层医疗卫生机构、接续性医疗机构下转病人例数及其占比	占比提升得 2 分,否则不得分	2	
		31	对下级医疗机构健康教育工作指导情况(定性)	提供文件及相关资料。出台文件并执行得 2 分,出台文件未执行得 1 分,未出台文件不得分	2	

（续表）

评价项目	评价指标	序号	工作要求	评价方法	分值	得分
4. 效率效益	4.4 能力提升	32	县域内就诊率	提供文件及相关资料。出台文件并达到90％得2分，每下降10％口1分，扣完为止	2	
		33	牵头医院帮助基层医疗机构开展新技术、新项目的数量	汇总提供文件及相关资料。每年不少于2项得2分，1项得1分，否则不得分	2	
		34	核心医院帮扶基层医疗机构专科建设的情况（定性）	提供文件及相关资料。出台文件并大于1个专科得2分，出台文件未执行得1分，未出台文件不得分	2	
		35	基层医务人员去上级医院学习进修的人次数	每年超过医务人员总量3％且逐年上升得2分。未达到不得分	2	
	4.5 效率提升	36	二、三级医院平均住院日及近三年的变化情况	达到全省平均水平且逐年下降得2分，否则不得分	2	
		37	基层医疗机构床位使用率及近三年的变化情况	达到全省平均水平且逐年上升得2分，否则不得分	2	
	4.6 经济负担	38	基层医疗机构门诊患者次均费用及三年变化趋势	增长不超过10％且逐年下降得2分，否则不得分	2	
		39	医院门诊、住院患者人均费用及三年变化趋势	增长不超过10％且逐年下降得2分，否则不得分	2	

海南省医疗联合体综合绩效考核细则(试行)

(医疗机构医联体)

评价项目	评价指标	序号	工作要求	评价方法	分值	得分
1.组织实施	1.1 完善制度	1	医联体建设的实施方案出台情况(定性)	提供文件及相关资料。出台文件并执行得4分,出台文件未执行得2分,未出台文件不得分	4	
	1.2 规划实施	2	医联体组成情况	提供医联体组成情况。医联体组成与规划相符得2分,否则不得分	2	
		3	区域内社区卫生服务中心/站、乡镇卫生院参与医联体建设的数量	提供医联体组成情况和所在辖区内社区卫生服务中心/站、乡镇卫生院名单,社区卫生服务中心/站、乡镇卫生院全部参与医联体得4分,有一所未参与扣1分,直至扣完	4	
		4	参与医联体建设的社会力量举办医疗机构、护理院、康复医院数量	提供医联体组成情况和社会力量举办医疗机构、护理院、康复医院名单及参与医联体建设的名单,全部参与得2分,否则按比例扣分	2	
	1.3 人员激励	5	制定与医联体相适应的绩效工资政策(定性)	提供文件及相关资料。出台文件并执行得4分,出台文件未执行得2分,未出台文件不得分	4	
	1.4 考核激励	6	医联体内促进医疗资源整合和下沉的考核和激励机制建立情况(定性)	提供文件及相关资料。出台文件并执行得4分,出台文件未执行得2分,未出台文件不得分	4	
2.分工协作	2.1 建立协作制度	7	制定医联体章程或协议,明确各成员单位的责、权、利关系	提供文件及相关资料。出台文件并执行得4分,出台文件未执行得2分,未出台文件不得分	4	
		8	医联体建立医疗质量同质化管理制度(定性)	提供文件及相关资料。出台文件并执行得4分,出台文件未执行得2分,未出台文件不得分	4	

（续表）

评价项目	评价指标	序号	工作要求	评价方法	分值	得分
2. 分工 协作	2.1 建立协作制度	9	医联体建立双向转诊标准与程序（定性）	提供文件及相关资料。出台文件并执行得4分，出台文件未执行得2分，未出台文件不得分	4	
	2.2 连续性医疗服务	10	为患者提供诊疗—康复—长护连续性服务（定性）	提供文件及相关资料。出台文件并执行得4分，出台文件未执行得2分，未出台文件不得分	4	
		11	上级医院对转诊患者提供优先接诊、优先检查、优先住院等服务（定性）	提供文件及相关资料。出台文件并执行得2分，出台文件未执行得1分，未出台文件不得分	2	
3. 医院资源上下贯通	3.1 基层帮扶	12	医联体内上级医院派医务人员开展专科共建、临床带教、业务指导、教学查房、科研和项目协作等业务情况（定性）	提供文件及相关资料。出台文件并执行得4分，出台文件未执行得2分，未出台文件不得分	4	
	3.2 统一信息平台	13	医联体内电子健康档案和电子病历的连续记录实现情况（定性）	实际操作查看，区域信息平台、基层信息系统或医联体信息平台建成投入使用得4分，未建成启用各扣2分，未实现区域内电子健康档案连续记录的扣1分，未实现电子病历连续记录的扣1分扣完为止	4	
		14	医联体内居民健康信息共享情况（定性）	实际操作查看，区域信息平台、基层信息系统或医联体信息平台建成可共享居民健康信息得2分，未建成启用各扣1分，未实现互联互通的扣1分，扣完为止	2	

（续表）

评价项目	评价指标	序号	工作要求	评价方法	分值	得分
3.医院资源上下贯通	3.3区域资源共享	15	医联体内影像、检查检验、消毒供应和后勤服务中心等共享及区域内建设情况（定性）	提供文件及相关资料。出台文件并执行得4分，出台文件未执行得2分，未出台文件不得分	4	
		16	实现医联体内检查检验结果互认的机构数量及占比	提供医联体名单及实施检查检验结果互认医疗机构名单，现场抽查执行情况，未全部落实不得分	2	
4.效率效益	4.1资源下沉	17	医联体内二级以上医疗机构向基层医疗卫生机构派出专业技术/管理人才的人次数及占比	各医联体牵头单位汇总提供派出中级以上人才占比每年不低于3%。有得2分，否则不得分	2	
		18	基层医疗卫生机构诊疗量占比及增长率	各医联体牵头单位汇总提供。大于等于辖区内平均水平或65%以上得2分，否则不得分	2	
	4.2双向转诊	19	基层医疗机构上转病人例数及其占比	各医联体牵头单位汇总提供。逐年下降得2分，否则不得分	2	
		20	由二、三级医院向下级医疗卫生机构、接续性医疗机构下转病人例数及其占比	各医联体牵头单位汇总提供。逐年增长得2分，否则不得分	2	
	4.3辐射带动	21	牵头医院帮助下级医疗机构开展新技术、新项目的数量	各医联体牵头单位汇总提供相关数据及目录、工作开展佐证资料，每年不少于2项得2分，一项得1分，否则不得分	2	
		22	牵头医院帮扶下级医疗机构专科建设的情况（定性）	各医联体牵头单位提供文件资料及工作开展佐证资料，未落实本项不得分	2	

（续表）

评价项目	评价指标	序号	工作要求	评价方法	分值	得分
4. 效率效益	4.3 辐射带动	23	基层医务人员去上级医院学习进修的人次数	各医联体牵头单位汇总提供相关数据及人员名单、相关佐证资料,有得2分,否则不得分	2	
		24	帮扶下级医疗机构提升管理能力情况(定性)	各医联体牵头单位提供文件资料及工作开展情况资料,未落实本项不得分	2	
	4.4 能力提升	25	牵头医院门诊、住院、手术量变化及患者病种分布	各医联体牵头单位汇总提供。相关收治情况更加接近其功能定位得2分,否则不得分	2	
		26	牵头医院住院患者急、危重症患者比例	各医联体牵头单位汇总提供。占比提升得2分,否则不得分	2	
		27	牵头医院三、四级手术占比	各医联体牵头单位汇总提供。占比提升得2分,否则不得分	2	
		28	牵头中医院中药和中医医疗技术使用和变化情况(牵头单位为中医院时考核)	各医联体牵头单位汇总提供。占比提升得2分,否则不得分	2	
		29	成员单位门诊、住院、手术量变化及患者病种分布	各医联体成员单位汇总提供。相关收治情况更加接近其功能定位得2分,否则不得分	2	
	4.5 效率提升	30	医联体内牵头医院平均住院日及近三年的变化情况	各医联体牵头单位汇总提供。达到全省平均水平且逐步下降得2分,否则不得分	2	
		31	基层医疗机构床位使用率及近三年的变化情况	各医联体牵头单位汇总医联体基层医疗机构提供。达到全省平均水平且逐步上升得2分,否则不得分	2	

（续表）

评价项目	评价指标	序号	工作要求	评价方法	分值	得分
4. 效率效益	4.6 经济负担	32	基层和医院患者病人次均费用及三年变化趋势	各医联体牵头单位汇总医联体成员单位提供。增长不超过10%且逐步下降得2分，否则不得分	2	
		33	医院住院患者人均费用及三年变化趋势	各医联体牵头单位汇总医联体成员单位提供。增长不超过10%且逐步下降得2分，否则不得分	2	
5. 可持续发展	5.1 利益共享	34	医联体内建立利益共享机制（定性）	提供文件及相关资料。出台文件并执行得4分，出台文件未执行得2分，未出台文件不得分	4	
	5.2 明确责任	35	制定医联体章程，明确核心医院与其他成员单位的责、权、利（定性）	提供文件及相关资料。出台文件并执行得4分，出台文件未执行得2分，未出台文件不得分	4	
	5.3 满意度	36	患者（门诊、在院、出院）满意度	查看满意度调查表和回访登记，达到85%得2分，低于70%不得分	2	
		37	医务人员满意度	查看满意度调查表和统计分析、问题追踪、解决等资料，达到85%得2分，低于70%不得分	2	

4.3.5.6　江苏省(2018)

江苏省医疗联合体综合绩效考核工作
实施方案（试行）

为深入贯彻落实国务院办公厅《关于推进医疗联合体建设和发展的指导意见》（国办发〔2017〕32号）、省医改办《关于进一步推进医疗联合体建设和发展的实施意见》（苏医政办发〔2017〕15号）有关要求，评价各地医疗联合体（以下简称医联体）规划、建设、运行情况，加快推进建成富有成效的医联体，全面推动分级诊疗制度建设，按照国家卫生健康委员会、国家中医药管理局《关于印发医疗联合体综合绩效考核工作方案（试行）的通知》（国卫医发〔2018〕26号）要求，结合我省实际，制定本实施方案。

一、考核对象

各设区市、县（市、区）卫生计生行政部门；各医联体，重点是紧密型医联体。

二、组织管理

省卫生健康委、省中医药管理局等有关部门负责制订我省医联体综合绩效考核相关工作方案并组织实施，建立医联体综合绩效考核体系，组织对各设区市医联体绩效考核工作开展情况进行监督、指导。

各设区市卫生计生行政部门（含中医药主管部门，下同）会同有关部门组织实施医联体绩效考核工作，组建专家组，细化具体考核方案，制定量化考核指标，明确考核程序与工作安排，对区域内医联体建设推进情况进行指导、监督，定期报告工作进展。

牵头组建医联体的医疗机构应当成立绩效考核工作小组，由院长任组长，分管院长任副组长，医务管理、护理管理、人事教育和经济管理等部门负责人，以及医联体成员单位负责人任成员，负责制订本医联体绩效考核方案并组织实施。完善相关管理制度，组织对本医联体进行绩效评估，定期向属地设区市级卫生计生行政部门上报数据信息。

三、考核内容

结合我省实际情况，考核体系包括行政部门和医联体两部分，详见《江苏省医联体综合绩效考核增补指标体系》（附件1,2）。

（一）行政部门

（1）统筹规划情况。以城市和县域为重点，根据区域医疗资源结构布局和群众健康需求，统筹安排医疗机构组建医联体，形成规模适宜、功能互补、网格化的医联体规划并落实。

（2）配套政策落实情况。加强与相关部门沟通协调，推动落实政府对医疗卫生机构投入责任，建立财政补助资金与绩效评价结果挂钩机制。发挥医保、物价杠杆作用，引导人民群众合理就医。完善人员保障和激励机制，建立与医联体相适应的绩效考核机制。推动远程医疗收费和报销政策。加强基层医疗卫生机构与上级医院的药品目录衔接。重点推进市域纵向紧密型医联体和县域医共体建设试点工作。联合相关部门对医联体开展考核督查。

（3）居民健康改善情况。主要围绕居民健康情况、患者满意度进行考核。通过医联体建设，规范慢性病患者管理，为患者提供连续性诊疗服务，改善群众看病就医体验，增强群众获得感。

（二）医联体

（1）运行机制情况。主要围绕形成责权利明晰的运行机制进行考核。要求医联体细化完善内部管理措施，统筹技术支持、人员调配、薪酬分配、资源共享、利益分配等，形成责权利明晰、优质医疗资源上下贯通的渠道和机制。

（2）分工协作情况。主要围绕医联体内部各医疗机构建立分工协作关系进行考核。要求牵头医院加强与基层医疗卫生机构的协作，吸纳康复医院、护理院等不同功能医疗机构参加医联体，形成错位发展模式，建立医联体双向转诊机制，为患者提供诊断—治疗—康复—护理全生命周期、全流程健康服务。

（3）资源共享情况。主要围绕医联体推进区域医疗资源共享进行考核。探索建立统一信息平台，逐步实现医联体内诊疗信息互联互通。建立医学影像中心、检查检验中心、消毒供应中心、后勤服务中心等，为医联体内各医疗机构提供一体化服务。在加强医疗质量管理的基础上，开展医联体内医疗机构间检查检验结果互认，以及长处方、延伸处方服务。

（4）技术辐射情况。针对区域内疾病谱和重点疾病诊疗需求，医联体内通过专科共建、临床带教、业务指导、教学查房、科研和项目协作等多种方式，帮助医联体内其他机构开展新技术、新项目，提升基层医疗服务能力。加强区域内医疗质量管理，提升区域内医疗质量同质化水平。

（5）可持续发展情况。建立医联体利益共享机制，促使医联体向紧密型协作方向发展，形成保障医联体持续发展的动力机制。

四、考核方式

自 2019 年起，每年进行全省医联体绩效考核工作。

（1）医联体自评。各医联体牵头医院对照《江苏省医联体综合绩效考核增补指标体系（医联体）》（附件 2）和《江苏省医联体综合绩效考核自评报告框架（医联体）》（附件 4）要求，对本医联体上一年度建设情况进行总结分析，统计相关数据，形成自评报告并于每年 1 月第三周的周一报属地设区市级卫生计生行政部门。

（2）市级考核。由各设区市卫生计生行政部门对本市各医联体建设情况开展全面考核评价，并根据得分情况，以区域医联体为单位在本市范围内排名。在此基础上，对照《江苏省医联体综合绩效考核增补指标体系（行政部门）》（附件 1）和《江苏省医联体综合绩效考核自评报告框架（行政部门）》（附件 3）对本市推进医联体建设情况进行自评。各市应于每年 2 月最后一周的周一前将本市医联体建设自评报告、指标数据、各医联体考核分数和排名以及相关佐证材料等（WORD 版及加盖公章的 PDF 版）报送省卫生健康委医政医管处。

（3）省级复核。省卫生健康委员会同相关部门或委托第三方,在各市报送的考核结果和材料的基础上,对各设区市考核情况进行复核。根据复核情况形成年度综合评估结果并以适当方式公开。

五、考核结果运用

（1）建立绩效考核结果反馈制度。及时对各地各医疗机构医联体建设取得的成绩和存在的问题进行反馈,对整体绩效好的医联体,给予表扬和奖励;对存在突出问题的责令限期整改,整改期间,暂停医院等级评审、临床重点专科评审资格。

（2）建立与绩效考核相挂钩的奖惩制度。各级卫生健康行政部门要按照我委联合省发展改革委、财政厅、人社厅、物价局下发的《关于推进紧密型医疗联合体建设的通知》（苏卫医政〔2018〕22号）等文件要求,积极联合当地财政、人社部门,将绩效考核结果与下一年度财政投入、医保支付资金额度以及人员薪酬分配挂钩,有效调动医院及医务人员积极性。

附件:

1.江苏省医联体综合绩效考核增补指标体系（行政部门）

2.江苏省医联体综合绩效考核增补指标体系（医联体）

3.江苏省医联体综合绩效考核自评报告框架（行政部门）

4.江苏省医联体综合绩效考核自评报告框架（医联体）

附件1

江苏省医联体综合绩效考核增补指标体系
（行政部门）

一级指标	二级指标	序号	三级指标
1.组织实施	1.1 政策制定	1	制定出台本市医联体建设工作方案（定性）
		2	建立由本市发展改革、财政、人力社保、机构编制、卫生计生、物价等部门负责人组成的医联体管理委员会或领导小组（定性）

（续表）

一级指标	二级指标	序号	三级指标
1.组织实施	1.2 规划实施	3	制定医联体建设规划,形成适宜规模、功能互补的网格化布局,覆盖所有城乡基层医疗卫生机构(定性)
		4	紧密型医联体数量和占比
		5	区域内开展医联体建设的三级公立医院数量和占比
		6	区域内社区卫生服务中心/站、乡镇卫生院参与医联体建设数量和占比
		7	区域内社会力量举办医疗机构参与医联体建设数量和占比
		8	区域内康复医院、护理院参与医联体建设数量和占比
	1.3 配套政策	9	制定并实施医联体内不同层级医疗机构就诊报销比例差异化政策(定性)
		10	开展紧密型医联体统筹区域医保基金总额付费试点,形成结余奖励,合理超支补偿机制(定性)
		11	紧密型医联体登记为独立法人(定性)
		12	牵头医院对紧密型医联体成员单位的人事任命(提名)权、资源调配权和经营管理权(定性)
		13	制定医联体内部利益共享机制的指导意见或制度(定性)
		14	制定远程医疗收费标准等(定性)
	1.4 人员激励	15	落实"两个允许",制定并落实与医联体相适应的绩效工资政策(定性)
	1.5 考核激励	16	促进医疗资源整合和下沉的考核和激励机制建立情况(定性)
2.分工协作	2.1 建立协作制度	17	制定明确医联体牵头医院与其他成员单位的责、权、利关系的指导意见或制度(定性)
		18	制定指导医联体建立医疗质量管理、双向转诊标准与程序的文件或制度(定性)

（续表）

一级指标	二级指标	序号	三级指标
2.分工协作	2.2 推进家庭医生签约服务	19	明确签约服务内容（定性）
		20	家庭医生签约服务覆盖率、重点人群签约服务覆盖率、建档立卡的贫困人口签约服务覆盖率、计划生育特殊家庭签约服务覆盖率、白血病患儿签约服务覆盖率
		21	落实基层医疗卫生机构为慢性病签约患者开展健康教育指导，实施基层医疗卫生机构开具慢性病长期药品处方、延伸处方等便民政策（定性）
	2.3 连续性医疗服务	22	制定指导医联体为患者提供诊疗—康复—长护连续性服务的文件或制度（定性）
		23	出台上级医院对转诊患者提供优先接诊、优先检查、优先住院等服务相关指导意见（定性）
3.医疗资源上下贯通	3.1 人力资源有序流动	24	落实医务人员在医疗集团、医共体内不需办理执业地点变更和执业机构备案手续（定性）
	3.2 基层帮扶	25	制定鼓励医联体专科共建、业务指导、科研和项目协作等的指导意见或制度（定性）
	3.3 统一信息平台	26	区域内电子健康档案和电子病历的连续记录实现情况（定性）
		27	区域内居民健康信息共享情况，支持医联体内部预约诊疗、双向转诊、远程医疗、传染病报告、慢性病管理、资金结算等协同应用与服务（定性）
	3.4 区域资源共享	28	制定促进医联体内影像、检查检验、消毒供应和后勤服务中心等资源共享的指导意见或制度（定性）
		29	统筹建立远程会诊、远程影像诊断、远程病理诊断、远程心电诊断、远程培训等中心数量
		30	实现医联体内检查检验结果互认的机构数量

（续表）

一级 指标	二级指标	序号	三级指标
4.效率 效益	4.1 居民 健康改善	31	婴儿死亡率
		32	孕产妇死亡率
		33	高血压、糖尿病、肺结核患者规范化诊疗和管理率
	4.2 资 源下沉	34	医联体内二级以上医疗机构向基层医疗卫生机构派出专业技术/ 管理人才的人次数，驻基层的平均天数
		35	基层医疗卫生机构诊疗量占比及增长率
		36	医联体牵头医院普通门诊量及与上年比较
		37	居民2周患病首选基层医疗卫生机构的比例
	4.3 双向 转诊	38	基层医疗机构上转病人例数及其占比
		39	由二、三级医院向基层医疗卫生机构、接续性医疗机构下转病人 例数及其占比
		40	对下级医疗机构健康教育工作指导情况（定性）
	4.4 能力 提升	41	县域内就诊率
		42	牵头医院帮助基层医疗机构开展新技术、新项目的数量
		43	牵头医院帮扶基层医疗机构专科建设的情况（定性）
		44	基层医务人员去上级医院学习进修的人次数
	4.5 效率 提升	45	三级医院平均住院日
		46	基层医疗机构床位使用率及近三年的变化情况
	4.6 经济 负担	47	基层医疗机构门诊患者次均费用及近三年的变化情况
		48	医院门诊、住院患者人均费用及近三年的变化情况

附件2

江苏省医联体综合绩效考核增补指标体系

（医联体）

一级 指标	二级 指标	序号	三级指标
1.组织 实施	1.1 完善 制度	1	医联体建设的实施方案出台情况（定性）

（续表）

一级指标	二级指标	序号	三级指标
1.组织实施	1.2规划实施	2	医联体组成情况（紧密型/松散型）（定性）
		3	区域内社区卫生服务中心/站、乡镇卫生院参与医联体建设的数量
		4	参与医联体建设的社会力量举办医疗机构、护理院、康复医院数量
	1.3人员激励	5	落实"两个允许"，制定并落实与医联体相适应的绩效工资分配政策（定性）
	1.4考核激励	6	医联体内促进医疗资源整合和下沉的考核和激励机制建立情况（定性）
2.分工协作	2.1建立协作制度	7	制定医联体章程或协议，明确各成员单位的责、权、利关系（定性）
		8	落实自主经营管理权，建立法人治理结构，设立理事会、管理层和监事会等（定性）
		9	设立财务管理中心、人力资源管理中心、质量控制中心、药品和耗材配置中心等（定性）
		10	医联体建立医疗质量同质化管理制度（定性）
		11	基层医疗机构医疗服务质量提高（常见病、多发病诊断符合率，重点病种的治愈率、好转率、死亡率、院内感染发生率、30天再住院率）
		12	制订医联体成员单位之间双向转诊标准、制度、操作流程，开展上下级医疗机构间分级诊疗工作（定性）
	2.2连续性医疗服务	13	为患者提供诊疗—康复—长护连续性服务（定性）
		14	上级医院对转诊患者提供优先接诊、优先检查、优先住院等服务（定性）
	2.3公共卫生服务	15	积极构建"三位一体"疾病防控机制（定性）

（续表）

一级指标	二级指标	序号	三级指标
3.医疗资源上下贯通	3.1 基层帮扶	16	医联体内上级医院派医务人员开展专科共建、临床带教、业务指导、教学查房、科研和项目协作等业务情况(定性)
	3.2 资源整合	17	优化配置、重组整合医联体内床位、设备、号源等资源(定性)
		18	为医联体内基层医疗卫生机构预留转诊号源、床位数量和占比
	3.3 统一人员管理	19	对成员单位事业编制或人员控制数额、培训进修、考核奖惩等实现统一管理(定性)
	3.4 药品供应保障	20	基层医疗卫生机构与二级以上医疗机构用药相衔接,为上级医院下转患者提供必要的药品供应保障(定性)
	3.5 统一信息平台	21	医联体内电子健康档案和电子病历的连续记录实现情况(定性)
		22	医联体内居民健康信息共享情况(定性)
		23	分级诊疗管理信息平台建设情况,支持预约诊疗、双向转诊、远程医疗、慢病管理、资金结算等协同应用与服务情况(定性)
		24	远程会诊、远程影像诊断、远程病理诊断、远程心电诊断、远程培训等业务系统建设情况(定性)
		25	医联体内部的知识共享系统,为医务人员提供临床诊疗培训和知识更新(定性)
		26	医联体数据中心,开展大数据分析与应用,支持和保障信息惠民服务(定性)
	3.6 区域资源共享	27	医联体内影像、检验、病理诊断、消毒供应、采购配送和后勤服务等中心建设情况(定性)
		28	实现医联体内检查检验结果互认的机构数量及占比
4.效率效益	4.1 资源下沉	29	医联体内二级以上医疗机构向基层医疗卫生机构派出专业技术/管理人才的人次数及占比,驻基层的平均天数
		30	基层医疗卫生机构诊疗量占比及增长率
	4.2 双向转诊	31	医联体内部上下级医疗机构间签订双向转诊协议书(定性)
		32	基层医疗卫生机构上转病人例数及其占比
		33	由二、三级医院向下级医疗卫生机构、接续性医疗机构下转病人例数及其占比

（续表）

一级指标	二级指标	序号	三级指标
4.效率效益	4.3辐射带动	34	牵头医院帮助下级医疗机构开展新技术、新项目的数量
		35	牵头医院帮扶下级医疗机构专科建设的情况（定性）
		36	基层医务人员去上级医院学习进修的人次数
		37	帮扶下级医疗机构提升管理能力情况（定性）
	4.4能力提升	38	牵头医院门诊、住院、手术量变化及患者病种分布
		39	牵头医院住院患者急、危重症患者比例
		40	牵头医院三、四级手术占比
		41	牵头中医院中药和中医医疗技术使用和变化情况（牵头单位为中医院时考核）
		42	成员单位门诊、住院、手术量变化及患者病种分布
	4.5效率提升	43	医联体内牵头医院平均住院日及近三年的变化情况
		44	基层医疗机构床位使用率及近三年的变化情况
	4.6经济负担	45	基层和医院患者次均费用及三年变化趋势
		46	医院住院患者人均费用及三年变化趋势
5.可持续发展	5.1利益共享	47	医联体内建立利益共享机制（定性）
	5.2明确责任	48	制定医联体章程，明确牵头医院与其他成员单位的责、权、利（定性）
	5.4满意度	49	患者（门诊、在院、出院）满意度
		50	医务人员满意度

附件3

江苏省医联体综合绩效考核自评报告框架

（行政部门）

一、基本情况

本地医联体建设基本情况介绍。

二、自评情况

对照我省医联体建设相关文件和指标体系要求，阐述相关目标、任务完成情况、创新举措和取得的成效，尽量以客观数据和典型事例加以说明：

1.统计并分析各项指标数据监测和变化情况（至少涵盖我省增补指标体系明确的指标数据）。

2.医联体建设方案和规划方案制定以及本市医联体组建情况,包括本市出台的建设方案和组织领导机构建设,医联体网格化规划布局全覆盖和落实工作、四种类型医联体分类组建情况等。

3.出台的配套政策文件、措施的落实情况,包括医保保障、价格改革、考核激励、人事薪酬、家庭医生签约、健康管理与服务、远程医疗覆盖情况等。

4.医联体内各级各类医疗机构分工协作机制建设情况,包括内部管理机制、运行机制、人员培训、转诊机制、药品供应保障等。

5.医疗资源优化配置情况,逐项说明人员、财务、设备、床位、号源、质控、后勤等管理资源整合以及医学检验、放射影像、心电诊断、消毒供应、药品和耗材配备等医疗资源中心建设运行情况。

6.卫生行政部门监管情况。

三、工作计划、困难与建议

至少包括本市推进医联体建设下一步工作目标、重点工作任务,存在的问题与应对措施,对省卫生健康委进一步推进医联体建设和发展的意见和建议。

附件4

江苏省医联体综合绩效考核自评报告框架
（医联体）

一、基本情况

本医联体建设基本情况介绍。

二、自评情况

对照我省医联体建设相关文件和指标体系要求,阐述相关目标、任务完成情况、创新举措和取得的成效,尽量以客观数据和典型事例加以说明:

（一）医联体整体绩效考核

1.统计并分析各项指标数据监测和变化情况（至少涵盖我省增补指标体系明确的指标数据）。

2. 建立完善医联体运行机制情况,包括本医联体建设方案制定和实施情况,医联体规划和组建情况,医联体章程制定和法人治理结构建设等。

3.医联体内分工协作情况,包括内部管理机制、运行机制、人员培训、转诊机制、药品供应保障等。

4.区域资源共享情况。逐项说明人、财、物、药品、号源、技术、信息、管理等医疗资源有机整合、上下贯通、有序流动情况,各类别远程医疗中心建设情况。

5.基层服务能力提升情况。包括人才队伍、学科建设、培训进修、诊疗服务等。

6.可持续发展情况。包括利益共享机制、责任分工、廉洁行医和群众满意度等。

(二)医联体牵头单位绩效考核

1.落实医疗机构功能定位情况。牵头医院诊疗服务范围,对常见、多发病的上下转诊工作等,牵头医院三四级手术占比和变化趋势、平均住院天数、日间手术实施情况等。

2.发挥技术辐射作用情况。适宜技术推广、技术资源共享、技术指导培训等。

3.医疗资源上下贯通情况。主要包括人才合理流动、开展远程医疗服务等情况。

三、工作计划、困难与建议

至少包括医联体建设的下一步工作目标、重点工作任务,存在的问题与应对措施,推进医联体建设相关建议与要求等。

4.3.5.7　内蒙古自治区(2018)

内蒙古自治区卫生健康委关于印发内蒙古自治区医疗联合体综合绩效考核实施方案(试行)的通知

内卫计医字〔2018〕637号

各盟市卫生计生委:

为进一步加强医疗联合体(以下简称医联体)的绩效考核,规范医联体的建设发展,按照国家卫生健康委、国家中医药管理局《医疗联合体综合绩效考核工作方案(试行)》(国卫医发〔2018〕26号),自治区卫生健康委制定了《内蒙古自治区医疗联合体综合绩效考核实施方案(试行)》,现印发给你们,请遵照执行。

各盟市卫生计生委要加强对医联体建设工作的规划指导,全面掌握工作进展情况,重点开展城市医疗集团和旗县域医共体的综合绩效考核。在年底前启动开展2018年度考核工作,按时完成每个盟市建成一个有明显成效的医疗集团或医共体的工作任务。并于2019年1月15日前将自查报告、自查结果及考核指标数据及相关印证材料上报自治区卫生健康委。

2018年12月14日

内蒙古自治区医疗联合体综合绩效考核实施方案(试行)

为加快推进医疗联合体(以下简称医联体)建设,建立与医联体相适应的绩效考核机制,按照《国务院办公厅关于推进医疗联合体建设和发展的指导意见》(国办发〔2017〕32 号)、《医疗联合体综合绩效考核工作方案(试行)》(国卫医发〔2018〕26 号)、《内蒙古自治区推进医疗联合体建设和发展的实施方案》(内政办发〔2017〕112 号)等文件精神,制定本实施方案。

一、总体要求

(一)指导思想

全面贯彻党的十九大和健康中国战略,坚持以问题和需求为导向,深化供给侧结构性改革,加快推进医联体建设,助力构建分级诊疗制度。建立促进优质医疗资源上下贯通的考核和激励机制,引导三级医院履行责任、完善措施,主动帮扶基层,切实发挥引领作用,充分调动各级各类医疗机构参与医联体建设的积极性。

(二)基本原则

公益导向,服务大局。以满足人民群众基本医疗服务需求为出发点,服务于深化医药卫生体制改革全局。通过合理设定绩效考核指标,强化考核和制度约束,推动落实公立医院的公益性,建立起引导公立医院主动下沉资源、与基层医疗卫生机构分工协作的机制。

科学评价,客观公正。重点考核医联体技术辐射带动情况等,综合考虑三级医院医疗资源下沉情况、基层服务能力提升情况、居民健康改善情况和服务对象满意度等因素,定量与定性相结合,横向与纵向相结合,建立科学合理的考核办法和指标体系。规范考核程序、内容和标准,保证考核过程公开透明。加大信息化手段在绩效考核中的应用。

激励约束,有效引导。加强考核结果利用,充分发挥绩效考核的激励、导向作用,逐步将考核评价结果作为人事任免、评优评先等的重要依据,并与医务人员绩效工资、进修、晋升等挂钩,有效调动医院和医务人员参与医联体建设的积极性。

二、组织管理

自治区卫生健康委员会同有关部门组织实施医联体综合绩效考核工作,主要针对城市医疗集团和旗县域医共体的建设推进情况进行考核。组建绩效考核专家组,细化具体考核方案,明确考核程序与工作安排,对盟市医联体建设推进情况进行指导、监督，定期向国家报告工作进展。各盟市卫生计生行政部门会同有关部门组织实施本区域医联体综合绩效考核工作，定期向自治区报告工作进展。

牵头组建医联体的三级医院应当成立综合绩效考核工作小组，由院长任组长，分管院长任副组长，医务管理、护理管理、人事教育和经济管理等部门负责人，以及医联体成员单位负责人任成员，负责制订本医联体综合绩效考核方案并组织实施。完善相关管理制度，组织对本医联体综合绩效进行评估，定期向盟市卫生计生行政部门上报数据信息。

三、考核工作安排

（一）细化考核指标

自治区卫生健康委按照国家卫生健康委、国家中医药管理局《医联体综合绩效考核指标体系》（以下简称《指标体系》，）要求，结合实际，细化考核指标体系形成考核细则（附件1、2），加强对盟市推进医联体建设的考核，推动各医疗机构之间建立分工协作机制。自治区卫生健康委将按照国家医联体考核指标体系的调整情况，适时对考核细则进行动态调整。

1.医联体综合绩效考核

（1）建立完善医联体运行机制情况。主要围绕形成责权利明晰的运行机制进行考核。要求医联体细化完善内部管理措施，统筹技术支持、人员调配、薪酬分配、资源共享、利益分配等，形成责权利明晰、优质医疗资源上下贯通的渠道和机制。

（2）医联体内分工协作情况。主要围绕医联体内部各医疗机构建立分工协作关系进行考核。要求牵头医院加强与基层医疗卫生机构的协作，吸纳康复医院、护理院等不同功能医疗机构参加医联体，形成错位发展模式，建立医联体双向转诊机制，为患者提供诊断－治疗－康复－护理全生命周期、全流程健康服务。

（3）区域资源共享情况。主要围绕医联体推进区域医疗资源共享进行考核。探索建立统一信息平台，逐步实现医联体内诊疗信息互联互通。建立医学影像中心、检查检验中心、消毒供应中心、后勤服务中心等，为医联体内各医疗机构提供一体化服务。在加强医疗质量管理的基础上，开展医联体内医疗机构间检查检验结果互认，以及长处方、延伸处方服务。

（4）发挥技术辐射作用情况。针对区域内疾病谱和重点疾病诊疗需求，医联体内通过专科共建、临床带教、业务指导、教学查房、科研和项目协作等多种方式,帮助医联体内其他机构开展新技术、新项目,提升基层医疗服务能力。加强区域内医疗质量管理,提升区域内医疗质量同质化水平。

(5)可持续发展情况。建立医联体利益共享机制,促使医联体向紧密型协作方向发展,形成保障医联体持续发展的动力机制。

2.配套政策落实情况考核

重点考核医联体相关配套政策落实情况,以及医联体建设成效。

(1)统筹规划情况。以城市和旗县域为重点,根据区域医疗资源结构布局和群众健康需求,统筹安排医疗机构组建城市医疗集团和旗县域医共体,形成规模适宜、功能互补的医联体。

(2)配套政策落实情况。加强与相关部门沟通协调,推动落实公立医院投入政策,建立财政补助资金与绩效评价结果挂钩机制。探索对城市医疗集团和旗县域医共体实行医保总额付费,并制定相应的考核办法。完善人员保障和激励机制,建立与医联体相适应的绩效考核机制。推动出台远程医疗收费和报销政策。加强基层医疗卫生机构与上级医院的药品目录衔接。

(3)居民健康改善情况。主要围绕居民健康情况、患者满意度进行考核。通过医联体建设,规范慢性病患者管理,为患者提供连续性诊疗服务,改善群众看病就医体验,增强群众获得感。

(二)考核程序

各盟市卫生计生委每年开展一次医联体综合绩效考核工作。2018年度的考核工作年底前开展,从2019年起每年于11月30日前完成考核,并将考核结果及时报送自治区卫生计生委。考核方式主要为自评及报送数据信息等方式。各盟市要充分利用信息化手段,采集客观数据开展考核评估工作。有条件的盟市,可建立医联体绩效考核信息系统,相关数据通过信息系统报送,自治区12月底前汇总盟市考核结果并于必要时进行有因现场抽查。

(1)医院自查自评。按照工作安排,各医联体牵头医院对照《医联体综合绩效考核自评报告框架》(附件3)要求,对本院医联体建设情况进行总结分析,并形成自评报告。

(2)报送数据信息。医联体牵头医院填报考核指标数据(附件2—1,2,3),同时开展自查(附件2),并将自评报告、自评结果及考核指标数据2018年12月25日前报送盟市卫生计生委,从2019年起每年11月20日前报送盟市卫生计生委。

(3)综合绩效考核。盟市卫生计生委组织专家组,针对医院上报的数据信息及其他相关材料进行集中评价。为保证医院上报数据信息的真实性,必要时可对数据信息进行有因现场抽查。同时盟市卫生计生委按照《考核细则》(附件1及附件1-1、2)要求开展自查,将2018年度的自查报告、自查结果及考核指标数据及相关印证材料于2019年1月15日前报送自治区卫生健康委,从2019年度起每年12月15日前报送到自治区卫生健康委,自治区汇总全区数据信息并报送国家。

(4)考核结果反馈。盟市卫生计生委在对医院上报信息做好集中评价的基础上,将考核评估结果及时反馈并抄送自治区卫生健康委,并以适当形式在一定范围内公示。考核结果是建成有明显成效医联体的重要依据。

(5)督促落实整改。相关医联体牵头医院要认真按照综合绩效考核结果反馈的情况进行整改落实。盟市卫生计生委要积极做好整改指导和督促工作,加强部门协调,落实配套支持政策。

(三)考核结果的应用

(1)建立绩效考核结果反馈制度。盟市要及时对医院取得的成绩和存在的问题进行反馈,存在突出问题的要进行通报批评,并限期整改。

(2)建立绩效考核结果公示制度。盟市要注重对综合绩效考核结果的量化分级,建立考核信息报告和发布制度,以适宜的方式公布绩效考核结果,促进医院持续加强医联体建设。自治区卫生健康委对全区医联体绩效考核结果在一定范围内进行公示或通报。

(3)建立与绩效考核相挂钩的奖惩制度。各级卫生健康部门要积极联合财政、人力资源社会保障部门,充分发挥绩效考核的激励、导向作用,将考核评价结果作为人事任免、评优评先等的重要依据,并与医院等级评审、临床重点专科建设、区域医疗中心设置工作等挂钩,有效调动医院及医务人员积极性。

四、工作要求

(一)加强组织领导

开展医联体综合绩效考核是推进医联体建设、构建分级诊疗制度的重要内容,是促进优质医疗资源上下贯通,引导公立医院主动帮扶基层、履行社会责任、彰显公益性的重要手段。各级卫生健康行政部门要充分认识其重要意义,切实加强组织领导,建立部门协调推进机制,做好顶层设计,确保工作顺利开展。

(二)明确目标责任

各盟市卫生计生行政部门要制订切实可行的实施方案,明确目标任务和时间进度,要加强对辖区内各牵头医院开展医联体综合绩效考核工作的指导。各牵头医院要逐步完善与医联体相适应的科室、人员绩效考核制度并严格执行。

（三）加强考核反馈

各级卫生健康行政部门要进一步创新管理思路，充分利用信息化手段开展医联体综合绩效考核工作。逐步建立医联体综合绩效定期考核制度和相关数据信息定期报送制度。加强考核结果的反馈，做好结果的解读和使用，有效引导各级医疗机构积极参与医联体建设。

4.3.5.8　上海市（2018）

上海市医疗联合体综合绩效考核工作方案

（试行）

沪卫计医〔2018〕106 号

为加快推进医疗联合体（以下简称"医联体"）建设，建立与医联体相适应的绩效考核机制，按照《国务院关于印发"十三五"深化医药卫生体制改革规划的通知》（国发〔2016〕78 号）、《国务院办公厅关于推进医疗联合体建设和发展的指导意见》（国办发〔2017〕32 号）以及《医疗联合体综合绩效考核工作方案（试行）》（国卫医发〔2018〕26 号）等文件精神，制定本方案。本方案适用于上海市各区统筹成立的各区域医联体，专科医联体等其他医联体可参照执行。

一、总体要求

（一）指导思想

全面贯彻党的十九大和健康中国战略，紧紧围绕健康上海建设，坚持以问题和需求为导向，深化供给侧结构性改革，加快推进医联体建设，助力构建分级诊疗制度。建立促进优质医疗资源上下贯通的考核和激励机制，引导三级医院履行责任、完善措施，主动帮扶基层，切实发挥引领作用，充分调动各级各类医疗机构参与医联体建设的积极性。

（二）基本原则

公益导向，服务大局。以满足本市居民基本医疗服务需求为出发点，服务于深化医药卫生体制改革全局。通过强化考核和制度约束，推动落实公立医院的公益性，建立起引导公立医院主动下沉资源、与基层医疗卫生机构分工协作的机制。

科学评价，客观公正。重点考核医联体技术辐射带动情况等，综合考虑三级医院医疗资源下沉情况、基层服务能力提升情况、居民健康改善情况和服务对象满意度等因素，定量与定性相结合，横向与纵向相结合，建立科学合理的考核办法和指标体系。规范考核程序、内容和标准,保证考核过程公开透明。加大信息化手段在绩效考核中的应用。

激励约束,有效引导。加强考核结果利用,充分发挥绩效考核的激励、导向作用,逐步将考核评价结果作为人事任免、评优评先等的重要依据,并与医务人员绩效工资、进修、晋升等挂钩,有效调动医院和医务人员参与医联体建设的积极性。

二、组织管理

（一）市卫生健康委

市卫生健康委制定本市医联体综合绩效考核工作方案,对本市各区医联体综合绩效考核工作进行评价、监督及指导,定期向国家卫生健康委报告工作进展。

（二）各区卫生计生委

各区卫生计生委会有关部门（申康、大学、中福会,政府相关部门）组织实施本区区域医联体综合绩效考核工作,组建专家组,细化具体考核方案,明确考核程序与工作安排,对区域医联体建设推进情况进行指导、监督,定期向市卫生健康委报告工作进展。本市区域医联体名单见附件1。

（三）医联体牵头医院

医联体牵头医院应当成立医联体综合绩效考核工作小组,对本院牵头建设的医联体进行管理,由院长任组长,分管院长任副组长,医务管理、护理管理、人事教育和经济管理等部门负责人以及医联体成员单位负责人任成员,负责制订本院牵头成立的医联体综合绩效考核方案并组织实施,定期向市、区级卫生行政部门上报数据信息。

三、考核工作安排

（一）考核指标体系

各区卫生计生委按照推动分级诊疗制度建设和以基层为重点的目标,结合本区域实际情况,可对《医联体综合绩效考核指标体系（医联体）》（见附件2）进行细化和增补。根据紧密型区域医联体工作要求,市卫生健康委制定"新华—崇明"区域医联体绩效考核指标体系（见附件3）,由崇明区卫生计生委会有关部门对"新华—崇明"医联体进行考核。

（二）考核程序

1.医院自查自评。各区域医联体牵头医院对照《医联体综合绩效考核自评报告框架》（见附件4）要求,对本院该时间段内医联体建设情况进行总结分析,并形成自评报告,将综合绩效考核自评报告、考核指标数据等资料报送至区卫生计生委。

2.综合绩效考核。各区卫生计生委会各有关部门,对本区区域医联体进行考核评价,将考核评估结果及时反馈给各医院并报送至市卫生健康委。医联体综合绩效考核情况应以适当形式在一定范围内予以公示。

3.督促落实整改。各区卫生计生委会有关部门要做好医联体医院的整改指导和督促工作,相关医联体牵头医院要认真按照综合绩效考核结果反馈的情况进行整改落实。

4.考核评价。市卫生健康委按照《医联体综合绩效考核指标体系(行政部门)》(见附件5)对各区医联体工作落实情况进行评价。

(三)合理应用绩效考核结果

1.建立绩效考核结果沟通反馈制度。各区卫生计生委要及时对医联体建设取得的成绩和存在的问题进行反馈,考核结果优秀的予以适当奖励,存在突出问题的要进行通报,并限期整改。

2.逐步建立与绩效考核相挂钩的奖惩制度。要积极联合财政、人力资源社会保障部门,充分发挥绩效考核的激励、导向作用,将考核评价结果作为人事任免、评优评先等的重要依据,并与医院等级评审、国家临床重点专科建设、国家医学中心和国家区域医疗中心设置工作等挂钩,有效调动医院及医务人员积极性。

四、工作要求

(一)加强组织领导,做好制度设计

各区卫生计生委及各级医疗机构要充分认识建设医联体的重要意义,切实加强组织领导,确保工作顺利开展。

(二)明确目标责任,务求工作实效

各区卫生计生委要制订切实可行的实施方案,明确目标任务和时间进度,要加强对医联体综合绩效考核工作的指导。紧密型医联体的牵头医院要逐步完善与医联体相适应的科室、人员绩效考核制度并严格执行。

(三)创新管理手段,加强结果反馈

各区卫生计生委要进一步创新管理思路,充分利用信息化手段开展医联体综合绩效考核工作,建立医联体综合绩效定期考核制度和相关数据信息定期报送制度。加强考核结果的反馈,做好结果的解读和使用,有效引导各级医疗机构积极参与医联体建设。

附件：1.上海市区域医联体网格化建设统计表

　　　2.医联体综合绩效考核指标体系（医联体）

　　　3."新华—崇明"区域医联体绩效考核指标体系（试行）

　　　4.医联体综合绩效考核自评报告框架

　　　5.医联体综合绩效考核指标体系（行政部门）

附件1

上海市区域医联体网格化建设统计表

序号	各区名称	序号	区域医联体建设情况
1	黄浦区	1	瑞金＊—卢湾区域医疗联合体
		2	九院＊—黄浦医疗联合体
2	徐汇区	3	徐汇区—市六医院＊联合体
		4	徐汇区—中山医院＊联合体
		5	徐汇区—上海中医药大学附属龙华医院＊学科项目型医联体
3	静安区	6	＊华山医院—静安区中心医院医联体（南部）
		7	＊市第十人民医院—市北医院医联体（北部）
		8	＊上海市中医医院—静安区中医医联体
4	长宁区	9	＊上海市同仁医院—长宁区医疗联合体
		10	＊华东医院—十个社区医联体
		11	长宁中医医联体（长宁区天山中医医院＊）
5	普陀区	12	＊普陀区中心医院牵头的西部医联体
		13	＊同济医院牵头的东部医联体
		14	普陀区西部医联体中医工作小组（普陀区中医医院＊）
6	虹口区	15	＊上海市中西医结合医院牵头的中西医结合医联体（3家社区）
		16	＊上海市第四人民医院牵头的综合性医联体（5家社区）
7	杨浦区	17	＊杨浦区中心医院牵头的南部区域医联体
		18	＊杨浦区市东医院牵头的北部医联体
		19	＊杨浦区—新华医院医联体
		20	上海市杨浦区中医专科医疗联合体（杨浦区中医医院＊）

（续表）

序号	各区名称	序号	区域医联体建设情况
8	闵行区	21	＊"华山医院—五院—闵行"医联体
		22	＊"中山医院—闵行"医联体
		23	＊"龙华—闵行"医联体
		24	＊"岳阳—闵行"医联体
		25	＊"仁济南院—浦江闵行"医联体
9	宝山区	26	宝山区交通大学附属第一人民医院＊宝山医联体
		27	宝山区复旦大学附属华山北院＊宝山医联体
		28	宝山区交通大学附属第九人民医院＊宝山医联体
		29	宝山区中医药大学附属曙光医院＊中医医联体
10	浦东新区	30	以上海市第七人民医院＊为核心的外高桥地区医疗联合体
		31	以公利医院＊为核心的金桥地区医疗联合体
		32	以东方医院(本部)＊为核心的陆家嘴地区医疗联合体
		33	以浦南医院＊为核心的世博地区医疗联合体
		34	以浦东新区人民医院＊为核心的川沙地区医疗联合体
		35	以东方医院(南院)＊为核心的三林地区医疗联合体
		36	以周浦医院＊为核心的周康地区医疗联合体
		37	以浦东医院＊为核心的惠南地区医疗联合体
		38	以六院东院＊为核心的临港地区医疗联合体
11	嘉定区	39	瑞北＊—嘉定医联体
		40	仁济＊—嘉定医联体
		41	东肝＊—嘉定医联体
		42	市一＊—嘉定医联体
		43	嘉定区中医医联体(嘉定区中医医院＊)
12	金山区	44	中山医院＊—金山区分级诊疗医疗联合体
		45	金山区中医医联体(金山区中西医结合医院＊)
13	松江区	46	曙光医院＊—方塔中医医院医联体
		47	市一南部＊—松江医疗联合体
14	奉贤区	48	奉贤区中心医院＊医疗联合体
		49	奉城医院＊医疗联合体
		50	奉贤区中医医院＊医疗联合体

（续表）

序号	各区名称	序号	区域医联体建设情况
15	青浦区	51	中山医院＊—中山青浦分院医联体
		52	上海市第一人民医院＊＋社区卫生服务中心医联体
		53	中山医院青浦分院＊区内医联体
		54	复旦大学中西医结合研究院＊与青浦区中医医院医联体
16	崇明区	55	新华—崇明区域医疗联合体（新华医院崇明分院＊）

备注：1.本表不含专科医联体。2.标记＊的为牵头医院。

附件2

医联体综合绩效考核指标体系

（医联体）

一级指标	二级指标	序号	三级指标
1.组织实施	1.1 完善制度	1	医联体建设的实施方案出台情况（定性）
	1.2 规划实施	2	医联体组成情况
		3	区域内社区卫生服务中心参与医联体建设的数量
		4	参与医联体建设的社会力量举办医疗机构、护理院、康复医院数量
	1.3 人员激励	5	制定与医联体相适应的绩效工资政策（定性）
	1.4 考核激励	6	医联体内促进医疗资源整合和下沉的考核和激励机制建立情况（定性）
2.分工协作	2.1 建立协作制度	7	制定医联体章程或协议，明确各成员单位的责、权、利关系
		8	医联体建立医疗质量同质化管理制度（定性）
		9	医联体建立双向转诊标准与程序（定性）
	2.2 连续性医疗服务	10	为患者提供诊疗—康复—长护连续性服务（定性）
		11	上级医院对转诊患者提供优先接诊、优先检查、优先住院等服务（定性）

（续表）

一级指标	二级指标	序号	三级指标
3.医疗资源上下贯通	3.1基层帮扶	12	医联体内上级医院派医务人员开展专科共建、临床带教、业务指导、教学查房、科研和项目协作等业务情况(定性)
	3.2统一信息平台	13	医联体内电子健康档案和电子病历的连续记录实现情况(定性)
		14	医联体内居民健康信息共享情况(定性)
	3.3区域资源共享	15	医联体内心电、影像、检查检验、消毒供应和后勤服务中心等共享及区域内建设情况(定性)
		16	实现医联体内检查检验结果互认的机构数量及占比
4.效率效益	4.1资源下沉	17	医联体内二级以上医疗机构向基层医疗卫生机构派出专业技术/管理人才的人次数及占比
	4.2双向转诊	18	基层医疗卫生机构诊疗量占比及增长率
		19	基层医疗机构上转病人例数及其占比
	4.3辐射带动	20	由二、三级医院向下级医疗卫生机构、接续性医疗机构下转病人例数及其占比
		21	牵头医院帮助下级医疗机构开展新技术、新项目的数量
	4.4能力提升	22	牵头医院帮扶下级医疗机构专科建设的情况(定性)
		23	基层医务人员去上级医院学习进修的人次数
		24	帮扶下级医疗机构提升管理能力情况(定性)
	4.5效率提升	25	牵头医院门诊、住院、手术量变化及患者病种分布
		26	牵头医院住院患者急、危重症患者比例
		27	牵头医院三、四级手术占比
	4.6经济负担	28	牵头中医院中药和中医医疗技术使用和变化情况(牵头单位为中医院时考核)
		29	成员单位门诊、住院、手术量变化及患者病种分布
		30	医联体内牵头医院平均住院日及近三年的变化情况
		31	基层医疗机构床位使用率及近三年的变化情况
		32	基层和医院患者病人次均费用及三年变化趋势
		33	医院住院患者人均费用及三年变化趋势

（续表）

一级指标	二级指标	序号	三级指标
5.可持续发展	5.1 利益共享	34	医联体内建立利益共享机制(定性)
	5.2 明确责任	35	制定医联体章程,明确核心医院与其他成员单位的责、权、利(定性)
	5.3 满意度	36	患者(门诊、在院、出院)满意度
		37	医务人员满意度

附件 3

"新华—崇明"区域医联体绩效考核指标体系(试行)

一级指标	二级指标	序号	三级指标	指标属性	指标含义	计算公式	数据来源	备注
健康管理	健康素养	1.1	居民健康素养达标率	定量	市民健康素养是指个体具有获取、理解、处理基本健康信息和服务,并运用这些信息和服务做出正确判断和决定,维持和促进健康的能力	达标人口数/辖区人口数	专项调查	具备健康素养的人数占总调查人数的百分比,对抽样人群进行健康理念等方面的问卷调查,正确回答80%以上测评内容的调查对象视为具备健康素养。到2020年≥25%

（续表）

一级指标	二级指标	序号	三级指标	指标属性	指标含义	计算公式	数据来源	备注
健康管理	区域健康关键指标	1.2	期望寿命	定量	指 0 岁时的预期寿命。一般用"岁"表示。即在某一死亡水平下，已经活到 X 岁年龄的人们平均还有可能继续存活的年岁数	将生命表中年龄 X 岁从 X+1 岁开始，把以后逐年一直到生命表终极的生存人数（Lw）全部加起来，除以年龄 X 岁的生存人数（Lx），所得的商即为该年龄 X 岁的简约平均余命	统计年鉴	居民期望寿命高于 83 岁
		1.3	婴儿死亡率	定量	该年该地出生至不满 1 周岁的活产婴儿死亡人数与某年某地活产数之比	该年该地婴儿死亡数/某年某地活产数	统计年鉴	
		1.4	孕产妇死亡率	定量	每十万例活产中孕产妇的死亡数	从妊娠开始到产后 42 天内，因各种原因（除意外事故外）造成的孕产妇死亡数	统计年鉴	孕产妇死亡率<3.01/10 万
	重点人群健康管理	1.5	0～6 岁儿童健康管理率	定量	该年该地 0—6 岁儿童健康管理人数与某年某地 0—6 岁儿童数之比	该年该地 0—6 岁儿童健康管理人数/某年某地 0—6 岁儿童数	基层医院填报	

（续表）

一级指标	二级指标	序号	三级指标	指标属性	指标含义	计算公式	数据来源	备注
健康管理	重点人群健康管理	1.6	年度辖区内按要求进行管理的孕妇比例	定量	年度辖区内按要求进行管理的产妇比例	该年该地区产妇系统管理人数与某年某地区活产数之比	基层医院填报	孕产妇系统管理率≥90％；系统管理人数：指按系统管理程序要求，从妊娠至产后28天内有过早孕检查、至少5次产前检查、住院分娩和产后访视的产妇人数
		1.6.1	孕产妇剖宫产率	定量	年度辖区内剖宫产的产妇比例	该年该地区剖宫产活产数与某年某地区活产数之比	医院填报	
		1.7	老年人健康管理	定量	年度辖区内按要求接受健康管理的老年人比例	接受健康管理的65岁及以上居民数/年内辖区内65岁及以上常住居民总人数	基层医院填报	老年人健康管理≥67％
		1.7.1	老年人健康体检率	定量	年度辖区内按要求接受健康体检的老年人比例	接受健康体检的65岁及以上居民数/年内辖区内65岁及以上常住居民总人数	基层医院填报	

（续表）

一级指标	二级指标	序号	三级指标	指标属性	指标含义	计算公式	数据来源	备注
健康管理	重点疾病健康管理	1.8	高血压患者血压控制率	定量	年度辖区内按要求血压控制达标的高血压患者比例	年内最近一次随访血压达标人数/年内已管理的高血压患者人数	基层医院填报	（1）管理人数达标得分50%；（2）控制率达标得分50%
		1.9	糖尿病患者血糖控制率	定量	年度辖区内按要求血糖控制达标的糖尿病患者比例	年内最近一次随访空腹血糖达标人数/年内已管理的Ⅱ型糖尿病患者人数	基层医院填报	（1）管理人数达标得分50%；（2）控制率达标得分50%
		1.10	常见恶性肿瘤诊断时早期比例	定量	年度辖区内发病率前十位的新发恶性肿瘤病例中诊断时被判定为Ⅰ期的比例	当年度辖区内发病率前十位的新发恶性肿瘤病例中诊断时被判定为Ⅰ期的/当年度辖区内发病率前十位的新发恶性肿瘤病例数	专项调查	该指标综合反映了居民健康意识、肿瘤早期发现防治干预成效、临床诊断水平，《"健康上海2030"规划纲要》要求2020年≥30%
		1.11	重大慢性病过早死亡率	定量	70岁之前死于心脑血管疾病、癌症、慢性呼吸系统疾病、糖尿病等4类慢性非传染性疾病的死亡率	70岁之前死于心脑血管疾病、癌症、慢性呼吸系统疾病、糖尿病等4类慢性非传染性疾病的人数/4类慢性非传染性疾病的患病人数	专项调查	该指标同时作为《"健康中国2030"规划纲要》《"十三五"卫生与健康规划》和《中国防治慢性病中长期规划（2017—2025年）》的规划目标。到2020年≤10%

（续表）

一级指标	二级指标	序号	三级指标	指标属性	指标含义	计算公式	数据来源	备注
健康管理	疾病和公共卫生安全风险监测、登记、报告和应急处置	1.12	疾病和公共卫生安全风险监测、登记、报告和应急处置情况	定性	按照本市相关疾病登记报告管理办法、监测方案、应急处置要求等，规范开展疾病和公共卫生安全风险监测、登记、报告和应急处置的情况	各专业条线年度考核情况	疾病预防控制机构	
医联体管理	组织协作	2.1	医联体双向转诊体系运作情况	定性＋定量	从医联体内部管理章程、双向转诊标准、规范和路径以及医联体内双向转诊专职部门和人员的设置情况了解医联体整体双向转诊的规范运作情况	1.是否完善相关内部管理机制；2.是否建立医联体内双向转诊标准、规范及路径；3.各级机构是否设有转诊专门部门及专职人员数量4.是否通过转诊预约平台开展转诊工作	医联体	

（续表）

一级指标	二级指标	序号	三级指标	指标属性	指标含义	计算公式	数据来源	备注
医联体管理	信息化支撑	2.2	社区信息化建设评级等级提升情况	定量	完善信息平台，建立医联体内各医疗机构的信息数据统一归口和共享机制，提高优质医疗资源可及性及医疗服务整体效率	1.信息化建设评级年度提升情况；2.医联体对信息化建设的经费落实	医联体	
		2.3	医联体内电子健康档案和电子病历的连续记录和共享实现情况	定量	提高医疗资源利用效率，为提供无缝衔接的分级诊疗服务进行支撑	是否能够实现连续记录和医联体内共享	医联体	
	运行效率	2.4	医联体内各级医疗机构医务人员人均服务量情况	定量	完善医联体内部管理机制，提升医联体运行效率	1.各级医疗机构门急诊诊疗量/各级医疗机构医务人员数，纵向比较；2.各级医疗机构手术量/各级医疗机构医务人员数，纵向比较；3.各级医疗机构住院床日/各级医疗机构医务人员数，纵向比较	医联体	

（续表）

一级指标	二级指标	序号	三级指标	指标属性	指标含义	计算公式	数据来源	备注
医联体管理	运行效率	2.5	药品耗材支出在医联体支出中占比下降幅度	定量	完善医联体内部管理机制,提升医联体运行效率	1.药品支出/医联体总支出,纵向比较; 2.耗材支出/医联体总支出,纵向比较	医联体	
	辐射带动	2.6	核心医院下派的医师在基层日门诊量	定量	提升基层医疗服务能力	年增长达5%得5分,不达标不得分	核心医院填报	
		2.7	核心医院通过信息化手段帮助基层医疗机构进行诊断的诊断量年增长幅度	定量	提升基层医疗服务能力	崇明区心电中心、影像中心、检验中心和远程医疗每年的开展数量较上年增长情况	区卫计委信息中心	

（续表）

一级指标	二级指标	序号	三级指标	指标属性	指标含义	计算公式	数据来源	备注
医联体管理	辐射带动	2.8	核心医院帮助基层医疗机构开展适宜新技术、新项目的数量	定量	提升基层医疗服务能力,促进人力资源有序流动	适宜新技术、新项目较上年增长数量	基层医疗机构填报	
		2.9	基层医务人员每半年去上级医院学习进修的人次数及总学时	定量	提升基层医疗服务能力,促进人力资源有序流动	基层医务人员每半年到上级医院的进修总人次数;基层医务人员每半年到上级医院的进修总学时	基层医疗机构填报	
	满意度	2.10	满意度	定量	1.根据改革四个模式的探索了解患者对改革效果的体验和获得感 2.根据改革四个模式的探索分别就医务人员和政府部门了解其对改革效果的满意度	满意度90%得满分,未满90%的情况下以1%为单位,每下降1%则扣除相应分数	第三方满意度调查	

（续表）

一级指标	二级指标	序号	三级指标	指标属性	指标含义	计算公式	数据来源	备注
分级诊疗	基层首诊	3.1	常住人口"1+1+1"签约率	定量	提高签约覆盖，加强基层医疗机构首诊率	常住人口中"1+1+1"签约人数/常住人口总数	社区综改App	
		3.2	"1+1+1"签约居民组合内就诊率	定量	明确就诊流向，加强基层医疗机构首诊率	签约居民在组合内就诊的门诊人次数/签约居民门诊总人次	社区综改App	
		3.3	"1+1+1"签约居民签约社区就诊率	定量	明确就诊流向，加强基层医疗机构首诊率	签约居民在签约社区内就诊的门诊人次数/签约居民门诊总人次	社区综改App	
		3.4	医联体内基层医疗卫生机构诊疗量占比（中医诊疗占比）	定量	提升基层医疗服务能力	医联体基层医疗机构门诊人次数/医联体内全部医疗机构门诊人次数。（基层医疗卫生机构中医诊疗占比＝基层医疗卫生机构中医门诊人次数/医联体内全部医疗机构门诊人次数）	区卫计委	

（续表）

一级指标	二级指标	序号	三级指标	指标属性	指标含义	计算公式	数据来源	备注
分级诊疗	机构功能定位	3.5	区属综合医院门诊CMI指数	定量	落实医疗机构功能定位	门诊病种指数（CMI）＝Σ（某病种组合指数×该病种接诊人数）÷医院全部门诊人数	健康云App	
		3.6	区属综合医院住院CMI指数	定量	落实医疗机构功能定位	住院病种指数（CMI）＝Σ（某病种组合指数×医院该病种组合例数）÷医院全部出院患者数	健康云App	
		3.7	区属综合医院门诊rw分布情况	定量	落实医疗机构功能定位	门诊病种组合指数（RW）＝该病种人均门诊费用÷全病种人均门诊费用	健康云App	
		3.8	区属综合医院住院rw分布情况	定量	落实医疗机构功能定位	住院病种组合指数（RW）＝该病种技术组合全市平均费用÷全市所有出院病例平均费用	健康云App	

（续表）

一级指标	二级指标	序号	三级指标	指标属性	指标含义	计算公式	数据来源	备注
医保监管	医保预付管理	4.1	医联体医保预付资金是否有结余	定量	提升运行效率，控制医疗费用	是否有结余	区医保办	
	医保医疗服务监管	4.2	医联体内医疗机构年度违规金额数占医联体机构年度医保总申报额数比例	定量	确保医保支付行为合理性	医联体内医疗机构违规金额/医联体内机构年度医保申报总额数	区医保办	
		4.3	崇明区实有人口医联体内就诊比例	定量	引导医联体内部形成顺畅的转诊机制，促使优质医疗资源下沉	1.常住人口医联体内门诊人次/常住人口门诊总人次；2.常住人口医联体内出院人数/常住人口出院总人数	委信息中心	
		4.4	参保人员基层机构就诊比例	定量		1.社区门诊人次/医联体门诊人次；2.社区出院人数/医联体出院人数	区医保办	

（续表）

一级指标	二级指标	序号	三级指标	指标属性	指标含义	计算公式	数据来源	备注
医保监管	医保医疗服务监管	4.5	崇明区实有人口医联体内医疗费用比例	定量	引导医联体内部形成顺畅的转诊机制,促使优质医疗资源下沉	1.常住人口医联体内门诊费用/常住人口门诊总费用; 2.常住人口医联体内住院费用/常住人口住院总费用	委信息中心	
		4.6	医保基金基层机构支出比例	定量		1.社区门诊费用/医联体门诊费用; 2.社区住院费用/医联体住院费用	区医保办	
	医保保障力度	4.7	医保人均就诊次数(门诊、住院)	定量	医疗服务可及并适度利用	1.医保病人医联体内门诊人次数/参保人数; 2.医保病人医联体内出院人次数/参保人数	区医保办	与全市水平相比较
		4.8	区级综合医院医保目录外药品和卫生材料占比	定量	减轻医联体内患者自费医疗费用负担	1.区级综合医院医保目录外药品费用/药品收入 2.区级综合医院医保目录外卫生材料费/卫生材料收入	委信息中心	与全市水平相比较

注:1.健康管理部分指标参考《"健康上海2030"规划纲要》(沪委办发〔2017〕26号)及国家基本公共卫生考核指标体系进行设计。

2.医联体管理部分指标参考《国务院办公厅关于推进医疗联合体建设和发展的指导意见》（国办发〔2017〕32号）、《关于本市推进医疗联合体建设和发展的实施意见》（沪府办发〔2017〕83号）、《南京市医疗联合体建设考核办法（试行）》（宁医改〔2016〕1号）进行设计。

3.分级诊疗部分指标参考《国务院办公厅关于推进医疗联合体建设和发展的指导意见》（国办发〔2017〕32号）、《关于本市推进医疗联合体建设和发展的实施意见》（沪府办发〔2017〕83号）、《国家卫生计生委关于开展医疗联合体建设试点工作的指导意见》（国卫医发〔2016〕75号）进行设计。

4.医保监管部分指标参考《关于本市推进医疗联合体建设和发展的实施意见》（沪府办发〔2017〕83号）、关于印发《新华—崇明区域医疗联合体改革试点方案》（沪卫计规划〔2017〕8号）进行设计。

附件4

医联体综合绩效考核自评报告框架

一、基本情况

主要包括牵头医院医联体建设基本情况、医联体组织管理模式、主要做法，以及医院落实配套措施的情况等。尽量以客观数据、典型事例（如帮扶基层医疗机构开展新技术、新项目等）加以说明。

二、自评情况

牵头医院逐条对照《指标体系》开展自评：

（一）医联体整体绩效考核

1.建立完善医联体运行机制情况。

2.医联体内分工协作情况。

3.区域资源共享情况。

4.基层服务能力提升情况。

5.可持续发展情况。

（二）医联体牵头单位绩效考核

1.落实医疗机构功能定位情况。

2.发挥技术辐射作用情况。

3.医疗资源上下贯通情况。

阐述各项指标的完成情况、取得的成效和存在的问题。

三、工作计划、困难与建议

至少包括医院建设医联体的下一步工作目标、重点工作任务，存在的问题与应对措施，推进医联体建设相关建议与要求等。

附件5

医联体综合绩效考核指标体系
（行政部门）

一级指标	二级指标	序号	三级指标
1.组织实施	1.1 政策制定	1	医联体建设的工作方案出台情况(定性)
	1.2 规划实施	2	制定区域医联体建设规划,形成适宜规模、功能互补的医联体网格化布局(定性)
		3	区域内启动医联体建设工作的三级公立医院比例
		4	区域内社区卫生服务中心参与医联体建设的占比
		5	参与医联体建设的社会力量举办医疗机构、护理院、康复医院
	1.3 配套政策	6	医保差异化报销实施情况(定性)
		7	制定医联体内部利益共享机制的指导意见或制度(定性)
		8	制定远程医疗收费标准等(定性)
	1.4 人员激励	9	落实"两个允许",制定与医联体相适应的绩效工资政策(定性)
	1.5 考核激励	10	促进医疗资源整合和下沉的考核和激励机制建立情况(定性)
2.分工协作	2.1 建立协作制度	11	制定明确医联体核心医院与其他成员单位的责、权、利关系的指导意见或制度(定性)
		12	制定指导医联体建立医疗质量管理、双向转诊标准与程序的文件或制度(定性)
	2.2 推进家庭医生签约服务	13	明确签约服务内容(定性)
		14	人群签约率
		15	落实为慢性病签约患者开展健康教育指导,实施长处方、延伸处方等便民政策(定性)
	2.3 连续性医疗服务	16	制定指导医联体为患者提供诊疗—康复—长护连续性服务的文件或制度(定性)
		17	出台上级医院对转诊患者提供优先接诊、优先检查、优先住院等服务相关指导意见(定性)

（续表）

一级指标	二级指标	序号	三级指标
3.医疗资源上下贯通	3.1人力资源有序流动	18	落实医务人员在医疗集团、医共体内不需办理执业地点变更和执业机构备案手续（定性）
	3.2基层帮扶	19	制定鼓励医联体专科共建、业务指导、科研和项目协作等的指导意见或制度（定性）
	3.3统一信息平台	20	区域内电子健康档案和电子病历的连续记录实现情况（定性）
		21	区域内居民健康信息共享情况（定性）
	3.4区域资源共享	22	制定促进医联体内心电、影像、检查检验、消毒供应和后勤服务中心等资源共享的指导意见或制度
		23	实现医联体内检查检验结果互认的机构数量
4.效率效益	4.1居民健康改善	24	婴儿死亡率
		25	孕产妇死亡率
		26	高血压、糖尿病患者规范化诊疗和管理率
	4.2资源下沉	27	医联体内二级以上医疗机构向基层医疗卫生机构派出专业技术/管理人才的人次数
		28	基层医疗卫生机构诊疗量占比及增长率
	4.3双向转诊	29	基层医疗机构上转病人例数及其占比
		30	由二、三级医院向基层医疗卫生机构、接续性医疗机构下转病人例数及其占比
		31	对下级医疗机构健康教育工作指导情况（定性）
	4.4能力提升	32	区域内就诊率
		33	牵头医院帮助基层医疗机构开展新技术、新项目的数量
		34	核心医院帮扶基层医疗机构专科建设的情况（定性）
		35	基层医务人员去上级医院学习进修的人次数
	4.5效率提升	36	三级医院平均住院日及近三年的变化情况
		37	基层医疗机构床位使用率及近三年的变化情况
	4.6经济负担	38	基层医疗机构门诊患者次均费用及三年变化趋势
		39	医院门诊、住院患者人均费用及三年变化趋势

4.3.5.9　四川省(2014)

四川省卫生和计划生育委员会
关于开展分级诊疗考核评价工作的通知
川卫办发〔2014〕289 号

各市(州)卫生局、科学城卫生局,委直属医疗机构,国家卫生计生委驻川医疗机构:

为贯彻落实四川省卫生和计划生育委员会等六部门印发的《关于建立完善分级诊疗制度的意见》(川卫办发〔2014〕257 号)有关规定,推进分级诊疗制度实施,逐步建立我省分级诊疗服务模式,经研究,我委决定在全省开展分级诊疗制度执行情况的考核评价工作,现将有关事项通知如下。

一、考核范围

我省各级卫生计生行政部门和医疗机构,重点是公立医疗机构。

二、责任主体及职责

(一)省卫生计生委

省卫生计生委负责制定分级诊疗制度有关文件,统筹推进分级诊疗有关工作。

(二)各级卫生计生行政部门

(1)依据我省分级诊疗制度相关文件要求,科学、合理的制订本辖区分级诊疗工作计划,成立专门的组织领导机构,保证分级诊疗工作落到实处。

(2)结合本辖区实际情况出台分级诊疗相应的贯彻落实文件,提出合理化要求。

(3)通过推动建立医疗联合体、认真贯彻落实城乡对口支援工作、大力发展远程医疗等方式多措并举提升基层医疗机构服务能力。

(4)采取多种方式开展分级诊疗制度宣传,提高医务人员和群众对分级诊疗工作的认知度。

(5)负责考核评价辖区内相关医疗机构分级诊疗制度执行情况,并将考核工作纳入卫生重点督查考核内容。

(三)医疗机构

1.省属、中央驻川医疗机构

(1)成立分级诊疗工作组织领导机构,将分级诊疗工作纳入本单位年度工作计划并由专门的部门及人员负责具体工作。

(2)制定本单位双向转诊工作制度及工作流程。做好与下级医疗机构签订双向转诊协议相关事宜。

（3）优化双向转诊服务流程，建立转诊绿色通道，保障转诊患者优先获得门诊及住院服务。在门急诊、挂号室、取药处、入院手续办理处、出院结算处等区域设立专门的转诊服务窗口。根据患者病情发展实际，做好向下级医疗机构的转诊工作。

（4）优先转诊预约诊疗，为县级及基层医疗机构和2甲以下的民营医院的首诊患者预留转诊预约号源优先使用。

（5）广泛开展分级诊疗宣传，引导患者首选县级及基层医疗机构就医。

（6）落实转诊负责制，负责联系、协调患者转诊期间各项事宜，并向转入医疗机构提供相关诊疗信息。

（7）多措并举，积极发挥大型医疗机构对基层医疗机构的辐射、带动作用，提升基层医疗机构服务能力。

2.县级及基层医疗机构

（1）成立分级诊疗工作专门的组织领导机构，将分级诊疗工作纳入本单位年度工作计划并由专门的部门及人员负责具体工作。

（2）制定本单位双向转诊工作制度及工作流程，做好双向转诊协议签订相关工作。

（4）结合本单位实际情况，加快提升医院服务能力及服务水平，保障患者基层就医。

（5）采取多种方式向患者宣传分级诊疗制度，重点宣传基层首诊的好处及新农合报销优惠政策。

（6）严格落实基层首诊责任制。

（7）落实转诊负责制，负责联系、协调患者转诊期间各项事宜，并向转入医疗机构提供相关诊疗信息。

（8）规范实施双向转诊工作，尊重患者知情同意及自主选择权。

三、考核方式

采取"机构自评"及"分级考核"相结合的考核方式。

（一）机构自评

各级各类医疗机构于今年年底前开展一次自我考核评价，根据发现的问题，制定整改方案，逐一落实，不断推进分级诊疗工作。

（二）分级考核

省卫生计生委负责对市州卫生局、省属及中央驻川医疗机构的考核评价工作;市州卫生局负责本辖区内的相关考核评价工作。

四、考核依据

分级诊疗制度执行情况考核评价工作以本《通知》具体要求为考核标准,以各单位工作开展实际情况作为考核依据,我委将在总结经验的基础上不断调整和完善《四川省分级诊疗工作考核指标体系(暂行)》(见附件)。

五、考核结果的运用

分级诊疗制度的考核结果列入我省卫生重点督查考核内容。我委将对各单位的考核结果进行全省排名及通报。

附件:《四川省分级诊疗工作考核指标体系(暂行)》

四川省卫生和计划生育委员会

2014 年 9 月 9 日

附件

四川省分级诊疗制度执行情况指标体系(暂行)

一、卫生计生行政部门

项目	类别	具体内容
（一）分级诊疗工作管理	1.组织管理	成立领导小组和办事机构,落实专人具体负责,定期分析分级诊疗相关工作
	2.建章立制	制定分级诊疗年度工作计划,提出具体任务、目标
		结合本地实际及时出台相关贯彻落实文件
	3.规范管理	将分级诊疗工作纳入当地卫生重点督查考核内容,进行规范管理
	4.信息报送	根据上级要求,做好分级诊疗相关信息的统计报送工作
	5.工作指导	定期、不定期的对辖区内各级医疗机构开展分级诊疗工作的执行情况进行指导,提出存在问题并督促医疗机构整改
		指导辖区内医疗机构及时签订《双向转诊协议》,到 2015 年底 100% 的基层医疗卫生机构实现与县(区)和市、省级医疗机构的双向转诊
	6.监督管理	加强对辖区内相关医疗机构监督管理,确保分级诊疗取得实效

（续表）

项目	类别	具体内容
（二）保障患者基层就医	1.推进基层人员增量提质	严格落实县级医院骨干医师培训等国家及省的培训项目
		通过执业医师招聘和设置特岗、引进或培训全科医生等方式提升基层服务能力
		采取多种方式，为基层医务人员提供培训、继续教育等机会
	2.提升基层服务能力	加强县级医疗机构重点专科建设
	3.深化城乡对口支援	严格贯彻落实国家及省对城乡对口支援工作的相关要求，确保支援工作取得实效
	4.发展远程医疗	2014年努力实现80%的县级医院与上级医疗单位建立远程医疗系统，力争2015年年底实现县级医院与上级医疗单位的远程医疗网络全覆盖
		2014年底，各地县级医院开展远程会诊占院外会诊比要达30%以上，远程医疗服务量要增加20%以上。力争2015年年底，各地县级医院开展远程会诊占院外会诊比在2014年的基础上继续增长10%，远程医疗服务量继续增加10%
	5.建立契约服务制度	严格落实国家及省有关契约服务制度方面的相关要求
	6.推动医疗联合体建设	推动辖区内县级及基层医疗机构与大型医院建立医疗联合体
（三）新农合报销政策	1.政策落实	严格执行新农合患者（除急诊外）越级诊治未履行转院手续，原则上不予报销的规定
	2.政策讲解	严格执行国家及省对新农合政策方面的其他有关要求
		结合分级诊疗有关要求，积极对群众开展新农合报销政策的宣传讲解工作，力争做到政策家喻户晓
（四）分级诊疗宣传	加强政策宣传	按照我省分级诊疗制度政策宣传的相关要求，做好辖区内分级诊疗宣传培训，确保分级诊疗家喻户晓

（续表）

项目	类别	具体内容
（五）工作实效	需达到的目标	经基层首诊且需要上转的患者，实现 90% 通过双向转诊渠道
		新农合门诊患者，实现 90% 通过县级及基层医疗机构和二甲以下的民营医疗机构向上转诊
		城镇医保患者需跨县域上转，实现 90% 以上通过属地县级医院进行转诊

二、省属、中央驻川医疗机构

项目	类别	具体内容
（一）分级诊疗工作管理	1.组织管理	成立分级诊疗制度实施领导小组和办事机构，医院领导亲自负责相关工作
		落实专人具体负责
		每季度召开专题会议或重要会议中讨论分级诊疗相关工作
		成立双向转诊管理机构，指定专职或兼职人员具体负责双向转诊工作
		在门急诊挂号室、取药处、入院手续办理处、出院结算处等区域设立双向转诊接待窗口，提供转诊服务、政策宣传和信息咨询
	2.建章立制	每年初合理制定分级诊疗年度工作计划，提出具体任务、目标
		制定本单位双向转诊工作制度及工作流程，做好与下级医疗机构签订双向转诊的相关事宜
	3.信息报送	根据省卫生计生委要求，做好分级诊疗相关信息的统计报送工作
（二）落实分级诊疗相关制度	1.建立绿色通道	开设专门的转诊绿色通道，有序接受下级医疗机构上转患者，保障上转患者优先接受各类诊疗服务
	2.保障转诊预约诊疗	将本单位 30% 的专家门诊号源预留给签订了转诊协议的下级医疗机构优先使用
	3.共享转诊病历信息	对需要转诊的患者，将患者的病历、病史等相关信息提供至转入医疗机构
	4.患者知情权	落实转诊患者知情同意权，转诊前必须征的患者同意
	5.规范转诊	严格执行国家及省对双向转诊的相关要求，严格执行双向转诊指南，执行相关转诊程序，落实转诊前医疗机构责任制等相关制度
		严格执行国家及省在分级诊疗方面的其他要求

（续表）

项目	类别	具体内容
（三）政策宣传	1.新农合政策	结合分级诊疗有关要求,积极对群众开展新农合报销政策的宣传讲解工作,力争做到政策家喻户晓
	2.城镇医保政策	结合分级诊疗有关要求,积极对群众开展城镇医保报销政策的宣传讲解工作,力争做到政策家喻户晓
	3.价格梯度	结合分级诊疗有关要求,积极对群众开展不同级别医疗机构价格梯度的宣传讲解工作,力争做到政策家喻户晓
	4.分级诊疗制度	结合国家及省相关要求,通过横幅、板报、LED、发放分级诊疗宣传手册、分级诊疗流程卡等多种形式,在本单位积极开展分级诊疗制度宣传工作
（四）促进基层服务能力提升	发挥国家及省区域医疗中心辐射作用	通过开展住院医师规范化培训、县级医院骨干医师培训、远程会诊、对口支援、接受进修等方式,多措并举加强对基层医疗机构的指导帮带提升基层医疗机构服务能力

三、县级及基层医疗机构

项目	类别	具体内容
（一）分级诊疗工作管理	1.组织管理	成立分级诊疗制度实施领导小组和办事机构,医院领导亲自负责相关工作
		落实专人具体负责
		每季度召开专题会议或重要会议中讨论分级诊疗相关工作
		成立双向转诊管理机构,指定专职或兼职人员具体负责双向转诊工作
	2.建章立制	合理制定分级诊疗年度工作计划,提出具体任务、目标
		科学合理的制定本单位双向转诊工作制度及工作流程,做好与上（下）级医疗机构签订双向转诊协议的相关事宜
	3.信息报送	根据省卫生计生委要求,做好分级诊疗相关信息的统计报送工作

（续表）

项目	类别	具体内容
（二）落实分级诊疗相关制度	1.首诊责任制	严格落实首诊责任制相关要求
	2.建立绿色通道	开设专门的转诊绿色通道,有序接受转诊患者
	3.共享转诊病历信息	对需要转诊的患者,将患者的病历、病史等相关信息提供至转入医疗机构
	4.患者知情权	落实转诊患者知情同意权,转诊前必须征得患者同意
	5.规范转诊	严格执行国家及省对双向转诊的相关要求,严格执行双向转诊指南,执行相关转诊程序,落实转诊前医疗机构责任制等相关制度
		严格执行国家及省在分级诊疗方面的相关要求
（三）政策宣传	1.新农合政策	结合分级诊疗有关要求,积极对群众开展新农合报销政策的宣传讲解工作,力争做到政策家喻户晓
	2.城镇医保政策	结合分级诊疗有关要求,积极对群众开展城镇医保报销政策的宣传讲解工作,力争做到政策家喻户晓
	3.不同级别医疗机构价格梯度	结合分级诊疗有关要求,积极对群众开展不同级别医疗机构价格梯度的宣传讲解工作,力争做到政策家喻户晓
	4.分级诊疗制度	结合国家及省相关要求,通过横幅、板报、LED、发放分级诊疗宣传手册、分级诊疗流程卡等多种形式,在本单位积极开展分级诊疗制度宣传工作
	5.本单位建设情况	采取多种方式向患者宣传本单位建设相关情况,包括重点专科发展、基本药物配制、对口支援关系建立、远程会诊系统等,提升群众认可
（四）能力建设	加快服务能力提升	严格执行住院医师规范化培训、城乡对口支援、骨干医师培训等项目要求,同时采取各种形式,加快本单位能力建设
（五）转诊工作实效	需达到的目标	经基层首诊且需要上转的患者,实现90%通过双向转诊渠道
		新农合门诊患者,实现90%通过县级及基层医疗机构和二甲以下的民营医疗机构向上转诊
		城镇医保患者需跨县域上转,实现90%以上通过属地县级医院进行转诊
		群众对本单位基层首诊、双向转诊满意度达80%以上

4.3.5.10   四川省（2018）

关于印发《四川省医疗联合体综合绩效考核工作方案（试行）》的通知

川卫发〔2018〕79号

各市（州）卫生计生委，中医药管理局，委直属医疗机构，国家委在川医疗机构：

为进一步加强我省医疗联合体（以下简称医联体）绩效考核，规范医联体建设发展，根据《关于印发医疗联合体综合绩效考核工作方案（试行）的通知》（国卫医发〔2018〕26号），结合实际，制定了《四川省医疗联合体综合绩效考核工作方案》，现印发你们，请遵照执行。

四川省卫生健康委员会

四川省中医药管理局

2018年12月20日

四川省医疗联合体综合绩效考核工作方案

（试行）

为贯彻落实国务院办公厅《关于推进医疗联合体建设和发展的指导意见》（国办发〔2017〕32号）、国家卫健委国家中管局《关于印发医疗联合体综合绩效考核工作方案（试行）的通知》（国卫医发〔2018〕26号）、《关于进一步做好分级诊疗制度建设有关重点工作的通知》（国卫医发〔2018〕28号），以及省政府办公厅《关于推进医疗联合体建设和发展的实施意见》（川办发〔2017〕75号）等文件精神，结合《四川省人民政府参事室报送省政府参事室调研组关于四川省医联体建设发展情况的调查报告的报告》工作建议，加快推动医疗联合体建设，建立与医疗联合体建设和发展相适应的绩效考核机制，特制定本方案。

一、基本原则

坚持问题需求导向，助推分级诊疗制度；坚持政府主导，完善医联体配套政策；坚持改革创新，构建权责利分担机制；坚持规划引领，优化区域功能定位；坚持医保杠杆，加大投入，建立可持续发展活力；坚持薪酬激励，科学考核评价，调动机构人员积极性；坚持信息共建，推动区域质量同质化发展。

二、工作目标

以满足人民群众日益增长的健康需求为出发点，以重构医疗服务体系、提升基层服务能力、畅通双向转诊流程为重点，助力分级诊疗制度实施；以体制机制改革为抓手，深化供给侧结构性改革，健全配套政策，构建权责利分担和机构间分工协作机制;以财政投入、医保支付、薪酬激励、信息化建设为手段,充分调动医疗机构、医务人员积极性,推动医联体建设高质量发展,为人民群众提供全过程、全周期、高水平医疗卫生服务。

三、组织管理

(一)省级卫生健康部门。省卫生健康委会同有关部门组织实施医联体综合绩效考核工作,组建专家组,制定具体考核方案,明确考核程序与工作安排,对全省医联体建设情况进行指导、监督,组织实施专项考核工作,定期通报工作进展。

(二)市(州)卫生计生部门。各市(州)卫生计生部门会同有关部门组织实施辖区内医联体综合绩效考核工作。县区级卫生计生行政部门根据各市(州)考核工作方案同步实施。

(三)医联体牵头医疗机构。各牵头医院成立综合绩效考核工作小组,由院长任组长,分管院长任副组长,医务、护理、人事教育和经济管理等部门负责人,以及医联体成员单位负责人任成员,负责制定本医联体综合绩效考核方案并组织实施。建立与科室和人员相适应的绩效考核制度并严格执行。定期向相关卫生计生行政部门(中医药管理部门)报送数据信息。

四、考核安排

(一)建立完善指标体系。各市(州)根据我委印发的考核细则,坚持问题导向,建立动态调研机制,细化辖区内考核指标体系,加强对区域内医疗联体建设的考核。

1.医联体综合绩效考核。一是运行机制情况。重点考核医联体内部权责利运行情况;二是分工协作情况。重点考核医联体内部分工协作机制建立情况;三是资源共享情况。重点考核区域内医疗资源共享情况;四是技术辐射情况。重点考核医联体内质量同质化建设情况;五是可持续发展情况。重点考核保障医联体持续发展的动力机制。

2.配套政策落实情况考核。一是统筹规划情况。重点考核城市医疗集团和县域医共体建设推进情况;二是政策保障情况。重点考核公立医院投入政策、医保支付方式改革、人员保障和激励机制、远程医疗收费和报销政策,以及基层医疗机构与上级医院药品目录衔接情况;三是居民健康改善情况。重点考核居民健康和患者职工满意度情况。

(二)建立健全考核程序。省、市(州)会同有关部门每半年和年度进行考核,每年至少进行一次综合考核。充分利用省、市(州)健康信息平台,建立医联体绩效考核信息系统,采集数据并开展考核评估工作。

1.开展自查及数据报送。各牵头医院对照医联体绩效考核体系,定期开展自查自评工作,按照《医联体综合绩效考核自评报告框架》(附件3)要求,进行总结分析、形成自评报告。将完整的考核指标数据及自评报告等资料通过信息系统实时或者定期报送至上级卫生健康行政部门(卫生计生行政部门)。

2.综合考核及结果反馈。各市(州)卫生计生行政部门可单独或与省级卫生健康行政部门组织专家组,对医联体牵头医院上报数据信息及相关材料进行集中评价,必要时可对数据信息真实性进行现场抽查。省级卫生健康行政部门按照《指标体系》(附件1、2)要求,每年对各市(州)卫生健康行政部门和医联体牵头医院工作落实情况进行综合考核评价,汇总全省数据信息,结果及时反馈并在卫生健康委网站进行公示。

3.督促整改并推动落实。各市(州)卫生计生行政部门要做好对辖区内医联体建设单位的督促和指导,加强整改落实工作,跟踪信息反馈,并报省卫生计生委健康卫生委备案。各医联体牵头医院要对照绩效考核评估反馈意见,逐条整改,推动落实。

(三)合理应用考核结果。

各市(州)卫生计生行政部门要根据省市综合绩效考核结果,及时进行信息结果反馈及公示,促进医院持续加强医联体建设。省卫生健康委将建立与绩效考核结果相挂钩的奖惩制度,根据绩效考核量化分级结果,对考核结果优秀的给予重点项目支持、专项经费倾斜、通报表扬等措施予以鼓励;对问题突出的地方和单位进行通报,并提出整改意见限期整改。同时,将联合财政、人社等部门,充分发挥绩效考核的激励导向作用,将考核评价结果作为人事任免、评优评先等重要依据,与医院等级评审、临床重点专科建设、医学中心和区域医疗中心设置挂钩,有效调动医院及医务人员的积极性。

四、工作要求

(一)提高认识,加强领导。推动医联体绩效考核工作是促进医联体建设,构建分级诊疗制度的重要内容,是促进优质医疗资源上下贯通,引导公立医院主动帮扶基层、履行社会责任、彰显公益性的重要手段,要充分认识其重大意义。各级政府要承担办医主体责任,切实加强组织领导,统筹规划指导,完善财政投入政策,建立协同推进机制,研究解决难点堵点问题。

(二)强化考核,务求实效。建立医联体目标考核制度、沟通反馈制度、结果公示制度和奖罚制度。主要围绕统筹规划、配套政策落实、居民健康改善、医联体运行机制、分工协作机制、医疗资源共享、技术辐射作用、可持续发展及取得的成效等情况进行考核。每年至少开展一次综合绩效考核,结果当年度上报省卫生计生委(中医医联体综合绩效考核结果抄送省中医药管理局)。为保证数据质量和真实性,各级卫生计生行政部门(中医药管理部门)可适时组织抽查。

(三)注重结果,确保整改。各地各单位要高度关注医联体绩效考核结果,在做好集中评价基础上,将考核评价结果分层级及时反馈医院,并在一定范围内予以公示;医联体牵头医院要根据反馈结果进行整改落实;各市(州)卫生计生行政部门(中医药管理部门)做好整改指导和督促,加强部门协调,落实配套政策,促进医院持续加强医联体建设。

(四)加强宣传,营造氛围。各地各单位要充分利用报纸、电视、互联网和新媒体广泛宣传,及时准确发布考核信息和新政策解读,提高广大医务人员和人民群众对分级诊疗及医联体建设工作的知晓度、参与度,引导患者理性就诊、合理就诊、分层级就诊,逐步形成有序就医格局。积极回应社会关切,对医联体建设暴露出的突出问题,要凝聚共识,推动解决,并营造良好氛围。

附表:1.四川省医联体综合绩效考核指标体系(行政部门)
　　　2.四川省医联体综合绩效考核指标体系(医联体)
　　　3.医联体综合绩效考核自评报告框架

附表1

四川省医联体综合绩效考核指标体系
(行政部门)

一级指标	二级指标	序号	三级指标	评价方法	分值(100分)	实际得分
1.组织实施	1.1政策制定	1	医联体建设的工作方案出台情况(定性)	市(州)政府是否按照《四川省人民政府办公厅关于推进医疗联合体建设和发展的实施意见》(川办发〔2017〕75号),因地制宜制定医联体建设工作方案,可提供佐证支撑材料	3	

（续表）

一级指标	二级指标	序号	三级指标	评价方法	分值（100分）	实际得分
1.组织实施	1.2规划实施	2	制定区域医联体建设规划,形成适宜规模、功能互补的医联体网格化布局(定性)	各地是否制定区域医联体建设规划,形成适宜规模、功能互补的医联体网格化布局,可提供佐证支撑材料	3	
		3	区域内启动医联体建设工作的三级公立医院比例	区域内三级公立医院参与医联体建设比例100%,可提供佐证支撑材料	3	
		4	区域内社区卫生服务中心/站、乡镇卫生院参与医联体建设的占比	是否按照规划合理确定区域内社区卫生服务中心/站、乡镇卫生院参与医联体建设,占比100%,可提供佐证支撑材料	3	
		5	参与医联体建设的社会力量举办医疗机构、护理院、康复医院	鼓励区域内社会力量举办的医疗机构、护理院、康复医院参与医联体建设,可提供佐证支撑材料	2	
	1.3配套政策	6	医保差异化报销实施情况(定性)	各级医保部门,是否执行促进医联体建设和发展的差异化医保报销政策,可提供佐证支撑材料	5	
		7	制定医联体内部利益共享机制的指导意见或制度(定性)	是否出台促进医联体内部利益共享机制的指导意见或制度,可提供佐证支撑材料	5	
		8	制定远程医疗收费标准等(定性)	是否按照《关于规范公立医疗机构互联网医疗服务项目价格管理的通知》(川发改价格〔2018〕451号),进一步放开公立医疗机构远程门诊、远程会诊、远程诊断、远程监测及其他互联网医疗服务项目价格,并实行备案制管理	5	

（续表）

一级指标	二级指标	序号	三级指标	评价方法	分值（100分）	实际得分
1.组织实施	1.4 人员激励	9	落实"两个允许"，开展公立医院薪酬制度改革，完善绩效工资政策（定性）	按照"两个允许"的要求，主管部门是否制定能调动医疗机构、医务人员参与医联体建设的积极性，以及与医联体建设发展相适应的绩效分配激励机制，可提供佐证支撑材料	5	
	1.5 考核激励	10	促进医疗资源整合和下沉的考核和激励机制建立情况（定性）	是否建立促进医疗资源整合和下沉的考核和激励机制，可提供佐证支撑材料	5	
2.分工协作	2.1 建立协作制度	11	制定明确医联体核心医院与其他成员单位的责、权、利关系的指导意见或制度（定性）	是否制定明确医联体牵头医院与其他成员单位间明晰的责、权、利分工协作机制，可提供佐证支撑材料	3	
		12	制定指导医联体建立医疗质量管理、双向转诊标准与程序的文件或制度（定性）	是否制定规范医联体内医疗质量管理、双向转诊标准与程序的文件或制度，可提供佐证支撑材料	3	
	2.2 推进家庭医生签约服务	13	明确签约服务内容（定性）	开展签约服务的单位，是否明确签约内容，可提供佐证支撑材料	2	
		14	人群签约率	是否规定区域内人群签约率，可提供佐证支撑材料	2	
		15	落实为慢性病签约患者开展健康教育指导，实施长处方、延伸处方等便民政策（定性）	是否开展慢性病签约患者健康教育指导，是否实施长处方、延伸处方等便民政策，可提供佐证支撑材料	2	

（续表）

一级指标	二级指标	序号	三级指标	评价方法	分值（100分）	实际得分
2.分工协作	2.3 连续性医疗服务	16	制定指导医联体为患者提供诊疗—康复—长护连续性服务的文件或制度（定性）	是否制定指导医联体为患者提供诊疗—康复—长护连续性服务的文件或制度，可提供佐证支撑材料	2	
		17	出台上级医院对转诊患者提供优先接诊、优先检查、优先住院等服务相关指导意见（定性）	是否出台上级医院对转诊患者提供优先接诊、优先检查、优先住院等服务相关指导意见，可提供佐证支撑材料	2	
3.医疗资源上下贯通	3.1 人力资源有序流动	18	落实医务人员在医疗集团、医共体内不需办理执业地点变更和执业机构备案手续（定性）	是否落实医务人员在医疗集团、医共体内不需办理执业地点变更和执业机构备案手续；有鼓励医务人员在医联体范围内有序流动的保障制度，可提供佐证支撑材料	2	
	3.2 基层帮扶	19	制定鼓励医联体专科共建、业务指导、科研和项目协作等的指导意见或制度（定性）	是否制定鼓励医联体专科共建、业务指导、科研和项目协作等相关文件，可提供佐证支撑材料	2	
	3.3 统一信息平台	20	区域内电子健康档案和电子病历的连续记录实现情况（定性）	区域内实现电子健康档案和电子病历的连续记录的医疗机构比例，现场验证；可提供佐证支撑材料	3	
		21	区域内居民健康信息共享情况（定性）	区域内实现居民健康信息共享医疗机构占比，是否实现现场验证；可提供佐证支撑材料	2	
		22	制定促进医联体内影像、检查检验、消毒供应和后勤服务中心等资源共享的指导意见或制度	是否制定促进医联体内影像、检查检验、消毒供应和后勤服务中心等资源共享相关文件，现场验证；可提供佐证支撑材料	2	

（续表）

一级指标	二级指标	序号	三级指标	评价方法	分值（100分）	实际得分
3.医疗资源上下贯通	3.4 区域资源共享	23	实现医联体内检查检验结果互认的机构数量	参与医联体建设的成员单位在牵头医院的帮助下，逐步达到医疗同质化，2年内实现检查检验结果互认工作，可提供佐证支撑材料	2	
4.效率效益	4.1 居民健康改善	24	婴儿死亡率	医联体内婴儿死亡率符合区域目标规划，可提供佐证支撑材料	2	
		25	孕产妇死亡率	医联体内孕产妇死亡率符合区域目标规划，可提供佐证支撑材料	2	
		26	高血压、糖尿病患者规范化诊疗和管理率	高血压、糖尿病患者规范化诊疗和管理率达到规定要求，查看现场验证；可提供佐证支撑材料	2	
	4.2 资源下沉	27	医联体内二级以上医疗机构向基层医疗卫生机构派出专业技术/管理人才的人次数	是否制定医联体内二级以上医疗机构向基层医疗卫生机构派出专业技术/管理人才的制度，能提供下派人员花名册，可提供佐证支撑材料	2	
		28	基层医疗卫生机构诊疗量占比及增长率	是否制定基层医疗卫生机构诊疗量占比及增长率目标，实现完成目标情况，可提供佐证支撑材料	2	
	4.3 双向转诊	29	基层医疗机构上转病人例数及其占比	是否制定基层医疗机构上转流程、标准及通道，基层医疗机构上转病人例数及其占比，可提供佐证支撑材料	2	

（续表）

一级指标	二级指标	序号	三级指标	评价方法	分值（100分）	实际得分
4.效率效益	4.3双向转诊	30	由二、三级医院向基层医疗卫生机构、接续性医疗机构下转病人例数及其占比	是否制定二、三级医院向基层医疗卫生机构、接续性医疗机构下转病人的流程、标准，畅通转诊通道，明确二、三级医院下转病人例数及其占比，可提供佐证支撑材料	2	
		31	对下级医疗机构健康教育工作指导情况（定性）	是否制定指导医联体内下级医疗机构加强健康教育工作的相关文件，可提供佐证支撑材料	2	
	4.4能力提升	32	县域内就诊率	县域内就诊率是否达到目标要求，可提供佐证支撑材料	2	
		33	牵头医院帮助基层医疗机构开展新技术、新项目的数量	是否制定牵头医院帮助基层医疗机构开展新技术、新项目的相关文件，提供开展项目名称、数量、安全性、进展情况、社会效益等佐证支撑材料	2	
		34	核心医院帮扶基层医疗机构专科建设的情况（定性）	是否明确核心医院帮扶基层医疗机构专科建设，以及建设数量、质量等	2	
		35	基层医务人员去上级医院学习进修的人次数	是否制定基层医务人员去上级医院学习进修的相关文件及流程，以及进修人次数或比例，可提供佐证支撑材料	2	
	4.5效率提升	36	三级医院平均住院日及近三年的变化情况	是否制定三级医院平均住院日目标，目前完成情况，与近三年比较维持平稳或降低，可提供佐证支撑材料	2	
		37	基层医疗机构床位使用率及近三年的变化情况	是否制定基层医疗机构床位使用率目标，与近三年比较维持平稳或上升，可提供佐证支撑材料	2	

（续表）

一级指标	二级指标	序号	三级指标	评价方法	分值（100 分）	实际得分
4.效率效益	4.6 经济负担	38	基层医疗机构门诊患者次均费用及三年变化趋势	是否制定基层医疗机构门急诊患者次均费用目标，与近三年比较维持平稳或降低，可提供佐证支撑材料	2	
		39	医院门诊、住院患者人均费用及三年变化趋势	是否制定医院门诊、住院患者人均费用同比增长目标，与近三年比较维持平稳或降低，可提供佐证支撑材料	2	

附表 2

四川省医联体综合绩效考核指标体系
（医联体）

一级指标	二级指标	序号	三级指标	评价方法	分值（100 分）	实际得分
1.组织实施	1.1 完善制度	1	医联体建设的实施方案出台情况（定性）	医联体牵头单位组织制定医联体内建设和发展实施方案，可提供佐证支撑材料	2	
	1.2 规划实施	2	医联体组成情况	医联体组成含县、乡、村及社会办医疗机构，可提供佐证支撑材料	1	
		3	区域内社区卫生服务中心/站、乡镇卫生院参与医联体建设的数量	医联体建设是否按照规划，覆盖区域内社区卫生服务中心/站、乡镇卫生院占比达100%，可提供佐证支撑材料	1	
		4	参与医联体建设的社会力量举办医疗机构、护理院、康复医院数量	鼓励区域内社会力量举办的医疗机构、护理院、康复医院参与医联体建设，可提供佐证支撑材料	1	

（续表）

一级指标	二级指标	序号	三级指标	评价方法	分值（100分）	实际得分
1.组织实施	1.3人员激励	5	开展公立医院薪酬制度改革，完善绩效工资政策（定性）	在人社、财政部门核定的薪酬总额内，是否制定能调动医联体成员单位及医务人员参与医联体建设的积极性、以及与医联体建设发展相适应的内部绩效分配激励机制，可提供佐证支撑材料	3	
	1.4考核激励	6	医联体内促进医疗资源整合和下沉的考核和激励机制建立情况（定性）	是否制定医联体内促进医疗资源整合和下沉的考核和激励机制，可提供佐证支撑材料	3	
2.分工协作	2.1建立协作制度	7	制定医联体章程或协议，明确各成员单位的责、权、利关系	是否制定医联体内章程或协议，明确牵头单位和成员单位的责、权、利关系，可提供佐证支撑材料	5	
		8	医联体建立医疗质量同质化管理制度（定性）	医联体内成立质量管理架构、建立质量管理体系、制定质量管理制度、标准，推动医疗质量管理同质化，可提供佐证支撑材料	5	
	2.2连续性医疗服务	9	医联体建立双向转诊标准与程序（定性）	是否制定医联体内双向转诊标准与程序的文件或制度，可提供佐证支撑材料	5	
		10	为患者提供诊疗—康复—长护连续性服务（定性）	是否制定推动保障患者诊疗—康复—长护服务连续性的文件、制度、标准等，可提供佐证支撑材料	5	
		11	上级医院对转诊患者提供优先接诊、优先检查、优先住院等服务（定性）	是否制定医联体内上级医院对转诊患者提供优先接诊、优先检查、优先住院等服务的文件或规定，并切实推动落实，可提供佐证支撑材料	5	

（续表）

一级指标	二级指标	序号	三级指标	评价方法	分值（100分）	实际得分
3.医疗资源上下贯通	3.1基层帮扶	12	医联体内上级医院派医务人员开展专科共建、临床带教、业务指导、教学查房、科研和项目协作等业务情况（定性）	是否制定医联体内上级医院派医务人员开展专科共建、临床带教、业务指导、教学查房、科研和项目协作等制度，可提供佐证支撑材料	3	
	3.2统一信息平台	13	医联体内电子健康档案和电子病历的连续记录实现情况（定性）	医联体内探索信息平台统一管理，2年内实现电子健康档案和电子病历的连续记录，现场验证；可提供佐证支撑材料	4	
		14	医联体内居民健康信息共享情况（定性）	医联体内探索信息平台统一管理，2年内实现居民健康信息共享，现场验证；可提供佐证支撑材料	3	
	3.3区域资源共享	15	医联体内影像、检查检验、消毒供应和后勤服务中心等共享及区域内建设情况（定性）	是否建立医联体内统一影像、检查检验、消毒供应和后勤服务中心等，现场验证；可提供佐证支撑材料	3	
		16	实现医联体内检查检验结果互认的机构数量及占比	参与医联体建设的成员单位在牵头医院的帮助下，逐步达到医疗同质化，2年内实现检查检验结果互认工作，可提供佐证支撑材料	3	
4.效率效益	4.1资源下沉	17	医联体内二级以上医疗机构向基层医疗卫生机构派出专业技术/管理人才的人次数及占比	是否制定医联体内二级以上医疗机构向基层医疗卫生机构派出专业技术/管理人才的制度，能提供下派人员花册，可提供佐证支撑材料	3	
		18	基层医疗卫生机构诊疗量占比及增长率	是否按照要求，推动完成基层医疗卫生机构诊疗量占比及增长率目标，可提供佐证支撑材料	3	

（续表）

一级指标	二级指标	序号	三级指标	评价方法	分值（100分）	实际得分
4.效率效益	4.2 双向转诊	19	基层医疗机构上转病人例数及其占比	是否按照要求,制定医联体内基层医疗机构上转疑难危重患者流程、标准及通道,明确基层医疗机构上转疑难危重患者例数及其占比,可提供佐证支撑材料	3	
		20	由二、三级医院向下级医疗卫生机构、接续性医疗机构下转病人例数及其占比	是否制定医联体内二、三级医院向基层医疗卫生机构、接续性医疗机构下转病人的流程、标准,畅通转诊通道,明确二、三级医院下转病人例数及其占比,可提供佐证支撑材料	3	
	4.3 辐射带动	21	牵头医院帮助下级医疗机构开展新技术、新项目的数量	是否制定牵头医院帮助基层医疗机构开展新技术、新项目的制度,提供开展项目名称、数量、安全性、进展情况、社会效益等佐证支撑材料	2	
		22	牵头医院帮扶下级医疗机构专科建设的情况(定性)	牵头医院帮扶下级医疗机构专科建设的数量及质量,可提供佐证支撑材料	2	
		23	基层医务人员去上级医院学习进修的人次数	是否制定基层医务人员去上级医院学习进修的制度及流程,以及进修人次数或比例,可提供佐证支撑材料	2	
		24	帮扶下级医疗机构提升管理能力情况(定性)	基层医疗机构管理架构健全,制度完善,人员到位,医疗安全保障机制落实,可提供佐证支撑材料	2	
	4.4 能力提升	25	牵头医院门诊、住院、手术量变化及患者病种分布	牵头医院能够提供开展医联体建设后,与之前比较,门诊、住院、手术量变化及患者病种分布情况,提供佐证材料	2	
		26	牵头医院住院患者急、危重症患者比例	牵头医院开展医联体前后比较,住院急、危重症患者变化情况,定量分析,数据支撑,提供佐证支撑材料	2	

（续表）

一级指标	二级指标	序号	三级指标	评价方法	分值（100分）	实际得分
4.效率效益	4.4 能力提升	27	牵头医院三、四级手术占比	牵头医院开展医联体前后比较,牵头医院三、四级手术占比提升比例,定量分析,数据支撑,提供佐证材料	2	
		28	牵头中医院中药和中医医疗技术使用和变化情况(牵头单位为中医院时考核)	牵头医院为中医院,可提供中药和中医医疗技术使用和变化的定量分析,数据支撑,佐证材料	2	
		29	成员单位门诊、住院、手术量变化及患者病种分布	开展医联体建设后,各成员单位门诊、住院、手术量增长率及患者病种结构变化情况,定量分析,数据支撑,佐证材料	2	
	4.5 效率提升	30	医联体内牵头医院平均住院日及近三年的变化情况	医联体牵头医院是否制定平均住院日目标,目前完成情况,与近三年比较维持平稳或降低,可提供佐证支撑材料	2	
		31	基层医疗机构床位使用率及近三年的变化情况	医联体内基层医疗机构是否制定床位使用率目标,与近三年比较维持平稳或上升,可提供佐证支撑材料	2	
	4.6 经济负担	32	基层和医院患者病人次均费用及三年变化趋势	医联体内基层医疗机构是否制定门急诊患者次均费用目标,与近三年比较维持平稳或降低,可提供佐证支撑材料	2	
		33	医院住院患者人均费用及三年变化趋势	医联体内医院是否制定住院患者人均费用同比增长目标,与近三年比较维持平稳或降低,可提供佐证支撑材料	2	

（续表）

一级指标	二级指标	序号	三级指标	评价方法	分值（100分）	实际得分
5.可持续发展	5.1利益共享	34	医联体内建立利益共享机制（定性）	医联体内是否建立利益共享、责任同担机制并推动落实，可提供支撑材料	3	
	5.2明确责任	35	制定医联体章程，明确核心医院与其他成员单位的责、权、利（定性）	医联体是否制定章程，明确核心医院与其他成员单位的责、权、利，可提供支撑材料	3	
	5.3满意度	36	患者（门诊、在院、出院）满意度	患者（门诊、在院、出院）满意度高于国家上年度平均水平（以国家卫健委监测结果为准）	2	
		37	医务人员满意度	医务人员满意度高于国家上年度平均水平（以国家卫健委监测结果为准）	2	

医联体综合绩效考核自评报告框架

一、基本情况

主要包括牵头医院医联体建设基本情况、医联体组织管理模式、主要做法，以及医院落实配套措施的情况等。尽快以客观数据、典型事例（如帮扶基层医疗机构开展新技术、新项目等）加以说明。

二、自评情况

牵头医院逐条对照《指标体系》开展自评；

（一）医联体整体绩效考核

1.建立完善医联体运行机制情况。

2.医联体内分工协作情况。

3.区域资源共享情况。

4.基层服务能力提升情况。

5.可持续发展情况。

（二）医联体牵头单位绩效考核

1.落实医疗机构功能定位情况。

2.发挥技术辐射作用情况。

3.医疗资源上下贯通情况。

阐述各项指标的完成情况、取得的成效和存在的问题。

三、工作计划、困难与建议

至少包括医院建设医联体的下一步工作目标、重点工作任务,存在的问题与应对措施,推进医联体建设相关建议与要求等。

4.3.5.11　国家(2018)

卫生健康委　中医药局关于印发医疗联合体

综合绩效考核工作方案(试行)的通知

国卫医发〔2018〕26 号

各省、自治区、直辖市及新疆生产建设兵团卫生计生委、中医药管理局:

为进一步加强医疗联合体(以下简称医联体)绩效考核,规范医联体建设发展,调动医疗机构积极性,国家卫生健康委会同国家中医药局制定了《医疗联合体综合绩效考核工作方案(试行)》(可从国家卫生健康委官网下载)。现印发你们,请遵照执行。各级卫生健康行政部门(含中医药主管部门)要加强对医联体建设工作的统筹规划与指导,规范医联体建设与管理,全面掌握工作进展情况,及时向国家卫生健康委和国家中医药局报送有关情况。

2018 年 7 月 26 日

医疗联合体综合绩效考核工作方案

(试行)

为加快推进医疗联合体(以下简称医联体)建设,建立与医联体相适应的绩效考核机制,按照《国务院关于印发"十三五"深化医药卫生体制改革规划的通知》(国发〔2016〕78 号)和《国务院办公厅关于推进医疗联合体建设和发展的指导意见》(国办发〔2017〕32 号)等文件精神,制定本方案。

一、总体要求

(一)指导思想。全面贯彻党的十九大和健康中国战略,坚持以问题和需求为导向,深化供给侧结构性改革,加快推进医联体建设,助力构建分级诊疗制度。建立促进优质医疗资源上下贯通的考核和激励机制,引导三级医院履行责任、完善措施,主动帮扶基层,切实发挥引领作用,充分调动各级各类医疗机构参与医联体建设的积极性。

（二）基本原则。

公益导向，服务大局。以满足人民群众基本医疗服务需求为出发点，服务于深化医药卫生体制改革全局。通过合理设定绩效考核指标，强化考核和制度约束，推动落实公立医院的公益性，建立起引导公立医院主动下沉资源、与基层医疗卫生机构分工协作的机制。

科学评价，客观公正。重点考核医联体技术辐射带动情况等，综合考虑三级医院医疗资源下沉情况、基层服务能力提升情况、居民健康改善情况和服务对象满意度等因素，定量与定性相结合，横向与纵向相结合，建立科学合理的考核办法和指标体系。规范考核程序、内容和标准，保证考核过程公开透明。加大信息化手段在绩效考核中的应用。

激励约束，有效引导。加强考核结果利用，充分发挥绩效考核的激励、导向作用，逐步将考核评价结果作为人事任免、评优评先等的重要依据，并与医务人员绩效工资、进修、晋升等挂钩，有效调动医院和医务人员参与医联体建设的积极性。

二、组织管理

国家卫生健康委与国家中医药局等有关部门负责制订医联体综合绩效考核相关工作方案并组织实施，建立完善医联体综合绩效考核相关制度，组织对各地医联体综合绩效考核工作开展情况进行监督、指导。

各省级卫生健康行政部门（含中医药主管部门，下同）会同有关部门组织实施医联体综合绩效考核工作，组建专家组，细化具体考核方案，明确考核程序与工作安排，对区域内医联体建设推进情况进行指导、监督，定期报告工作进展。各地市级卫生健康行政部门会同有关部门组织实施本区域医联体综合绩效考核工作。

牵头组建医联体的三级医院应当成立综合绩效考核工作小组，由院长任组长，分管院长任副组长，医务管理、护理管理、人事教育和经济管理等部门负责人，以及医联体成员单位负责人任成员，负责制订本医联体综合绩效考核方案并组织实施。完善相关管理制度，组织对本医联体综合绩效进行评估，定期向相关卫生健康行政部门上报数据信息。

三、考核工作安排

（一）建立与医联体相适应的绩效考核指标体系。各省级卫生健康行政部门会同有关部门按照《医联体综合绩效考核指标体系》（以下简称《指标体系》，见附件1、2）要求，结合当地医疗实际情况，分别细化考核指标体系，加强对地市推进医联体建设的考核。按照推动分级诊疗制度建设和以基层为重点的目标,建立指标权重动态调整机制,明确指标的衡量标准和评分标准,充分发挥指标的导向作用,可对指标进行必要的增补。国家卫生健康委根据医联体建设工作进展情况,适时对考核评价指标体系进行动态调整。

1.医联体综合绩效考核。

(1)建立完善医联体运行机制情况。主要围绕形成责权利明晰的运行机制进行考核。要求医联体细化完善内部管理措施,统筹技术支持、人员调配、薪酬分配、资源共享、利益分配等,形成责权利明晰、优质医疗资源上下贯通的渠道和机制。

(2)医联体内分工协作情况。主要围绕医联体内部各医疗机构建立分工协作关系进行考核。要求牵头医院加强与基层医疗卫生机构的协作,吸纳康复医院、护理院等不同功能医疗机构参加医联体,形成错位发展模式,建立医联体双向转诊机制,为患者提供诊断—治疗—康复—护理全生命周期、全流程健康服务。

(3)区域资源共享情况。主要围绕医联体推进区域医疗资源共享进行考核。探索建立统一信息平台,逐步实现医联体内诊疗信息互联互通。建立医学影像中心、检查检验中心、消毒供应中心、后勤服务中心等,为医联体内各医疗机构提供一体化服务。在加强医疗质量管理的基础上,开展医联体内医疗机构间检查检验结果互认,以及长处方、延伸处方服务。

(4)发挥技术辐射作用情况。针对区域内疾病谱和重点疾病诊疗需求,医联体内通过专科共建、临床带教、业务指导、教学查房、科研和项目协作等多种方式,帮助医联体内其他机构开展新技术、新项目,提升基层医疗服务能力。加强区域内医疗质量管理,提升区域内医疗质量同质化水平。

(5)可持续发展情况。建立医联体利益共享机制,促使医联体向紧密型协作方向发展,形成保障医联体持续发展的动力机制。

2.配套政策落实情况考核。重点考核医联体相关配套政策落实情况,以及医联体建设成效。

(1)统筹规划情况。以城市和县域为重点,根据区域医疗资源结构布局和群众健康需求,统筹安排医疗机构组建医联体,形成规模适宜、功能互补的医联体。

(2)配套政策落实情况。加强与相关部门沟通协调,推动落实公立医院投入政策,建立财政补助资金与绩效评价结果挂钩机制。探索对城市医疗集团和县域医共体实行医保总额付费,并制定相应的考核办法。完善人员保障和激励机制,建立与医联体相适应的绩效考核机制。推动出台远程医疗收费和报销政策。加强基层医疗卫生机构与上级医院的药品目录衔接。

(3)居民健康改善情况。主要围绕居民健康情况、患者满意度进行考核。通过医联体建设,规范慢性病患者管理,为患者提供连续性诊疗服务,改善群众看病就医体验,增强群众获得感。

(二)建立公平公正的考核程序。各省级、地市级卫生健康行政部门可结合本地实际,会同有关部门组织开展医联体综合绩效考核工作,可按照半年和年度进行,每年至少进行一次综合考核。鼓励基于省、地市两级全民健康信息平台,充分利用现有业务信息系统,建立医联体绩效考核信息系统,利用信息化手段,采集客观数据开展考核评估工作。

1.医院自查自评。按照工作安排,辖区内各医联体牵头医院对照《医联体综合绩效考核自评报告框架》(附件3)要求,对本院该时间段内医联体建设情况进行总结分析,并形成自评报告。

2.报送数据信息。基于省、地市两级全民健康信息平台,建立数据报送信息系统,相关医联体牵头医院按照要求,将综合绩效考核自评报告、考核指标数据等资料通过信息系统实时或者定期上传至上级卫生健康行政部门。

3.综合绩效考核。地市级卫生健康行政部门可单独或与省级卫生健康行政部门组织专家组,针对医院上报的数据信息及其他相关材料,利用信息化手段进行集中评价。为保证医院上报数据信息的真实性,必要时可对数据信息进行有因现场抽查。省级卫生健康行政部门按照《指标体系》(附件1)要求,对地市级卫生健康行政部门工作落实情况进行考核,并汇总全省数据信息。

4.考核结果反馈。在对医院上报信息做好集中评价的基础上,将考核评估结果及时反馈给各医院,并以适当形式在一定范围内对医联体综合绩效考核情况予以公示。

5.督促落实整改。相关医联体牵头医院要认真按照综合绩效考核结果反馈的情况进行整改落实。地市级卫生健康行政部门要积极做好医院的整改指导和督促工作,加强部门协调,落实配套支持政策。

(三)合理应用绩效考核结果。

1.建立绩效考核结果沟通反馈制度。及时对医院取得的成绩和存在的问题进行反馈,考核结果优秀的予以适当奖励,存在突出问题的要进行通报,并限期整改。

2.逐步建立绩效考核结果公示制度。注重对综合绩效考核结果的量化分级,建立考核信息报告和发布制度,以适宜的方式公布绩效考核结果,促进医院持续加强医联体建设。

3.逐步建立与绩效考核相挂钩的奖惩制度。要积极联合财政、人力资源社会保障部门,充分发挥绩效考核的激励、导向作用,将考核评价结果作为人事任免、评优评先等的重要依据,并与医院等级评审、国家临床重点专科建设、国家医学中心和国家区域医疗中心设置工作等挂钩,有效调动医院及医务人员积极性。

四、工作要求

(一)加强组织领导,做好制度设计。开展医联体综合绩效考核是推进医联体建设、构建分级诊疗制度的重要内容,是促进优质医疗资源上下贯通,引导公立医院主动帮扶基层、履行社会责任、彰显公益性的重要手段。各级卫生健康行政部门要充分认识其重要意义,切实加强组织领导,建立部门协调推进机制,做好顶层设计,确保工作顺利开展。

(二)明确目标责任,务求工作实效。各级卫生健康行政部门要制订切实可行的实施方案,明确目标任务和时间进度,要加强对辖区内各牵头医院开展医联体综合绩效考核工作的指导。各牵头医院要逐步完善与医联体相适应的科室、人员绩效考核制度并严格执行。

(三)创新管理手段,加强结果反馈。各级卫生健康行政部门要进一步创新管理思路,充分利用信息化手段开展医联体综合绩效考核工作。逐步建立医联体综合绩效定期考核制度和相关数据信息定期报送制度。加强考核结果的反馈,做好结果的解读和使用,有效引导各级医疗机构积极参与医联体建设。

附件:1.医联体综合绩效考核指标体系(行政部门)

2.医联体综合绩效考核指标体系(医联体)

3.医联体综合绩效考核自评报告框架

附件1

医联体综合绩效考核指标体系
(行政部门)

一级指标	二级指标	序号	三级指标
1.组织实施	1.1 政策制定	1	医联体建设的工作方案出台情况(定性)

（续表）

一级指标	二级指标	序号	三级指标
1.组织实施	1.2 规划实施	2	制定区域医联体建设规划,形成适宜规模、功能互补的医联体网格化布局(定性)
		3	区域内启动医联体建设工作的三级公立医院比例
		4	区域内社区卫生服务中心/站、乡镇卫生院参与医联体建设的占比
	1.3 配套政策	5	参与医联体建设的社会力量举办医疗机构、护理院、康复医院
		6	医保差异化报销实施情况(定性)
		7	制定医联体内部利益共享机制的指导意见或制度(定性)
	1.4 人员激励	8	制定远程医疗收费标准等(定性)
	1.5 考核激励	9	落实"两个允许",制定与医联体相适应的绩效工资政策(定性)
		10	促进医疗资源整合和下沉的考核和激励机制建立情况(定性)
2.分工协作	2.1 建立协作制度	11	制定明确医联体核心医院与其他成员单位的责、权、利关系的指导意见或制度(定性)
		12	制定指导医联体建立医疗质量管理、双向转诊标准与程序的文件或制度(定性)
	2.2 推进家庭医生签约服务	13	明确签约服务内容(定性)
		14	人群签约率
		15	落实为慢性病签约患者开展健康教育指导,实施长处方、延伸处方等便民政策(定性)
	2.3 连续性医疗服务	16	制定指导医联体为患者提供诊疗—康复—长护连续性服务的文件或制度(定性)
		17	出台上级医院对转诊患者提供优先接诊、优先检查、优先住院等服务相关指导意见(定性)
3.医疗资源上下贯通	3.1 人力资源有序流动	18	落实医务人员在医疗集团、医共体内不需办理执业地点变更和执业机构备案手续(定性)
	3.2 基层帮扶	19	制定鼓励医联体专科共建、业务指导、科研和项目协作等的指导意见或制度(定性)
	3.3 统一信息平台	20	区域内电子健康档案和电子病历的连续记录实现情况(定性)
		21	区域内居民健康信息共享情况(定性)
	3.4 区域资源共享	22	制定促进医联体内影像、检查检验、消毒供应和后勤服务中心等资源共享的指导意见或制度
		23	实现医联体内检查检验结果互认的机构数量

（续表）

一级指标	二级指标	序号	三级指标
4.效率效益	4.1居民健康改善	24	婴儿死亡率
		25	孕产妇死亡率
		26	高血压、糖尿病患者规范化诊疗和管理率
	4.2资源下沉	27	医联体内二级以上医疗机构向基层医疗卫生机构派出专业技术/管理人才的人次数
		28	基层医疗卫生机构诊疗量占比及增长率
	4.3双向转诊	29	基层医疗机构上转病人例数及其占比
		30	由二、三级医院向基层医疗卫生机构、接续性医疗机构下转病人例数及其占比
		31	对下级医疗机构健康教育工作指导情况（定性）
	4.4能力提升	32	县域内就诊率
		33	牵头医院帮助基层医疗机构开展新技术、新项目的数量
		34	核心医院帮扶基层医疗机构专科建设的情况（定性）
		35	基层医务人员去上级医院学习进修的人次数
	4.5效率提升	36	三级医院平均住院日及近三年的变化情况
		37	基层医疗机构床位使用率及近三年的变化情况
	4.6经济负担	38	基层医疗机构门诊患者次均费用及三年变化趋势
		39	医院门诊、住院患者人均费用及三年变化趋势

附件2

医联体综合绩效考核指标体系
（医联体）

一级指标	二级指标	序号	三级指标
1.组织实施	1.1完善制度	1	医联体建设的实施方案出台情况（定性）
	1.2规划实施	2	医联体组成情况
		3	区域内社区卫生服务中心/站、乡镇卫生院参与医联体建设的数量
		4	参与医联体建设的社会力量举办医疗机构、护理院、康复医院数量

（续表）

一级指标	二级指标	序号	三级指标
1. 组织实施	1.3 人员激励	5	制定与医联体相适应的绩效工资政策(定性)
	1.4 考核激励	6	医联体内促进医疗资源整合和下沉的考核和激励机制建立情况(定性)
2. 分工协作	2.1 建立协作制度	7	制定医联体章程或协议,明确各成员单位的责、权、利关系
		8	医联体建立医疗质量同质化管理制度(定性)
		9	医联体建立双向转诊标准与程序(定性)
	2.2 连续性医疗服务	10	为患者提供诊疗—康复—长护连续性服务(定性)
		11	上级医院对转诊患者提供优先接诊、优先检查、优先住院等服务(定性)
3. 医疗资源上下贯通	3.1 基层帮扶	12	医联体内上级医院派医务人员开展专科共建、临床带教、业务指导、教学查房、科研和项目协作等业务情况(定性)
	3.2 统一信息平台	13	医联体内电子健康档案和电子病历的连续记录实现情况(定性)
		14	医联体内居民健康信息共享情况(定性)
	3.3 区域资源共享	15	医联体内影像、检查检验、消毒供应和后勤服务中心等共享及区域内建设情况(定性)
		16	实现医联体内检查检验结果互认的机构数量及占比

（续表）

一级指标	二级指标	序号	三级指标
4. 效率效益	4.1 资源下沉	17	医联体内二级以上医疗机构向基层医疗卫生机构派出专业技术/管理人才的人次数及占比
		18	基层医疗卫生机构诊疗量占比及增长率
	4.2 双向转诊	19	基层医疗机构上转病人例数及其占比
		20	由二、三级医院向下级医疗卫生机构、接续性医疗机构下转病人例数及其占比
	4.3 辐射带动	21	牵头医院帮助下级医疗机构开展新技术、新项目的数量
		22	牵头医院帮扶下级医疗机构专科建设的情况(定性)
		23	基层医务人员去上级医院学习进修的人次数
		24	帮扶下级医疗机构提升管理能力情况(定性)
	4.4 能力提升	25	牵头医院门诊、住院、手术量变化及患者病种分布
		26	牵头医院住院患者急、危重症患者比例
		27	牵头医院三、四级手术占比
		28	牵头中医院中药和中医医疗技术使用和变化情况(牵头单位为中医院时考核)
		29	成员单位门诊、住院、手术量变化及患者病种分布
	4.5 效率提升	30	医联体内牵头医院平均住院日及近三年的变化情况
		31	基层医疗机构床位使用率及近三年的变化情况
	4.6 经济负担	32	基层和医院患者病人次均费用及三年变化趋势
		33	医院住院患者人均费用及三年变化趋势
5. 可持续发展	5.1 利益共享	34	医联体内建立利益共享机制(定性)
	5.2 明确责任	35	制定医联体章程,明确核心医院与其他成员单位的责、权、利(定性)
	5.3 满意度	36	患者(门诊、在院、出院)满意度
		37	医务人员满意度

附件3

医联体综合绩效考核自评报告框架

一、基本情况

主要包括牵头医院医联体建设基本情况、医联体组织管理模式、主要做法，以及医院落实配套措施的情况等。尽量以客观数据、典型事例(如帮扶基层医疗机构开展新技术、新项目等)加以说明。

二、自评情况

牵头医院逐条对照《指标体系》开展自评：

(一)医联体整体绩效考核

1.建立完善医联体运行机制情况。

2.医联体内分工协作情况。

3.区域资源共享情况。

4.基层服务能力提升情况。

5.可持续发展情况。

(二)医联体牵头单位绩效考核

1.落实医疗机构功能定位情况。

2.发挥技术辐射作用情况。

3.医疗资源上下贯通情况。

阐述各项指标的完成情况、取得的成效和存在的问题。

三、工作计划、困难与建议

至少包括医院建设医联体的下一步工作目标、重点工作任务，存在的问题与应对措施，推进医联体建设相关建议与要求等。

参 考 文 献

[1]《基于健康档案的区域卫生信息平台建设指南(试行)》,北京:卫生部信息化工作领导小组办公室,2009.

[2] JORDAN HARROD. Health data privacy:Updating HIPAA to match today's technology chaUenges[EB/OL].(2019 - 05 - 15)[2019 - 09 - 10]. http//sitn.hms.Harvard.edu/flash/2019/health—data—privacy/.

[3] KHATOD M. Kaiser permanente:joint arthroplasty in an integrated capitated care delivery.

[4] LARSEN SB,SRENSEN NS,PETERSEN MG,et al.Towards a shared service centre for telemedicine:telemedicine in Denmark,and a possible way forward[J].Health Informatics J,2016,22(4):815 - 827.

[5] NHS Digital.National data opt—out[EB/OL].(2019 - 07 - 12)[2019 - 09 - 10].https:// digiml.nhs.uk/services/national—clata—oDt—out.

[6] O"GORMAN LD,HOGENBIRK JC,WARRY W.Clinical telemedicine utilization in Ontario over the Ontario Telemedicine Network[J].Telemedicine and e—Health,2016,22(6):473 - 479.

[7] SCHWARTZPM,KELLYC,CHEADLEA,etal.The Kaiser Permanente community health initiative:a decade of implementing and evaluating community change[J].Amer J Prev Med,201& 54(5 Suppl2):S105 - S109.

[8] TANWEER ALAM.(2020).Cloud computing and its role in the information technology[OL].IAIC Transactions on Sustainable Digital Innovation(ITSDI),1(2 April),108 - 115.DOI:/10.34306/itsdi.v1i2.103.

[9] 卜迎.某区域儿童医院"网络指导医院"项目现状调查及对策研究[D].重庆：
重庆医科大学,2013.

[10] 车斯尧.托管类紧密型医联体推进分级诊疗的探索[J].现代医院,2019,19
(02)：160－163＋168.

[11] 陈沛军,王志远,贾永鹏,秦慧艳,曾茜,李阳.珠江专科医疗联盟建设的探
索与思考[J].中国医院管理,2019,39(01)：76－77.

[12] 陈巧玲.四川省医联体绩效考核结果研究[D].成都：成都中医药大学,2020.

[13] 陈术梅,何雯,王琼.对医务人员之医联体认知情况的调研——以L大学附
属医院与X县人民医院医联体为样本[J].医学与法学,2019,11(06)：93
－99.

[14] 陈思思.医联体托管模式对中医院绩效影响的实证研究——以北京市为例
[D].南昌：江西中医药大学,2020.

[15] 陈稳.武汉协和医院医联体建设研究[D].武汉：华中科技大学,2019.

[16] 陈心足,罗英,夏一尹,等.宜宾市"省—市—县—乡"四级分级诊疗体系建
设的初步探索[J].华西医学,2021,36(7)：949－953.

[17] 陈永利.绩效考核在专科医联体建设中的应用[J].财经界,2019(06)：168.

[18] 陈玉香,蒋鹏,刘顺,梁雷颖,赵劲民.医联体内患者基层首诊意愿及其影响
因素研究[J].卫生经济研究,2021,v.38；No.413(09)：13－17.

[19] 陈智敏,吴芷涵,李跃军,梅斌,李志强,吴建元."点单式帮扶"助推紧密型
医联体建设[J].中国医院管理,2019,39(11)：74－75.

[20] 程芙蓉,江蒙喜.以健康价值为导向的城市医疗集团绩效考核指标体系构
建[J].中国卫生经济,2019,38(6)：70－72.

[21] 春兰,刘智勇.医联体研究现状分析[J].中国医院,2019,23(07)：31－33.

[22] 崔书锋.中国"互联网＋"发展战略及法律政策的调整[J].竞争政策研究,
2015(02)：105－110.

[23] 戴晨昱.基于云计算环境下的数据存储探讨[J].科技创新与应用,2018
(31)：140－141.

[24] 丁宁,胡豫,彭义香,苏颖,张明,陈稳,许栋.部省属医院主导的医联体建设
实践与思考[J].中国医院,2019,23(04)：18－20.

[25] 丁宁,胡豫,张明,许栋,张强.我国互联网医院建设现状及发展路径选择
[J].中华医院管理杂志,2020(01)：1－4.

[26] 董敏,杨旭红,郑敏,等.慢性伤口患者对专科联盟基层医院卫生服务需求

调查[J].护理学杂志,2020,35(1):55 - 56,69.

[27] 董祥龙,徐道亮.紧密托管医联体模式的实践与成效[J].江苏卫生事业管理,2020,31(06):705 - 707.

[28] 杜玉环,张清,刘素彦,张儒.天津市慢性阻塞性肺疾病分级诊疗实施现状及负面影响因素质性研究[J].医学与社会,2021,34(10):23 - 27.

[29] 段文清,段剑峰,杨静文,寸仙娥.智能化医院的兴起:5G＋智慧医疗[J].中国医疗设备,2021,36(10):1 - 4.

[30] 费杨华,闫雪梅,何昱林,等.专科整体下沉构建城市公立医院实践[J].热点聚焦,2021,(17):9 - 10.

[31] 复旦大学附属儿科医院国家儿童医学中心综合事务管理办公室.国家儿童医学中心互联网＋肾脏专科联盟工作蓬勃开展[EB/OL].

[32] 高晶磊、赵锐、刘春平,等.城市医疗联合体绩效考核指标体系的构建研究[J].中国医院管理,2021,41(2):5 - 8.

[33] 葛鹏楠,吴爽,韩彩欣.我国互联网医疗的发展路径研究——基于 SWOT－CLPV 模型分析[J].卫生经济研究,2021,38(10):47 - 51.

[34] 郭潇雅.医联体·医共体:从"德清经验"到"湖州样板"[J].中国医院院长,2020(16):26 - 29.

[35] 国伟,李恒训,黄耀晖,郝久月.基于网证的"防疫健康信息码"应用研究[J].信息安全研究,2020,6(09):791 - 797.

[36] 郝敏,熊玲,唐锦辉,杜杏利,白祥军,廖家智,陈安民.托管模式下优质医疗资源下沉的实践与效果分析[J].中国医院,2016,20(08):28 - 30.

[37] 何畅,王子豪,李铜印."互联网＋医疗"背景下中医院门诊智慧药房建设探讨[J].医学信息学杂志,2019,40(08):20 - 23.

[38] 基于云计算技术的医疗信息化[OL].

[39] 吉朦,邱花泽,何云鹏."互联网＋医疗健康"政策下南京地区家庭医生签约服务现状调查研究[J].科技视界,2021(28):77 - 78.

[40] 蒋恩,许道婧,曹洋,唐金海.紧密型医联体建设体系研究[J].南京医科大学学报(社会科学版),2021,21(04):378 - 382.

[41] 金春林,李芬.分级诊疗制度建设的要素及抓手[J].卫生经济研究,2017(11):3 - 4.

[42] 兰晔.北京市朝阳区构建紧密型医联体的探索及实践[J].卫生软科学,2021,35(06):6 - 9.

[43] 雷诗琪,黎雅思,王前强.我国"互联网＋"医联体的发展现状及存在问题[J].卫生软科学,2018,32(12):15－17＋35.

[44] 李海源,范红艳,王艳春,来永巍,常影."互联网＋"背景下医疗服务的机遇与挑战[J].中国市场,2018(09):64－65.

[45] 李厚哲,宋海军.物联网技术在智慧医院的应用[J].建筑电气,2021,40(05):67－71.

[46] 李洁.基于"网络指导医院"实践构建区域儿科联盟可行性研究[D].重庆:重庆医科大学,2015.

[47] 李全才."互联网＋医疗"建设与应用模式探究[J].中国数字医学,2015,10(11):1.

[48] 李文敏,刘丝,张霄艳.武汉市医联体内不同医疗卫生机构医生对医联体认知情况调查分析[J].中国医院,2021,25(10):46－49.

[49] 李长林.基于医联体的医院信息化建设的思考[J].电子元器件与信息技术,2021,5(4):146－147,150.

[50] 李卓卫,杨健萍,李飞,龚汉贤."互联网＋"缺血性脑卒中区域性全流程信息化管理新模式的建立[J].中国当代医药,2021,28(15):174－177.

[51] 郦珍芳,冯薇.高危孕产妇救治专科联盟模式的构建与探索[J].江苏卫生事业管理,2020,31(04):447－449.

[52] 梁园园,江洁,杨金侠,谢翩翩,南雪梅,杜新新.美国凯撒医疗集团服务模式对我国医联体建设的启示[J].卫生经济研究,2020,37(11):30－32.

[53] 刘爱军,王韬.智能化管理统筹系统对智慧门诊建设必要性的探讨[J].中国医院,2020,24(09):51－52.

[54] 刘慧颖.托管模式下医联体经济运营风险及策略[J].合作经济与科技,2021,(3):122－123.

[55] 刘麒麟,王婷."互联网＋"时代下智慧医院的建设实践[J].医学信息,2021,34(18):13－15.

[56] 刘起佳,重庆市某医院医联体建设研究[D].重庆:重庆医科大学,2019.

[57] 刘志学.示范全国:胸痛中心建设的"天津模式"——访天津市胸科医院胸痛中心总监李春洁教授[J].中国医药导报,2016,13(36):1－3.

[58] 卢芳.医联体背景下公立医院绩效评价体系研究——基于平衡计分卡方法[D].济南:山东财经大学,2018.

[59] 罗金莲,李青,詹廷西,阙文君,余泽波.重庆市输血医学专科联盟建设与实

践探索[J].中国医药科学,2020,10(18):239-242.

[60] 罗澜,冷毅,韦玮,等.贵州省紧密型专科医联体提升基层妇幼保健机构综合能力实证分析[J].江苏卫生事业管理,2021,32(2):151-154.

[61] 罗瑞,聂鑫,李菲菲,王熙婷,穆玉婷,车荣伟,董继秋.基于"互联网+"的重庆12320健康信息服务平台建设的研究[J].天津科技,2019,46(01):77-80.

[62] 马琴,邹小明,黄婷,梁建军,姚卫光.医疗协作模式医联体激励相容制度分析[J].卫生软科学,2021,35(01):35-38.

[63] 马诗诗,魏爽,宁燕.长三角专科联盟科研和教学资源共享共用现状与对策研究[J].上海医学,2021,44(10):766-768.

[64] 毛宇辉,王筱珅.基于德尔菲法的医疗联合体综合绩效考核实证研究[J].中国医院管理,2020,31(3):282-287.

[65] 秦秉玉,叶岭.互联互通互助共进:对河南省重症医学专科联盟建设的思考[J].中华危重病急救医学,2019,31(1):13-15.

[66] 人民日报.技术革新不断推动医疗发展,各地开始5G医疗技术探索[J].生命与灾害,2019(4):1.

[67] 深圳基层卫生健康治理专栏,2021,41(9):616-621.

[68] 沈芳芳,唐翔,刘燕,等.长三角跨区域神经系统疾病专科联盟模式[J].中国卫生资源,2020,23(4):352-355.

[69] 孙卫.构建新型卫生健康信息生态体系:信息化助力全方位全周期保障人民健康[M].北京:电子工业出版社,2017.

[70] 汤增辉,张华英,卞呈祥,贾玉良.大型公立医院医联体建设实践与思考[J].中国卫生标准管理,2021,12(19):28-31.

[71] 唐玲,皮远萍,邓本敏,等.重庆市肿瘤临床护理重点专科建设实践与成效[J].重庆医学,2021,50(18):3234-3238.DOI:10.3969/j.issn.1671-8348.2021.18.038.

[72] 陶文娟,李为民,文进,等.国内外医疗联合体评价的研究概述.中国循证医学杂志,2019,19(3):368-372.

[73] 汪彬,宓轶群,李娜,等.分级诊疗制度下医疗联合体绩效评价体系初步探索[J].中国医院,2017,21(5):3-5.

[74] 王波.20华西重症医学学科联盟[EB/OL].http://www.wchscu.cn/ylt/union/51544.html,2020-04-24/2021-10-17.

[75] 王成.构建以制度建设为核心的医联体管理体系[J].卫生经济研究,2016,9(353):17－19.

[76] 王笛,赵靖,金明超,刘婧,熊伟.人工智能在医疗领域的应用与思考[J].中国医院管理,2021,41(06):71－74.

[77] 王华明,田柯,邓光璞,耿仁文."科室托管科室"方式在托管医院管理中的探索与实践[J].中国医院,2012,16(06):51－53.

[78] 王露,周典,黄欣黎,等.安徽省医院信息化人才队伍建设现状及对策分析[J].卫生经济研究,2019,36(8):59－61,65.

[79] 王淼,刘蕙中,徐才刚,等.华西区域协同医疗工作实践与创新[J].中国医院,2014,18(1):9－10.

[80] 王淼,石柯灿,陈蕾,黄勇,李为民.四川大学华西医院领办型紧密医疗联合体特征分析[J].华西医学,2019,34(12):1422－1425.

[81] 王淼,于广军,刘海峰,刘永斌,凌琦鸣,王淑.基于云平台的区域医联体信息系统研究与实现[J].中国医院,2017,21(08):19－23.

[82] 王绍敏,陶群山.德国分级诊疗制度及其对我国的启示[J].现代医院管理,2021,19(03):19－21.

[83] 王皖琳.四川省人民医院医联体协同化的案例研究[D].成都:电子科技大学.2018.

[84] 文成,高畅,董音茵,王露,韩婷婷,刘敏.区域专科联盟内儿科医师培养模式的探讨[J].江苏卫生事业管理,2021,32(09):1160－1162.

[85] 吴雅萍.基于"互联网＋医疗"的医院信息化应用研究[J].信息与电脑(理论版),2020,32(20):201－202.

[86] 夏钰彬,吴筱怡,朱靖,杨崟箐."互联网＋"时代医疗健康发展的机遇与挑战[J].商业文化,2021(10):106－107.

[87] 项高悦."互联网＋"在慢性病管理中的研究与应用[J].中国中医药图书情报杂志,2019,43(06):6－9.

[88] 辛沁玲,苏敏,方鹏骞,唐昌敏.我国医疗联合体激励约束机制的关键问题与路径分析[J].中华医院管理杂志,2017,33(12):889－892.

[89] 辛越,刘晶,师成,闫凤茹.基于四种不同类型医联体模式的SWOT分析[J].卫生软科学,2018,32(07):10－15.

[90] 徐芳,王伟,严非.分级诊疗背景下医疗卫生机构分工协作的利益相关者分析:基于苏州市两区的实证研究[J].中国卫生资源,2020,23(06):608

－613.

[91] 徐婉琛.医联体运行现状及对策分析[J].经济研究周刊,2021,(25):142
－145.

[92] 徐雁,罗文达,朱峰,林荣海,王敏峰,徐伟峰,张学权.医联体同质化管理的
实践与探讨[J].医院管理论坛,2020,37(08):8－10,28.

[93] 许爽爽.上海崇明探路2.0版医联体[J].决策,2018(4):65－67.

[94] 薛宇,王长青,朱亚.健康中国行动视角下我国城乡卫生资源差距预测研究
[J].中国医院管理,2019,39(12):17－19.

[95] 杨曼茹,王志伟,赵桐,沙丽,杨艳,闫敏敏,邹奇煜.北京市区域医联体探路
分级诊疗的实施困境与对策建议[J].中国医院,2016,20(11):43－45.

[96] 姚芳,向国春,夏怡,等.某省医联体建设改革效果评价研究[J].卫生经济研
究,2021,38(3):24－28.

[97] 姚克勤,郑义,蒋理添,等.分级诊疗背景下医联体模式在深圳市的实践与
探索[A].深圳基层卫生健康治理专栏,2021,41(9):616－621.

[98] 姚蕊.我国医联体发展存在的问题及对策研究——以天津市医科大学总医
院医联体为例[D].天津:天津财经大学,2018.

[99] 臧宝华.基于医院文化融合的医联体建设思考[J].江苏卫生事业管理,
2021,v.32;No.198(02):232－234,237.

[100] 詹汉强,时松和,魏鑫然,等.基于医联体模式构建分级诊疗体系的探讨
[J].卫生经营管理,2019,15(10):82－86.

[101] 张爱萍.以绩效分配考核推动医联体模式下医院高质量发展实践体
会——以佛山市第一人民医院禅城医院为例[J].现代医院,2021,21(4):
500－502.

[102] 张彩凤,顾淑玮,马强,万晓文.基于2013－2020年文献计量分析国内医联
体热点研究及发展前沿[J].中国医院,2021,25(04):6－10.

[103] 张洁,唐旭东,苗春霞,赵世鸿.分级诊疗下医联体信息化平台建设的问题
及对策——以徐州市为例[J].卫生经济研究,2021,38(7):28－32.

[104] 张磊,李邦涛."互联网＋医疗"催生医疗卫生大资源时代[J].信息与电脑
(理论版),2020,32(05):12－14.

[105] 张立斌,马弗愚,刘征,郑双江,姚云清,孙萍,吕富荣.医联体4种模式建设
探索与实践[J].中国医院,2019,23(04):21－24.

[106] 张舒雅,吴志勇,朱晓勇.我国专科型医疗联合体建设现状分析[J].中国医

院管理,2018,38(11):20－22.

[107] 张翔,齐静,高梦阳,韩星,王洁,王蕾.医疗联合体国内外研究现状及发展动态[J].中国医院管理,2017,37(12):9－11.

[108] 张岩,霍勇.中国胸痛中心认证的现状和未来展望[J].中国医学前沿杂志(电子版),2017,9(01):1－6.

[109] 张怡,杨洋,李笠,等.专科型医联体管理模式的构建[J].中国卫生质量管理,2016,(5)：95－98.

[110] 张占涛.分级诊疗背景下跨区域专科联盟研究[D].郑州:郑州大学,2019.

[111] 张芝子,李伟,吴洋,等."互联网＋健康医疗"服务新模式分析[J].价值工程,2017,36(8):56－58.

[112] 张子超."互联网＋"在医院信息化建设中的应用[J].电脑知识与技术,2021,17(24):25－26.

[113] 赵大仁,何思长,孙渤星,等.我国"互联网＋医疗"的实施现状与思考[J].卫生经济研究,2016(7):14－17.

[114] 赵锐,高晶磊,肖洁,刘春平,赵琨.我国医疗联合体建设现状与发展思考[J].中国医院管理,2021,41(02):1－4.

[115] 赵文玲.医联体建设中人力资源整合优化的要点分析[J].中国卫生标准管理,2021,12(9):47－50.

[116] 赵玉兰,吴永忠.重庆市肿瘤专科医疗联盟模式探索[J].中华医院管理杂志,2017,33(8):576－578.

[117] 郑大喜,梁允萍,冯欣,等.医疗联合体内涵与外延的界定[J].中国医院管理,2018,38(08):1－3.

[118] 郑大喜,王茜,梅路瑶,雷勇恒,梁允萍,冯欣,娄兴汉,潘晓波,田志伟,董登姣,罗毅,闫亮,黄玫,宋源,叶然,王轶,唐志朋,蒋莹莹,江恋.医疗卫生机构间医疗联合体的主要合作形式及其特点[J].中国卫生经济,2018,37(12):26－29.

[119] 郑阳.医疗人工智能的关键技术及应用[J].医学信息,2021,34(02):19－22.

[120] 中国互联网络信息中心.第45次《中国互联网络发展状况统计报告》[EB/OL].http://www.cac.gov.cn/2020－04/27/c_1589535470378587.html.

[121] 周帆帆,陶博,王昆华,王胤涛.基于5G技术在"互联网＋"医疗信息平台中的设计与应用[J].电子元器件与信息技术,2021,5(04):208－209.

[122] 周海龙.基于分级诊疗的专科型医联体建设 SWOT 分析[J].中国卫生质量管理,2018,25(01):121-124

[123] 周宁,柯道,姚为学,陈粤明,李志文,苏耿,黄莉冰,肖甜,冯顺基,叶晓莹.基于中毒数据网络平台的中毒专科联盟建设[J].岭南急诊医学杂志,2021,26(04):416-418.

[124] 周淑娟,韦波.城市医疗联合体评价考核现状、问题及思考[J].中国医院,2022,26(1):26-28.

[125] 宗秋梅.英国医联体模式对完善我国分级诊疗的启示与借鉴[J].世界中医药,2016(B03):937-938.

[126] 邹磊,徐策.实施"互联网+"行动计划推动提质增效升级[J].宏观经济管理,2015(06):13-16,26.

[127] 邹荔.南宁市医联体分工协作机制的缺陷与完善研究——以 X 医院医联体为例[D].南宁:广西大学.2020.